香港中醫藥發展史

上　冊

香港中醫藥發展史

上　冊

黃　傑　彭志標　李灼珊　著

商務印書館

一、 養生 Age of Prevention（BC2070-BC221）

二、 論治 Age of Clinical Practice（BC221-AD265）

三、 創新 Age of Innovation（AD265-AD907）

四、 繁榮 Age of Prosperity（AD907-AD1127）

五、 國際化 Age of Internationalization（AD1127-AD1593）

這段三千多年輝煌的日子，小結於李時珍的《本草綱目》，耗時 27 年，方劑 1 萬餘條，中藥約 1900 種，附圖 1000 餘幅，達爾文稱之為「中國古代的百科全書」，亦為聯合國教科文組織（UNESCO）「世界記憶名錄」（Memory of the World）收錄。

公共衛生專科及考核試，1500 年前已經成立，而醫德的「十戒、十要」及法醫的發展，到清朝繼續深化內容及形式，以古人之智慧作洗冤之用。以上五點比較外國行得更前、更廣、更深。如習主席 2010 年在墨爾本孔子學院所說：「中醫藥學凝聚着深邃的哲學智慧和中華民族幾千年的健康養生理念，及其實踐經驗，是中國古代科學的瑰寶，也是打開中華文明的鑰匙。」

《香港中醫藥發展史》編委及醫學帶頭人也肩負歷史的認知，復原、激活及推動中醫藥的責任。特此與各編者及讀者互勉。

香港大學中醫藥學院名譽教授
香港中西醫結合醫學會榮譽會長
黃譚智媛教授

序五

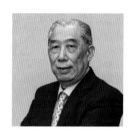

　　本人榮幸應邀為本籍撰寫序言。

　　《香港中醫藥發展史》是百餘年來香港地區所有中醫師用畢生的行醫經歷共同書寫而成的篇章。

　　回望我們中醫前輩，的確飽經風霜、鼎立堅持、歷盡滄桑、默默耕芸、傳承岐黃、為香港市民百姓服務，擔負「治病救人」的天職立下汗馬功勞，在此永遠懷念中醫前輩之豐功偉績。

　　1997 年 7 月 1 日香港回歸祖國之際，中醫師站出來爭取專業地位，中醫專業名份實在來得不易，我們要好好珍惜。當今出版本籍值得歡呼和祝賀。

　　本人謹與各位同寅共勉：輝映岐黃，承前啟後，做個有智慧、有價值、有貢獻的中醫師，造福市民，與時俱進，繼往開來。

香港特別行政區政府衞生署名譽顧問

香港大學中醫藥學院名譽教授

黃雅各 MH

2023 年 5 月

序六

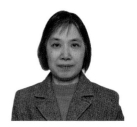

　　中醫藥學是中華民族的偉大創造，是中國古代科學的瑰寶，為中華民族繁衍昌盛作出了巨大貢獻，對世界文明進步也產生了積極影響。

　　傳統中醫藥在香港有悠久的歷史。特別是在 1997 年香港回歸祖國之後，中醫藥進入了嶄新的發展階段。中醫藥已分別在依法規管、科研教育和服務市民方面建立起了基礎，並穩步地向前發展。2020 年 3 月，政府透過在全港 18 區開設的中醫診所暨教研中心提供資助的中醫門診服務，每年提供約 62 萬個政府資助門診配額，近年還大幅度增加資助的中醫門診服務。

　　本港首間中醫醫院開院籌備工作在 2021 年 6 月 28 日啟動，預計 2025 年落成，同年第二季分階段投入服務。醫院位於將軍澳百勝角，由浸會大學承辦營運服務契約，設有 400 張病牀，提供住院和門診服務。

　　百多年來，香港中醫藥業走過了一條崎嶇、曲折的道路，但是在壓抑的社會背景下，香港的中醫前輩們不畏艱辛、傳承岐黃、仁心仁術、治病救人、造福社羣。香港中醫前輩們的奮鬥歷程和對人民健康的貢獻實在令我們敬佩和讚頌。

　　展望未來，依然任重道遠，但是只要我們堅定對中國文化的熱愛、對中醫藥學的傳承創新，堅持用「大醫精誠、治病救人、精益求精」的理念服務社會，我們相信香港的中醫藥事業一定會有燦爛的明天。

　　讀史可以使人明智，欣聞《香港中醫藥發展史》出版，值得慶賀，故樂之為序。

香港中醫藥管理委員會中醫組主席（2017-2023）

王如躍博士

序七

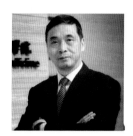

　　香港法例第 549 章《中醫藥條例》於 1999 年施行，香港中醫中藥事業迎來了有序發展的嶄新階段。20 多年來，香港在中醫中藥人才培養、中醫中藥服務（包括中西醫協作服務）、科學研究和產業發展等方面成就斐然，特別是香港首間中醫醫院的建設和政府中藥檢測中心的成立，更是香港中醫中藥事業的標誌性事件。

　　《香港中醫藥發展史》系統展示香港中醫中藥發展歷程當中的關鍵時間節點和事件人物，脈絡清晰可循，我作為投身中醫中藥事業的一分子，讀來倍感親切，在付梓之際，樂為之序。

　　我期望海內外有識之士越來越多地投入到中醫中藥事業中來，加強交流與合作，一同體驗博大精深的中醫中藥傳統，協力推動中醫中藥的精準醫學和轉化科學研究，為中醫中藥的美好前程共同努力。

香港浸會中醫藥學院院長
呂愛平教授

序八

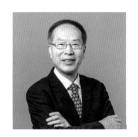

《香港中醫藥發展史》，經編委們數載奮戰，即將付梓，可喜可賀！

100 多年以來，香港中醫藥的發展豐富多彩。首先，人才匯集，不同時期不同年代，全國各地資深專家學者，前赴後繼，聚集香江，可謂藏龍臥虎之地；其次，香港市場經濟發達，是國際貿易中心，彈丸之地，卻成了南北藥材、零售批發、進出口貿易的集散地，有 50 多個中醫中藥社團組織，中醫藥社團文化繁榮多元，歷史悠久，形成了中醫中藥個體開業、行業自律的優良傳統；最後，香港 1997 年回歸祖國，形成了回歸前後中醫藥發展的不同圖景：回歸前的漫長歲月，中醫中藥自生自滅，民辦中醫藥教育，為了生存，中醫中藥保持發展了自身的一些優勢，原汁原味，完全靠純中醫純中藥，解決疾病的預防、治療和康復等問題，形成了香港中醫藥的特色；回歸後，政府開始規管發展中醫藥，主導了中醫藥的發展，建立了三家中醫藥學院，醫教研快速發展，形成了完整的學士、碩士和博士教育體系，為本地培養中醫藥人才，研究型人才更是由輸入走向輸出，歷屆政府在政策和資金支持上不斷加碼，完成了十八區十八家中醫教研中心的佈局，中醫藥發展基金由 5 億加至 10 億，已經制訂香港中藥材標準 300 多個，香港衛生署被世界衛生組織任命為傳統醫學規管、發展策略的合作中心，香港中醫醫院和香港中藥檢測中心兩個中醫藥發展的旗艦項目，也將於 2025 年建成使用。短短 20 餘年，秉承歷史的積澱，香港中醫藥正在走向國際中醫中藥中心的位置。

　　關於香港的中醫藥歷史，曾有不同的作者在不同時期從不同方面進行過描述和討論。這次的《香港中醫藥發展史》即將出版，初步瀏覽了《香港中醫藥發展史》的內容和目錄，主要內容涵蓋十二個方面，剛好填補了香港中醫藥發展史的空白。當然，香港中醫藥發展是多方面、動態的，100 多年的歷史，寫好不容易，首先要真實，要立體，要全面，要濃縮，要有重點，唯有這樣，才能夠回顧過去，發現不足，展望未來。所謂以史為鑒，我衷心祝願《香港中醫藥發展史》的出版，可以為我們提供香港中醫藥發展史翔實的資料和對香港中醫藥發展史的全面呈現。

香港大學中醫藥學院院長

馮奕斌教授

2023 年 5 月 26 日於香港大學

序九

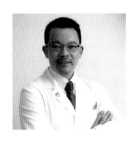

　　中醫藥一直是大多數香港市民養生保健的一種重要手段，中醫藥在香港的發展歷史，和香港的命運息息相關。屈指數來，有文獻記錄的香港中醫藥歷史，已經有約 180 年，其發展脈絡大略上分為三個階段，即香港開埠時期的早期階段，港英殖民統治時期自生自滅階段，以及回歸後的現代發展階段。對其整個發展歷史進行梳理，是一件十分值得去做的事。

　　對香港中醫藥的發展歷史進行整理，并非今日開始，這方面的著作也時有問世，但或囿於財力和物力，或由於作者的視角局限等原因，至今為止尚未見到一本能從時間縱軸和人物橫線兩方面進行深度梳理的中醫藥史學著作。值得慶賀的是，《香港中醫藥發展史》將會填補這一空缺。該書的時間軸由香港開埠到回歸後的中醫藥現況，內容更是包羅萬有，包括：香港開埠初期的中醫藥故事，港英時期的中醫學教育，港英年代的中醫藥生存營商環境，香港人的養生文化，香港獨特的中草藥、跌打文化等故事，香港民間社團和中醫藥贈醫施藥的實況故事，現代香港多所大學的中醫藥的教育和貢獻，香港中醫藥業界所屬中醫藥院校傳承貢獻，香港中醫藥機構的發展歷史故事，道教及其他宗教團體贈醫施藥，武醫文化與中醫藥，以及 1997 年後香港中醫藥的發展及前景展望等等，基本上涵蓋了中醫藥歷史的方方面面。

　　總的來說，本書是近數十年來記述中醫藥發展的較為全面的史學著作，它從不同側面介紹香港中醫藥發展的歷史，時間跨度大，涵蓋面廣，全書的脈絡清晰，內容翔實，印證了前輩香港中醫藥人奮發圖強，對香港中醫藥文化的傳承，同時也詳盡記錄了當下中醫藥在香港發展的主要人物和事件，為後來者提供珍貴的歷史資料。鑒古而知今，本書不只是香港中醫藥史學專著，同時也是將來香港中醫藥發展的指路燈。

要撰寫和梓行這樣一本巨著，困難可想而知。為順利完成這一浩大工程，統籌委員會為該書的梓行籌措資金，可謂用心良苦。本書凡歷五載，才定其稿，工作量之大可見一斑。我為童瑤前院長的視野、黃傑前會長的擔當，以及編委會編輯們的忘我工作點讚。

所幸在經歷了 2019 年的修例風波和緊跟其後的三年多新冠疫情，香港已經開啟由治而興的新篇章。潮平岸闊帆正懸，恭逢盛世當修史。對香港中醫藥發展的總結，定可幫助我們中醫藥人鑒古知今，使我們在當下中醫藥發展百年一遇的機遇中把握方向，助力香港中醫藥的可持續發展。有感於斯，不揣簡陋，樂為之序。

香港中文大學中醫學院院長
林志秀教授
2023 年 6 月 10 日於沙田

序十

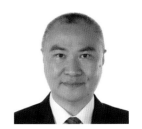

　　百多年來，香港從一個小漁村，發展到今日成為一個國際大都會，全靠香港人發揮勤奮拼搏精神，為香港寫下了光輝的一頁。

　　香港開埠之初的中醫都是獨自經營，大多是前舖後居的形式，後來大致以三種方式為主，第一種在中藥店坐堂就診，此類醫師主理婦、兒、內科為主；第二種為樓上醫館，中醫師診病、配藥及代客煎藥等；第三種是骨傷科醫館，又稱跌打。那時同業各自經營，有效的藥方都視為家傳秘方，不會公開和外傳。

　　中醫骨傷科，在中醫史上已有悠久歷史。當年人民生活艱苦，為生計勞動，難免出現各種外傷，加上香港盛行習武，在練習及比賽時容易受傷碰瘀。醫館根據祖傳療傷手法及臨牀經驗，結合各種專長，使中醫骨傷科成為效果顯著和獨特的一種治療方式，日久也出現了骨傷科治療的各種流派，且有「醫武一家」的說法。

　　中醫藥是中華民族重要的文化遺產，一代一代傳承下來造福民眾，並豐富了中國傳統文化，很多西方人對中醫藥產生濃厚興趣，想系統地學習中醫知識，更到國內中醫院校實習，越來越多外國人移居亞洲，也深深地體會到生活和中醫藥的密不可分。

　　1989 年香港政府立法規定，在香港執業的中醫必須通過考試註冊才可行醫，且註冊後亦要繼續進修，以防與時代脫節。香港政府透過註冊制度，給予中醫專業地位，並提高了市民對中醫的信心。本地的大學亦在九十年代起，相繼開辦了有關中醫藥的課程，培訓中醫藥的專業人才。

　　中醫藥是香港醫療體系中一個重要部分，在新冠疫情下，不少新冠病患接受中醫治療後，迅速康復甚至身體變得更加健康，可見中醫藥非比尋常的療效。

　　在國家的支持下，香港特區政府致力發展中醫藥，並積極推動多方位的中醫藥政策，包括政策法規、人才培養、科研創新、中醫服務及中藥產業方面的發展，以發揮中醫的優勢及特色，加強其在促進公眾健康的角色，及讓市民得到適切的醫療服務。

　　《香港中醫藥發展史》的面世，是香港中醫藥界和香港市民值得慶賀的好消息。多謝三位主編及編委會成員辛勞的付出，將珍貴的歷史資料呈現在世人面前，使我們可以更全面和清楚了解香港中醫藥的內涵，以及在不同階段發展的實際情況，為香港中醫藥的發展作出了不可磨滅的貢獻！

梁華勝 BBS 太平紳士

2023 年 6 月

卷首語

歷史，常常是以濃重的畫面展開的。

每當我們回眸香港中醫藥漫長的歷史，遙望香港中醫被視為「生草藥販賣者」的情景，再看看如今香港中醫藥生機勃勃的發展，我們自然而然就有了這樣的衝動，將這些翻天覆地的變化、歷史的畫面，真實地記錄下來。

2016年，由何絲琳醫師發起成立的香港醫藥文化發展有限公司，出面邀請了香港中醫藥界同寅聚首，商議編撰1884年至2020年中醫藥在香港的歷程與發展。會議當時聘請了香港大學中醫藥學院退休院長童瑤教授為主編，統籌編撰事宜，但不料童教授返回上海定居，請辭主編工作。籌備委員會經商議後，即邀請我來接任。當時我正將卸任香港中醫藥管理委員會中醫組主席，考慮到編輯此書的意義及可繼續為香港中醫藥發展出力，我就接任了主編。

首先，我們正式將本書定名為《香港中醫藥發展史》，同年邀請了第十三屆全國政協常委、香港大紫荊勳賢余國春 GBS，JP 先生為本書親筆撰寫書名；其次，我們組織了中醫藥業界同寅踴躍捐款，共籌得近二百萬港元作為出版各項開支之用（詳見贊助芳名）；第三，我們廣泛發動香港中醫藥界人士提供各類中醫藥史料，邀請各大小中醫藥學會、商會、協會等提供本會史料及歷史淵源，使本書內容更為充實可靠。在此，我謹向大家表示衷心的感謝，亦同時感謝各位義務工作人員包括編輯組

和編審委員會（見編輯和編審名單），
這裏我就不贅述了。

　　猶如歷史的發展總是有暗流一樣，
本書的編寫工作也遭遇波折，有所謂學
者收取了我們募集的善款，卻不依約完
成工作。也有業界中人，出於一己之私
阻撓出版工作。所幸大家齊心協力，堅
守初心，不辱使命，克服重重困難，完
成了編寫任務。

　　在這幾年中，徐錦全會長為處理
各類雜務，努力奔走調解，中聯辦協
調部陳俊峯處長也鼎力支持本書的出
版。編輯組在出版財困和新冠疫情影
響下繼續努力修編本書各章內容，

編審委員會亦於疫情間在港九中醫
師公會會所，審議通過了上冊各章的
修訂。

　　文章合為時而著，歌詩合為事而
作。今天，我們終於不負業界所託，《香
港中醫藥發展史（上冊）》付梓。我們期
望，本書的出版可以更好地促進香港中
醫藥事業的發展，香港中醫藥事業必將
進入康莊大道！

　　最後，謹以本書獻給香港廣大的中
醫師、中藥業工作者及有關人士！

主編　黃傑
2023 年 6 月

編者的話

中醫藥文化源遠流長、博大精深，是中華民族的瑰寶，傳承和發揚是我們的使命。香港雖然是中西聚集地，但中醫藥不受西方思想影響而改變，反而能完整保留起來，殊屬不易。長期以來，面對各種的困境，中醫藥界人士始終團結一致，默默耕耘，為推動中醫藥發展而努力不懈，不但得到社會的肯定，更是名揚海內外。自祖國改革開放，至香港回歸，中醫藥事業有長足進步。同時在業界同仁長期努力爭取下，中醫藥發展得到政府更多的重視，中醫藥業界迎來了更大的發展機遇！

《香港中醫藥發展史》記錄前人奮鬥的故事，希望藉此激發年輕一代繼承港式中醫藥精神，薪火相傳，保留中醫藥真正的文化技術，讓我們的新一代能真正認識中醫藥，不致祖先留下的心血在我們這一代消失。

《香港中醫藥發展史》在黃傑主編的帶領下，經過編委會同仁五年的不懈努力 ，終於付梓。在此，我們要多謝編輯組成員無私的付出，特別鳴謝同業的資金捐贈者，所有向我們提供寶貴資料的同業，以及支持我們工作的社會各界人士！十位與中醫藥極具淵源的社

會賢達以及業界翹楚，在百忙中撥冗為本書撰寫序言，篇篇情真意切、寓意深長，對我們的工作寄予厚望，進行鞭策和鼓勵，不僅為本書起畫龍點睛之效，更為我們致力推動中醫藥業發展帶來更大動力，吾等謹致以最衷心的感謝！

百多年來，香港中醫藥歷史文獻資料匱乏，我們希望能夠填補歷史的空白。編輯組的工作量相當巨大，搜集歷史資料方面碰上不少困難，幸得到黃傑主編在編寫工作過程中提供了很多珍貴的資料，為編寫方向作出正確指引。彭志標執行主編在人物採訪、歷史資料和圖片搜集、稿件修改和整理中付出了大量的時間和精力。李灼珊副執行主編亦在採訪工作和在書本上尋找資料、撰寫稿件等付出了大量的心血。在夜深人靜時，三人仍常常在進行編寫工作或電話會議，大家不辭勞苦、團結一致、盡心盡力進行本書義務工作，目標只有一個，就是希望能夠好好地把香港的中醫藥文化和歷史翔實地記錄下來，為中醫藥的傳承工作出一分綿力。

歷史朝著時代走過來，也曾經有中醫的前賢為香港的中醫藥留下歷史的筆跡。譚述渠先生在 1957 年編寫了《中

醫藥年鑑》，蒐集了 1957 年前中醫藥業界在香港的生存方式和很多關於中西醫學爭論之文獻。當中也詳細記載了香港中醫藥同業之分佈區域，和當年在香港駐診的中醫人數等珍貴資料。謝永光先生在九十年代出版了《香港中醫藥史話》，為香港中醫藥留下了寶貴的歷史資料。繼往開來，今天我們把歷史延續再寫。我們努力去觸摸香港歷史的經緯，穿越時空去感受那一段段真實清晰的歲月，和中醫世世代代為人類締造福祉的醫術承傳故事。為香港中醫藥留下歷史的足跡和記憶，我們願意去肩負這個責任。

中醫藥承載着中國文化的核心，內容之豐富遠遠超越我們的想像。中醫是一門實踐和經驗科學，優秀的中醫人上知天文，下知地理，中知人事。數千年來，中醫守護着華夏民族的生命健康，這是中醫強大生命力的所在。臨牀實踐乃中醫之生命線，中醫可以在社會醫療中屹立不倒，完全是因為中醫固有的療效和香港市民對中醫的信賴和期望。

香港回歸已經二十多年，不論在政策、體制及臨牀服務方面，中醫師仍未能很好地擔任應有的角色，甚至缺乏應有的基本權利。香港中醫藥的發展願景，還需要業界的共同努力。

中醫藥在香港不乏發展的土壤，其發展的速度應該可以更快。未來的發展，需要年輕一代中醫師勇於傳承和創新。向世界展示中醫學豐富的內涵和堅實療效，以及其固有的傳統特色，也是新生代中醫師要敢於擔當的責任。

我們相信，中醫藥的未來可以帶動世界醫學造福人類，中醫藥走向世界是必然的，也是現今社會醫療的需要。我們希望中醫藥能為中華民族崛起作出更大的貢獻！

我們都是中醫藥業界的一分子，憑着一腔的熱血，不揣淺陋，只想團結同儕，為業界做好這件具有特別意義的事。唯經驗尚淺，嚴謹度亦有不足，及條件和水平所限，難免有不足或錯漏之處，實有負諸位前輩所託，敬請大家包涵及批評指正！

本書編輯委員會
2023 年 6 月

本書工作活動花絮

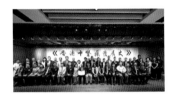
啟動儀式嘉賓合照

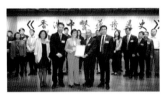
陳漢儀署長接受感謝狀

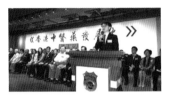
陳俊峯處長在啟動儀式上致辭

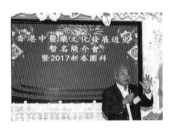
黃傑教授（MH）作編寫工作簡介

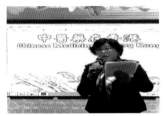
童瑤教授作編寫內容介紹

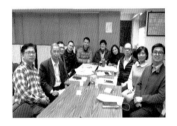
本書編委會工作會議

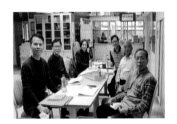
本書編委會工作會議

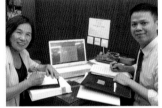
彭志標、李灼珊在進行編輯工作

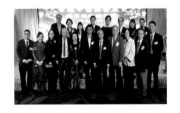
編寫進程匯報晚宴嘉賓留影

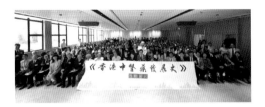
衛生署陳漢儀署長、國家中醫藥管理局國際合作司范佐浩高級顧問、中聯辦協調部陳俊峯處長、九龍總商會李鳳翔理事長及前中醫藥管理委員會中醫組黃傑主席，出席啟動儀式並擔任主禮嘉賓

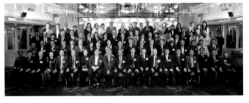
編寫進程匯報晚宴大合照

第一章

岐黃文化　曙光初露

（開埠初期至一九〇〇年）

在人類文明的歷史長河中，中國中醫藥文化之發祥，從有文字記載可追朔到先秦夏商時期的甲骨文時代。中醫藥學是現今世界上唯一有五千年連續歷史及完整理論體系的傳統醫學，它以其獨特的方式一直默默守護着炎黃子孫，對華夏民族的繁衍生息作出了不可磨滅的貢獻。中國傳統醫學不僅僅是歷史上的醫學，它一直以實踐與科學的風姿屹立於東方，在世界醫林中長期位居前列，歷久彌新，有着光明遠大的前景。中醫藥文化源遠流長，是中華民族的智慧結晶，也是屬於全人類的文化瑰寶，在人類的醫療保健事業上將不斷地發揮應有的作用。

香港，處於中國南海之隅，屬熱帶、亞熱帶地區，以日照時間長，氣溫高，雨量充足，山丘、島嶼多等典型的嶺南氣候環境為特點。原居民世代以耕種和捕魚為業，民風簡樸，生活、飲食習慣等與毗鄰的廣東珠三角一帶相近。一直以來，香港中草藥蘊含豐富，早期居民醫治疾病主要依靠嶺南中草藥，中醫藥文化與嶺南地區同氣連枝、一脈相承。

香港歷史始於超過公元前 3 萬年的舊石器時代，最早的居民是居住於華南地區沿岸島嶼的原住民，為源自遠古的百越族，秦始皇三十三年（公元前 214 年），秦朝派軍攻佔百越，置南海郡，將香港正式納入秦國地圖。由公元前 203 年開始，香港由南越國管轄，直至公元前 111 年西漢滅南越，香港由漢王朝管治。其後東漢、東吳、西晉及東晉初年，香港一直仍屬番禺縣。東晉咸和六年（331 年）起，該地區屬寶安縣管轄，唐開元二十四年（公元 736 年），香港屬於循州（今惠州市），五代十國時期，由割據兩廣的南漢國管治，清朝初年，香港屬新安縣管轄。香港自古就已經是中國南方的一個捕魚及產鹽之處，其後受大英帝國殖民統治而成為自由港，早期以經營鴉片貿易為主，隨後發展為東南亞與中國的貿易中轉地。香港開埠前，未計九龍和新界，香港島已經是一個有數千人口的小島。

根據宋王台的考古遺存，香港中醫藥的發展源流可以追溯至宋元甚至更早

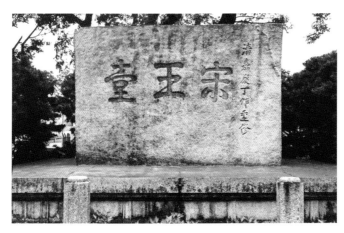

● 宋王台

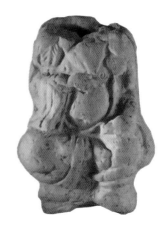

● 宋王台藥王像

時期。九龍城宋王台是香港的一處歷史遺跡，清代中葉的地方文獻中已有關於「宋王台」巨石的記載。隨着九龍城及土瓜灣的發展，「宋王台」石所在的聖山已被夷為平地，成為啟德機場北停機坪的一部分。2012 年至 2015 年，香港鐵路有限公司為配合宋王台站建設工程，委託香港古物古跡辦事處的考古專家在聖山一帶進行考古工作，在古跡遺址發現的 70 萬件文物當中，包括元朝的八卦紋青瓷香爐、藥王像、宋代銅錢和各種青釉瓷碎片等，展現了宋元時期香港，尤其是宋王台周邊地區的歷史變遷和人民的生活情況。藥王像代表着醫藥的保護神，顯示出在當時，中醫藥為保護民眾的生命健康擔當着重要的作用。

　　崇祀藥王為香港中醫藥界的傳統習俗。東華醫院自 1872 年開幕起即供奉藥王神農氏，已有超過 150 年的歷史。1873 年度東華醫院徵信錄內刊載的大堂規條列明，醫院原非奉神之所，但因華人多有敬拜神明的習俗，因此安奉藥王神農氏神衛，使病人及工人安心，代表「救病拯危、安老復康」的精神。但不設神像，亦不供奉其他神祇。現今位於上環的東華醫院禮堂及油麻地東華三院文物館（前廣華醫院大堂）正中央，依然供奉藥王神農氏的牌位。每逢神農誕、其他重要中國傳統節日及董事局就職等重要慶典，東華全體董事局成員都

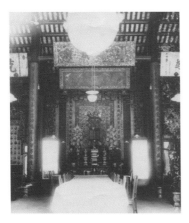 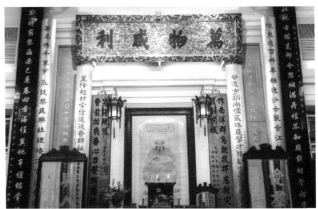

- 二十世紀初神農氏的牌位設於東　• 供奉藥王神農氏神銜
  華醫院大堂正中央

會出席參拜神農氏儀式。一些傳統中醫藥公會依然保留於每年農曆 4 月 28 日神農誕舉行拜祭儀式，很多舊式的中藥舖也會放假一天。

位於新界荃灣石梨貝金山頂 22A 號的七聖宮，是香港為數不多供奉神農帝君的大型廟宇之一，七聖宮同時供奉其他神像，信眾經常舉行各種慶典，香火十分鼎盛。

現位於長洲的大石口石刻，是香港現存罕有的刻有藥方的石刻，估計約刻於十九世紀末至二十世紀初。石刻的文字分散於一塊大石的不同部位，而非井然有序地排列。因年代久遠，遭受風化侵蝕，石刻上大部分的文字已難以辨識，按內容推測，石刻是有關小兒初生斷臍七天出現臍風危亡症候診治，及小兒腹瀉治療方藥的記載，是香港現存最早記錄中醫藥歷史的珍貴古跡之一。

在香港受英國殖民統治之前，還未有「香港」地方名稱的概念。宋代以前，這裏是海上漁民捕魚歇息的地方。宋元以後，這裏成為轉運南粵香料的集散港，而「香港」這一名稱，最早是出現在明朝的《粵大記》上，當時所指位置為今日香港島鴨脷洲內的小漁村。1699 年，英國東印度公司成立往返中國的海運企業，在廣州成立了一個貿易站。英國人向中國傾銷鴉片，民眾因吸食鴉片

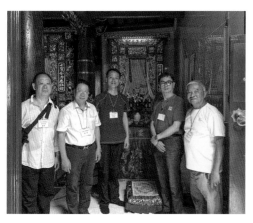

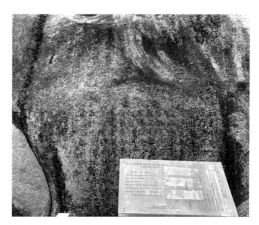

• 本書籌委會成員出席癸卯年四月吉誕「恭賀藥皇神農先師寶誕暨草藥研習」，從右至左：本書主編黃傑、策劃徐錦全、執行主編彭志標、副主編彭祥喜、秘書長郭文強

• 長洲大石口石刻

而損害健康，很多中國人沾上鴉片毒癮令身體日益衰竭，弄至家破人亡。1839年1月，清朝欽差大臣林則徐抵達廣東，要求鴉片商販必須在三天內將走私入境的鴉片全部交出，6月3日在廣東虎門集中銷毀鴉片，至6月25日結束，歷時23天，銷毀鴉片19187箱和2119袋，總重量2376254斤。據《政績全書》記載，林則徐深通中醫，為了幫助染上鴉片毒癮的國民戒煙，他采輯了十多個靈驗的戒煙斷癮藥方，其中有一個簡便的藥方「瓜汁飲」，就是用南瓜花、葉、藤或連瓜搗汁常喝。中藥療效甚捷，救人無數，被稱為「拯溺之慈航，渡迷之寶筏」。

虎門銷煙使中英關係陷入極度緊張狀態，也成為了英國入侵中國的藉口。滿清道光二十二年，大清在對大英帝國的第一次鴉片戰爭中戰敗。雙方代表在南京靜海寺談判並在停泊於南京下關江面的英軍旗艦「汗華囉號」上簽署《南京條約》，以確切文件達成開放通商，並且清朝割讓香港島予英國。英國政府接管香港後，正式將此地命名為「香港」，並且慢慢將此地由漁村發展成為城鎮。

　　雖然香港早先是一個荒蕪、貧瘠、山多且天然資源缺乏的小漁村，但由於它處於亞洲的中心位置，連接南海內海，因而逐漸發展成一個轉口港，成為歐洲各國商船向中國進行鴉片及其他商品貿易的樞紐。當時西方醫藥尚未普及，執業西醫多為外國人，本地居民的醫療事宜，乃由中醫負責。

　　香港是華人地區，市民患病以中醫中藥作治療乃正常不過。英國佔領香港後發出公告，承諾會按中國律例、風俗和習慣管治香港居民。傳統中醫被視為中國的風俗和習慣，故中醫執業和中藥的使用不受管制，沒有法定的中醫規管或註冊制度，任何人士如欲從事中醫工作，均毋須註冊。1884 年港英政府頒佈《醫生註冊條例》（香港法例第 161 章），其中第 31 條表明：「任何華裔人士如使用傳統中醫藥方式行醫，以及就此索取和收取合理費用，而沒有在名字、頭銜、附加稱號或描述以誤導他人相信他有資格應用現代西方醫學方法行醫或施行手術，便不受《醫生註冊條例》所規管」。如任何人士開設中醫診所，只須領有根據《商業登記條例》（第 310 章）發出的商業登記證便可以掛牌行醫了。港英政府對中醫藥放任自流的態度令中醫學本身受到貶損，傳統中醫藥在殖民統治下受到歧視和壓抑，一直沒有合法的地位和身份。1898 年 6 月，英國與中國簽訂《展拓香港界址專條》，租借深圳河以南至九龍之間一片主要是鄉郊地帶的土地，租期九十九年。這片新租之地面積約三百六十五平方英里，相當於香港島和九龍加起來十倍左右，整個地區有超過八萬居民。英國人接管新界鄉郊時在各處遭遇抵抗，直至 1899 年 4 月 16 日才正式開始佔領新界，但在管治方面採取間接統治，除了徵稅外，沒有更多公共衛生醫療的措施。

　　港英政府最初任由華人自生自滅，至廣福義祠停屍間引發了公共衛生問題，不得不同意建立華人醫院，並訂立則例規定華人醫院的營運，提供免費中醫服務。1872 年東華醫院建成，但政府依然限制中醫的發展，在東華醫院跟隨醫師研習中醫術的人，待遇也不及當時在西醫書院畢業的西醫，後更因一場鼠疫，險將中醫推向絕境。東華醫院最終幸得以保留，內地也不斷有中醫師南

來香港落腳，中醫藥的療效和價值備受香港市民高度重視。市民長期習慣以中醫藥治病和保養身體，故縱使民眾已慢慢接受西醫療法，中醫藥仍一直流傳於民間。從開埠到 1900 年間接近六十年，是中醫藥在香港發展的第一個里程，而這個里程離不開東華醫院。簡單來說，這時期中醫藥發展處處受到限制。

在開埠前貿易及交通未發展的時期，香港中藥市場發展平穩。港人用中藥材當以本地草藥及廣東鄰近地區的輸入為主，當開埠後，香港成為轉口港，貿易日趨頻繁，在享有貿易自由的前提下，開始有中藥材與補品的進出口，逐步發展至東南亞及美洲等地，中藥材及中成藥在香港的經貿有着重要的地位。

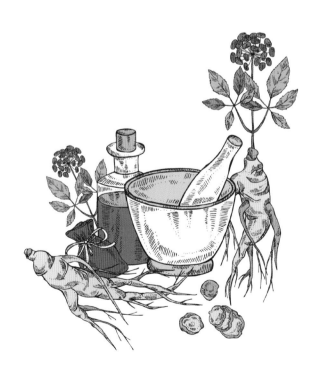

I 開埠初期的中醫服務

中醫的生存模式

香港自 1841 年開埠後，經過百餘年來的殖民統治和社會發展，大至公共政策，小至市民日常生活，各方面逐步制定出規管條例，例如建築、消防、衞生、交通及醫藥等等。香港屬於「華洋雜處」的地方，傳統中華文化及西方文化最為顯著的矛盾，就是醫藥。

香港開埠之初的中醫都是獨自經營，大多數是前舖後居的形式。至一八八〇年代上環太平山街一帶聚集了一批中醫師自設診所，或在中藥店坐怡駐診。中醫就業隨後大致以三種方式為主：第一種主要是在中藥店（俗稱「藥材舖」）坐堂，此類醫師主理婦、兒、內科；第二種是自己設立醫館，又以跌打、外科、痔瘻及雜病為主；第三種為樓上醫館，中醫師診病、配藥、代客煎藥，或將煎好的中藥送到病人家中，此種形式也是較遲出現。那個時候，中醫同業各自經營，有效的藥方都視為家傳秘方，不會公開或外傳，所以中醫藥的發展受到局限。

中醫傳統上多是祖傳和師承的，當年拜過師的徒弟一般稱為入室弟子，師徒關係就相等於父子關係。中醫跌打的祖傳或師傳一般都需跟師 15 年以上的時間才可以自立門戶開設醫館。傳統的中醫訓練着重師徒傳承和子承父業的形式，年青學徒或子姪們透過長時間的跟師學習醫術和做人的學問。當年老中醫帶徒的四句話：「一手好字，二會雙簧，三指按脈，四季衣裳。」是學徒滿師必須具備的條件，這一點在傳統中醫的傳承極為重要。

1845 年香港建成商港雛形時，已有中藥店和中醫師執業，我們可從一些民間傳說中找到一些著名中醫的蹤跡，如坐立於港島鰂魚涌山上的「二伯公廟」

和中環的「伯公廟」。相傳二伯公名魏和珍，廣東長樂人，排行第二，故稱「二伯公」。二伯公生前習方術，善於治病，死後葬鄉里。光緒十五年，香港鰂魚涌地區瘟疫流行，其後人祈禱二伯公庇佑，不久瘟疫漸去，居民感其恩德，於是立廟奉祀。廟宇規模不大，正殿供奉二伯公像，側殿奉祀睡佛。廟落成時，二伯公十八世姪孫魏韶為其立碑石，以述其事跡。日久廟宇坍毀，原址建地鐵，1985 年鰂魚涌街坊重建現廟宇，其舊碑石存於香港歷史博物館內。另在中環卑利街和士丹頓街交界處的「伯公廟」，是為紀念另一位專用中藥替人治病的傳奇人物。相傳一名位於中環伊利近街一樓梯間的赤腳神醫，常為貧窮居

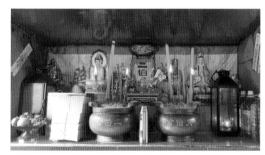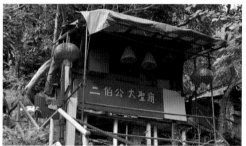

• 二伯公廟

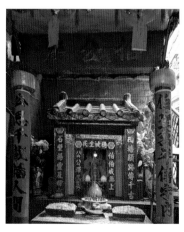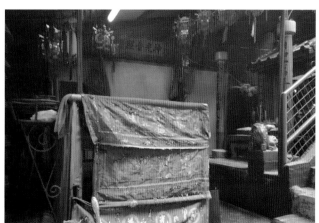

• 伯公廟

民贈醫施藥，於某年八月十五日坐化升天，坊眾在他生前的樓梯口立廟奉祀，稱為「伯公老爺」。1967 年因樓宇拆卸而遷至現址，是中環區一間常年香火鼎盛的小廟。類似這類街坊神祇，可以說是遍佈港九各區。

1868 年一份法院檔案記載有一位名叫吳天池的中醫，他在 1868 年秋天，控告《中外新報》誹謗他的名譽，最終告到高等法院，結果《中外新報》負責人伍廷芳與他作庭外和解了事。這是中文報章第一次被控誹謗名譽的案件，馬沅所編的《香港法例彙編》乙冊內的《妨害名譽事件述要》一章也有收錄。這件誹謗案的意義說明中醫根據中國傳統醫術為港人治病，是無可懷疑的，與訟人曾玉泉在報上詆毀吳天池的醫術有問題，有「藉醫行騙」之語，被裁判司認為案情嚴重，移交高院處理。可見香港當時雖是英國統治的地方，但中醫的地位，並非如某些人所想像的低落，中醫師當時的社會地位是廣受尊重的。

早期的中藥店

當時的中藥店多以「××堂」作為稱號，兩旁會掛上刻有「地道藥材」、「膏丹丸散」、「熟藥炮製」或「精製上藥」等字眼的木牌，一般作前舖後居。後來中藥店出現兩種模式：一是有中醫駐診的，藉以吸引顧客來購買藥材，二是沒有中醫駐診的，這類中藥店的規模較大，並以售賣優質的藥材來招徠顧客，故亦被稱為「大字號」。不過，無論屬於哪種中藥店也好，香港早期的中藥店皆是古色古香，除有金漆招牌外，舖面擺放着一張長長的原木枱，更有一個高約十二呎半，並約有一百個抽屜，用作存放藥材的木製藥櫃，稱為「百子櫃」，至於駐診的中醫，市民尊稱為「先生」，可見地位之崇高。他們均穿着長衫，開藥方時則用毛筆書寫，而診症室的擺設更多是酸枝枱椅，並掛有楹聯和字畫等。

藥店裏態度和藹的中醫師，認真細心地為病人把脈診症，然後在印有自家名號的方箋上開方處藥，繼而交給掌櫃，而掌櫃則迅速熟練地按處方從不同的

抽屜中取出藥材過秤分勻；放在長枱後的鍘刀切藥片時喀嚓有聲，杵缽搗碎中藥時叮噹作響，此起彼落，清脆悅耳，且甚有氣勢；診枱前面所坐着在等候求診的病人，大都是附近相熟的「街坊街里」，大家噓寒問暖，閒話家常，而身旁的小孩子們則在乖乖坐着，開心地吃着掌櫃送上的涼果和山楂餅，自得其樂，場面祥和溫馨，散發着一股濃濃的人情味。藥店何止是抓藥治病的地方，更是承載着一份相互守候的情懷，使病人的心靈得到慰藉。所以病人常常所說的「見到醫師，藥還未飲下去，病已經好了一半」，也許就是對醫者的信任和環境氣氛使然的緣故吧！

原來中藥店內是有等級之分的，由低至高分別為「學徒」、「打雜」、「尾櫃」、「櫃面」、「二櫃」（又稱「幫櫃」）及「頭櫃」。「學徒」多為十多歲的小孩，但要入行還真不容易，通常要經熟人介紹和擔保，再通過店主的面試才能入行。而正式入行之前，又要進行拜師儀式，即選擇吉日，然後以三牲禮拜「藥王神農氏」，繼而再由店主給予一封紅封包便禮成。至於「學徒」受訓以三年為期，藥店包吃包住，待放假才能回家探家人，若未滿三年而離開，「學徒」的父母則須賠償生活費予店主。在這三年裏，「學徒」要學習洗、焙、曬、鍘、刨等加工藥材的技巧。「學徒」先要懂得清洗藥材，然後再將之放入焙櫃焙乾或曬乾，繼而便要學習如何鍘藥材，並會先從粗鍘開始，即學習鍘一些下價的藥材，之後就要學習刨的功夫，把藥材刨成薄片。一般來說，「學徒」需要經過三、四年才有機會晉升為「打雜」，處理中藥店的雜務工作，如在店舖休息後，補充藥櫃內的藥材等。

「櫃巷」是中藥店內接待客人的櫃枱與存放藥材的「百子櫃」之間的通道，「學徒」和「打雜」皆不能擅進「櫃巷」內，因它是「頭櫃」、「二櫃」、「櫃面」及「尾櫃」工作的地方。「頭櫃」是中藥店內年資最高的人，負責買賣藥材、「打價」收費及「點數」（又稱「埋櫃」）；「二櫃」負責協助「頭櫃」，並要懂得辨別藥材的優劣；而「櫃面」和「尾櫃」則負責配藥（又稱「執藥」）和打點藥材。不過，「頭

櫃」、「二櫃」、「櫃面」及「尾櫃」的階級高下立見，因只有「頭櫃」才能在「櫃巷」內享有專用的高椅。當然，一些規模較小的藥店則會按需要將分工簡化。

中藥店的這種模式和一些行規，現今還有一些藥店在沿用。因年代久遠，隨着舊樓遷拆重建，當時傳統中藥店的建築格局和裝置現已十分難見。目前幸得保存尚未拆卸的，有於 1932 年成為「大和堂參茸藥行」的九龍城衙前塱道 24 號舊址，現已改成了一間復古的咖啡店，但仍保留了不少舊時面貌。

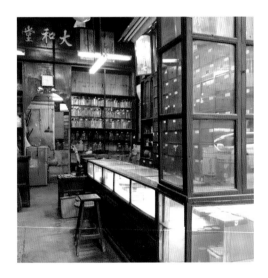
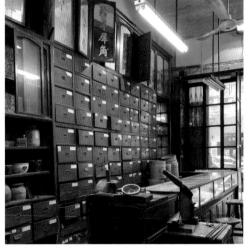

II　萌芽階段的中醫院

　　開埠初期，華人多聚居在上環（今太平山街一帶），他們多是從內地來港謀生的單身男子，當年該處生活環境惡劣，衛生條件極差，直至 1866 年，於政府任職文員的華人范亞為及另外幾位華人文員發起建立中醫院的計劃，[1] 目的是讓附近華人於生病時有接受治療的機會。不過，興建中醫院一事並非一帆風順，范亞為起初建議選址於太平山新建的一所教堂後，但測量師對該地皮的估值頗高，時任港督麥當奴爵士（Sir Richard G. Macdonnell，任期 1866-1872，為香港第六任港督）只好拒絕申請。可是，港督當時對興建中醫院亦甚是支持，加上范亞為再次申請，選址為與荷李活道文武廟相對的地皮，雖然測量師指出新地皮地基鬆散，不適合興建大型建築物，但麥當奴爵士指明，只要范亞為能夠解決地基的問題，就可在該地皮興建中醫院。然而當時亦因此問題未能解決，興建中醫院於是不了了之，再次不能成事。

華佗醫院

　　一八五〇年代因太平天國之亂，導致大量內地人移居香港，他們聚居灣仔一帶（即現今的石水渠街）。華佗醫院建於 1867 年，服務區內坊眾。雖然華佗醫院的醫療服務及醫藥設備現已不可考，但其聘請醫師是「以神為主」，並以「醫師神前當眾卜杯，凡有醫師欲卜杯者，請如期到院，先登姓名里居，

1　范亞為是早期到澳洲留學的香港人，畢業後返港，於 1862 年加入布政司署任文員及翻譯員。參見劉潤和：《置建東華—香港第一所中醫院》，冼玉儀，劉潤和主編：《益善行道—東華三院 135 週年紀念專題文集》，香港：三聯書店（香港）有限公司，2006 年，頁 24。

掛號不論何處均可卜杯，惟要能通醫理及勝杯多者，方得入選送關，恭請此是為救人疾病起見，不得不為謹慎。」[2] 相信華佗醫院是香港第一間由華人興辦的中醫院，由於沒有政府文件作參考，此醫院理應是灣仔街坊自行籌建的「私家醫院」。

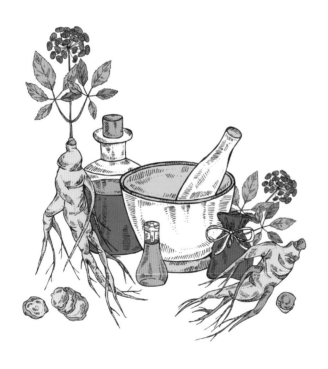

華佗醫院

華佗醫院（又名灣仔街坊醫院）位於灣仔[3] 石水渠街[4]，同治六年（1867 年）由華人開辦，為附近居民提供中醫服務，華佗醫院內供奉「醫藥之神」華佗，門口有一副對聯：「譙縣[5] 表良醫名高東漢，香江崇永祀意及南天」，意思指華佗醫術惠及南方香港。豬肉行每年資助聘請醫師銀一百二十圓，燒臘行每年亦贊助醫藥之費用。[6]1872 年，華佗醫院曾要求與東華醫院合併，遭到拒絕，直到 1886 年結束營運。不過，華佗醫院結束後遺下華佗像，熱心的居民為其建了一座「華佗廟」安置，方便街坊們不時參拜供奉。

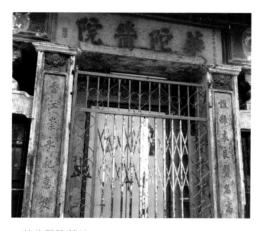

• 華佗醫院舊址

• 《循環日報》報道

3　香港開埠初期，人口分佈於西營盤到灣仔一帶，港英政府將灣仔到西環的狹長臨海地區稱為「維多利亞城」，劃分為「四環九約」。「四環」指西環、上環、中環和下環，在「環」的範圍內再細分地段，稱為「約」，包括堅尼地城、石塘咀、西營盤、灣仔及銅鑼灣等。「四環」1857 年開始劃分，而「九約」至 1870 年才新增。「九約」並非一個固定數目，由於曾經過多次修訂，由 1870 年七約，至 1930 年一度有多達十一約，所以「九約」只是一個代號。

4　石水渠街原為一條由山上流下來的溪水，至海旁（今莊士敦道）出海。太平天國之亂（1851-1872）導致大量難民移居香港，當時下環人口增加，政府在河溪位置開闢街道，中央形成一條露天石水渠，街名由此而來。

5　東漢沛國譙縣（今安徽亳州市），華佗出生地。華佗與董奉和張仲景被並稱為「建安三神醫」，與扁鵲、張仲景及李時珍並稱中國古代四大名醫。

6　《循環日報》，1882 年 2 月 27 日。

一九二〇年代原址開始拆卸，興建 4 層高有少數露台建築的唐樓，1922 年落成後，石水渠街 72 號地下仍為「華佗廟」。

一九五〇年代期間，林祖（黃飛鴻徒弟林世榮姪兒）開設武館取代。至六十年代，林祖的武館傳給兒子林鎮顯，林鎮顯將其改為一間跌打醫館，和夫人陸麗燕一起經營。72 號一樓曾開辦專為街坊子弟提供免費教育的「鏡涵義學」，而二樓及三樓則曾是戰前灣仔唯一的英文學校「一中書院」。72 號 A 地下是「廣和號」雜貨店，74 號地下是「聯興酒莊」，約在八十年代結業。74 號二樓及三樓曾經是「鮮魚商會」，戰後改為住宅。

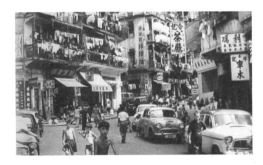

• 林祖跌打醫館和街景

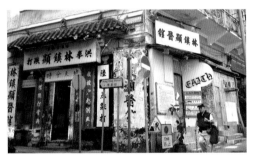

• 林鎮顯跌打醫館

一九九〇年代，72 號、72 號 A 及 74 號三幢外牆被香港政府塗上藍色，因而被稱為「藍屋」。72 號至 74A 號雙數門牌，被列為一級歷史建築。

2017 年，「藍屋」獲聯合國頒發「亞太區文化遺產保育保護獎」最高榮譽的「卓越大獎」，這是香港首次奪得同類的獎項。「藍屋」現已成為香港著名的地標。

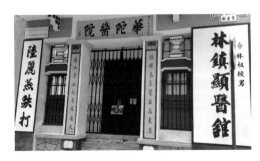

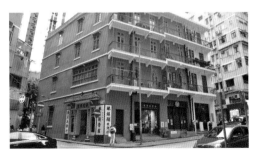

• 藍屋現貌

廣福義祠

位於上環磅巷旁的廣福義祠建於 1851 年，是華人譚才與 13 名華人行業代表，先向政府申請撥地，再集資興建的廟宇，供奉地藏王菩薩，目的是為坊眾設置靈位並立神主牌，坊眾稱之為「百姓廟」。可是，建成之後，廟內除了供奉逝者的靈位之外，還存放了死者的遺體。根據冼玉儀教授的說法，華人對於死亡極為忌諱，如果居住的地方有人瀕死，會將其送到其他地方「醫療」，或者直接將其送到別的地方「等死」，而廣福義祠就是當時此等情況的最好選擇。因此，廣福義祠除了放置「暫存」的棺木和遺體之外，亦在後方設置了約六至八個小房間，供病人作「休養」之用，有時會有醫生替個別病人就診。然而，隨着時日過去，累積在廣福義祠的屍體和病人增多，甚至患有傳染病的人會被馬上送到廣福義祠「隔離」，直至 1869 年，約有 200 名病患被「安置」在廣福義祠。[7]

廣福義祠的惡劣情況雖然早於 1866 年已被一位衛生幫辦發現，[8] 但由於當時亦是時任港督麥當奴爵士剛上任之際，正忙着推動社會改革政策，廣福義祠一事隨即不了了之。直至 1869 年，時任署理總登記官[9]李思達（Alfred Lister，1843-1890）巡視太平山區時，發現廣福義祠的情況簡直不堪入目，並形容為人間地獄，隨即上書港督詳細報告，轟動全城。

麥當奴爵士對此事已然不能坐視不理，港英政府亦因此開始注意華人的醫

7　Elizabeth Sinn, *Power and Charity — A Chinese Merchant Elite in Colonial Hong Kong* (Hong Kong: Hong Kong University Press, 2003), pp.19.

8　冼玉儀、劉潤和主編：《益善行道—東華三院 135 週年紀念專題文集》，香港：三聯書店（香港）有限公司，2006 年，頁 24。

9　總登記官屬 1844 年設立的總登記官署，主要負責統籌人口登記及管轄華人組織。按照發展，此職務相等於現今的民政事務局局長。總登記官署於 1913 年正式易名為華民政務司署，是港督與華人直接溝通的主要渠道。

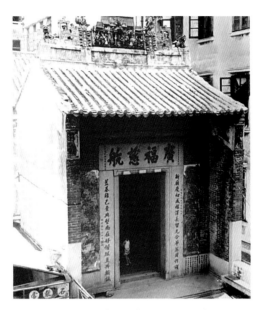

• 一九六〇年代的廣福義祠

療及衛生問題，又因華人的習慣和對西醫一直存有偏見，麥當奴爵士認為即使如何完善國家醫院，[10] 都不及興建一所中醫院能解決燃眉之急。

興建東華醫院

　　言及香港中醫藥發展，由於開埠前沒有相關的醫師記錄，亦沒有藥品（包括藥材及成藥）行銷及買賣記錄，因此必先從東華醫院講起，蓋因東華醫院在某種程度上來說，是香港第一所中醫院。

---

10 國家醫院（Government Civil Hospital）於 1850 年興建，初時服務對象主要為洋人，尤以警察為主。直至 1864 年，國家醫院接受私人診症。冼玉儀教授指出，根據 1868 年的統計，在國家醫院接受醫療服務的外國人（歐洲人或印度人）計 934 人，華人則只有 228 人，並指出當時的人口比例華人與洋人的比例大概 15-18 比 1。以此推斷華人並沒有看西醫治病的習慣，或對西醫存有戒心。亦有一說是華人根本負擔不起昂貴的西醫費用，因此比例才會如此懸殊。

1870 年，港英政府頒佈《華人醫院則例》（*The Chinese Hospital Ordinance*），並籌組由華人組成的董事會，東華醫院的創院總理共十三名，當中包括五位買辦、七位商人以及一位留洋回港的學者，該屆董事芳名及職銜見表 1.1。

表 1.1　1869 年至 1870 年東華醫院董事局

職務	姓名	代表
主席	梁雲漢（鶴巢）	英國仁記洋行（又譯「呦洋行」），買辦
首總理	李璿（玉衡）又名李陞	和興號金山莊，商人
	陳桂士（瑞南）	瑞記洋行，買辦
總理	陳朝忠（定之）	同福棧，買辦
	羅振綱（伯常）	上海銀行，買辦
	楊寶昭（瓊石）	謙吉疋頭行，商人
	蔡永接（龍之）	太平洋行，買辦
	高滿華（楚香）	元發南北行，商人
	黃勝（平甫）	英華書院，學者
	鄧伯庸（鑑之）	廣利源南北行，商人
	何錫（裴然）	建南米行，商人
	陳美揚（錦波）	天和祥，商人
	吳振揚（翼雲）	福隆公白行，商人

《華人醫院則例》清楚指出「華人醫院」的由來、捐款、董事局組成及變更辦法，並決定華人醫院命名為「東華醫院」（《則例》屬港英政府文件，原文為英文「The Tung Wah Hospital」）。文件頒佈時為初創階段，故除指定上述的管理辦法外，並未有提及中醫及中藥的聘請和使用，只指出此《則例》旨在「⋯⋯建立及維持一所公眾免費醫院，為貧苦的華人病患提供義務的服務⋯⋯」[11]

---

11 Elizabeth Sinn, "The Chinese Hospital Ordinance No.3 of 1870". *Power and Charity — A Chinese Merchant Elite in Colonial Hong Kong*（Hong Kong: Hong Kong University Press. 2003）. Appendix I,pp.267-271. 原文為英文，引號內為筆者所譯。

　　東華醫院於 1872 年 2 月 14 日正式啟用，地址為上環普仁街。此事可說是中醫中藥在香港首次有「官方認可」的場合登場，同時反映港英政府對中醫中藥態度的轉變：由最初放任不管，直至發生事故後，同意訂立則例，讓華人以成立醫院的模式自行管理華人的醫療服務。自此之後，《華人醫院則例》成為中醫在香港發展的框架。

東華醫院的服務

　　事實上，東華醫院成立之先，港島除了國家醫院之外，亦只有規模較小的教會醫院、海員醫院、海軍醫院以及上述的華佗醫院，它們有特定的服務對象或服務範圍（如海軍醫院顧名思義為海軍服務，華佗醫院則是為灣仔街坊服務等），華人原本對西醫就一無所知，加上這些醫院收費並非一般民眾所能負擔，[12] 因此東華醫院必須以中醫藥來為貧苦大眾服務。

　　根據《1873 年東華醫院徵信錄》，東華醫院開辦中醫服務「專為賙恤我華人貧病無依，次則方便備工有靠，故無依者施以藥食，而有靠者收回藥費」，[13]「專為貧病醫藥施棺埋葬」[14] 及「就醫於院求給藥食者或痊癒或能行動，有欲由院隨即回里，若無舟資會蒙省澳火船及各鄉渡船減收水腳一半」。[15] 即服務除包括贈醫施藥及施棺埋葬外，亦替病癒者回鄉。其中「條議第三條」更表明院中醫師為「唐醫」，即由華人中醫師主理診治工作，並指出「華人最忌死後加刑」，故死者亦無需剖屍確認死因。[16] 可見《徵信錄》的訂立，處處依從華人習俗。

12　冼玉儀，劉潤和主編：《益善行道—東華三院 135 週年紀念專題文集》，香港：三聯書店（香港）有限公司，2006 年，頁 41。

13　〈條議第一條〉，《1873 年東華醫院徵信錄》。標點符號為筆者所加。

14　〈大堂規條第八條〉，《1873 年東華醫院徵信錄》。

15　〈大堂規條第十六條〉，《1873 年東華醫院徵信錄》。標點符號為筆者所加。

16　〈條議第三條〉，《1873 年東華醫院徵信錄》。

最初，東華醫院設有兩間養病房，可收容 80-100 名病人供留院之用，另設有醫師房、診脈廳、藥局、煎藥房及殮房等設施，可見設計上已以中醫為考慮。根據 1872 年至 1896 年的《港英政府醫官報告》（*Colonial Surgeon's Reports*），東華醫院由 1872 年收容的入院人數 922 人，躍升到 1896 年的 2041 人，而門診人數則由 1877 年的 54974 人，升至 1896 年的 129695 人。此數字的大幅增長，除了因為華人人口於該二十多年間急升外，亦顯示華人對醫療服務的需求有所增加。[17]

《1873 年東華醫院徵信錄》對華人醫院作出清晰規範，包括對聘請醫師亦有指引，因此特設「投筒規條」，表明「董事最易生嫌，惟院內延聘醫師司事一款，凡所薦者，無非董事平日深信、非戚則友，然後保薦」，為避免各人保薦後生間隙以致誤公，特設「投筒」一個於議事堂中，若出事故則以「不記名投票」的方式定奪醫師的去留。[18]

東華醫院的設立，其中醫服務普遍為華人接受，可是，根據學者説法，麥當奴爵士興建中醫院，並非推崇中醫，此舉只是港英政府對華人社會的管治策略，因此當范亞為提出興建中醫院時，政府不置可否，既不支持也不否定，直至廣福義祠的惡劣情況曝光後，解決華人聚居地的衛生問題成為燃眉之急，麥當奴爵士才感到必須處理此迫在眉睫的難題，但同一時間，港英政府除批地興建之外，就鼓勵本地人自行籌募經費，即政府只提供有限度的資助，其餘事務交由華人處理，直至 1870 年頒佈《則例》，亦指明此醫院歸由華人管理。亦因東華醫院的服務對象以華人為主，以洋人為主要對象的政府醫療體制其實也以西醫為本，因此即使兩種醫術同時存在，其實也甚是壁壘分明，華人可選擇到東華醫院，亦可選擇到國家醫院求診西醫，但洋人是無論如何不會求診中醫

---

17 王惠玲，〈香港公共衛生與東華中西醫服務的演變〉。冼玉儀、劉潤和主編：《益善行道—東華三院 135 週年紀念專題文集》，香港：三聯書店（香港）有限公司，2006 年，頁 76。

18 〈投筒規條第一條〉，《1873 年東華醫院徵信錄》。標點符號為筆者所加。

的，加上日後中西醫所產生的衝突，可說從一開始，西醫在香港已隱含着一種優勢。

東華醫院中醫師

「贈醫所診脈須先取號牌次第輪診，欲求某醫師則取某位號牌，不拘諸色人等醫師須照次第診視」。[19] 如上所言，東華醫院的醫師，起初皆為該院董事保薦，在《徵信錄》中特設「醫師規條」，表明「院內調治病人概歸華人醫師專主」，[20] 在聘請醫師的部分，規條亦詳細列明遴選條件，且摘錄如下：

> ……凡薦醫師必將院內病人逐一診視，每擬藥方一紙載在何書，脈論一篇本於何冊。如果六經洞達，脈症與方藥分明，九候貫通陰陽與虛實的當然。後搜檢醫經較對不易，則該醫師必是理明書熟、臨症有方，即款留其在院診視半月，如果奏效是醫學具有本源方稱厥職，否則勿輕延聘……[21]

除此之外，若有醫師自薦，亦規定司事必須收集其履歷及住址，以便總理擇日查訪。從此可見，當時東華醫院對聘請醫師，亦自有一番機制，絕不馬虎了事。

事實上，當第一份華資報章《循環日報》於 1874 年創刊之後，有關中醫師的廣告亦開始「見報」，例如 1881 年 3 月 22 日，報章報道太平山曬囉街常濟堂，有來自廣東新會的梁煥棠外科醫師，主治跌打瘡科。另於同年 9 月 12 日

---

19 〈贈醫所規條第三條〉，《1873 年東華醫院徵信錄》。標點符號為筆者所加。

20 〈醫師規條第一條〉，《1873 年東華醫院徵信錄》。

21 〈醫師規條第二條〉，《1873 年東華醫院徵信錄》。標點符號為筆者所加。

有蔡芝泉醫師刊登廣告，專治眼科、兒科於上環百步梯，並言「凡有男婦患脈膜翳點、內外一切眼症，小兒驚疳、吐瀉、麻痘，幼科方脈，如患者，請至本寓診視」。[22]

由此可見，上環太平山街一帶，除了東華醫院屬於「半官方」的醫療機構外，自一八八〇年代（或之前）起亦聚集了一批中醫師自設診所，而東華醫院聘請中醫師，亦會刊登報紙廣告，甚至有掛單於東華的醫師可以開班授徒，如1880 年 6 月 8 日的《循環日報》中，就有以「東華醫院教醫告白」為題，報道陳蓮孫先生在該院「監修醫案，教習醫學」，並擬收門徒十人，條件是「二十歲以上文理通順，性情端靜，由殷實人保薦」。[23] 其中有趣的是，一名為霍饒富的眼科醫師本在澳門駐診，其名氣甚至遠至越南國王，這位霍饒富醫師每月會到香港十餘日，於「蝦喇爹威士洋行」開診。[24] 由媒體報道醫師廣告中可看出，當時中醫與華人確有一個明確的供求關係。

---

22 《循環日報》，1881 年 9 月 12 日。

23 《循環日報》，1880 年 6 月 8 日。

24 《循環日報》，1881 年 4 月 6 日。編按：蝦喇爹威士洋行位於何處現已不可考。

1928 年 1 月 3 日，東華東院成立。[32]

1931 年，東華為加強三間醫院的行政管理及資源分配，決定由一個董事局統一管理三間醫院，合稱「東華三院」。

1940 年，受日本侵華影響，大量中國內地難民湧入，香港人口超過 150 萬，香港中醫藥業巔峯時期，當時東華醫院駐院中醫 16 人，每日贈診街症 3 小時，每天數以萬計病人。為了應付繁重工作，當時東院主席李耀祥在報章發表《改進中醫藥方宣言》，倡議把藥方編成《驗方集》，將各藥方編成固定號碼。其次將藥劑改為研磨成粉末，病人不用煎藥，改用藥散吞服。由於藥末所需分量比煎藥少，亦可節省醫院開支。

1941 年，東華東院先後被英軍及日軍徵用為「陸軍醫院」，東華醫院及廣華醫院提供有限度服務。

1944 年，淪陷後期，東華三院經費緊絀，只能提供有限度醫療服務。面對財困，東華三院董事局一度商討停辦問題。同年 12 月，東華三院董事局決定停止中醫贈醫施藥。

1989 年，東華三院與商業一台首辦「愛心滿東華免費醫療服務捐助計劃」。

1991 年，東華三院屬下五間醫院加入醫院管理局。[33]

2001 年，東華三院開辦第一間中醫藥科研中心（廣華醫院 —— 香港中文大學中醫藥臨牀研究服務中心）。

2003 年，東華醫院 —— 香港大學中醫藥臨牀教研中心接受醫院管理局資助，成為醫院管理局屬下首間公營中醫門診。廣華醫院接收嚴重急性呼吸系統綜合症（SARS）的源頭病人。由於院方採取嚴格的感染控制措施，因此 SARS 並沒有在醫院爆發。翌月，SARS 於社區肆虐，東華三院積極支持政府的抗疫行動，包括成為政府指定的運作基地，為兩位來港的廣東省中醫院教授提供診症設備、供應中藥及送藥服務，以醫治 SARS 病人。

2006 年，廣華醫院及東華醫院開創為住醫病人提供中西醫藥治療的先河，接着

---

32 《工商日報》，1928 年 1 月 3 日。

33 根據《醫院管理局條例》於 1990 年成立，「醫院管理局」正式運作，負責管理香港公立醫院及診所，執行政府的公共醫療政策。自 1991 年 12 月起，醫院管理局負責管理全港公立醫院及相關的醫療服務。

先後於東華三院黃大仙醫院（2007 年）、東華東院（2008 年）及東華三院馮堯敬醫院（2009 年）為住院病人提供中西醫藥治療。

2009 年，東華三院成立首間以「中醫治未病預防保健」為宗旨的「東華三院王澤森上醫館」。與法國巴黎公營醫院管理局簽署中醫合作備忘錄，成為歐洲國家第一項公營醫院對外簽署的同類型合作備忘錄。

2011 年，增添兩間中醫流動診所，於中醫藥專科及普通科門診安裝全港首個中醫自助登記及繳費系統。

2013 年，東華醫院王澤森中醫日間服務中心成立「名老中醫傳承工作室」，由國家名老中醫實行專科專病臨牀教學，藉此栽培中醫臨牀人才。

2016 年，全港首間由非牟利機構營運、規模最大的「東華三院李恩李鋈麟父子中央煎藥中心」正式開幕。廣華醫院重建計劃正式開展。

經過百餘年的耕耘，東華三院為配合社會的轉變和市民的需求，不斷改善及擴展各項服務，現時東華三院已發展成為全港最具規模的慈善機構之一，所需的龐大經費除大部分由政府資助及小部分向服務使用者收取外，其餘不敷之數及擴展服務的建設費均需向市民大眾募捐，因此，舉辦籌募活動成為該院不可或缺的一部分。

港英政府醫官與東華醫院的矛盾

東華醫院自 1872 年建成以來，表面上為華人提供中醫醫療服務，與港英政府的主流西醫體制相安無事，河水不犯井水，但其實政府內的西醫醫官對中醫療法甚是不以為然。王惠玲在《香港公共衞生與東華中西醫服務的演變》[34] 一文指出，1872 年時任署任港英政府醫官暨國家醫院院長多鐸士（Dr. G. Dods）在東華醫院作第一年工作成果報告時，大肆批評中醫療法，表示連棉花和紗布都不懂的中醫師和護理人員，根本沒有對病人作出適當的治療和護理，從西醫的角度看，好些病人應當立即進行手術，但中醫卻任由他們躺在病牀上痛苦掙扎。多鐸士指出，若中醫只提供此等服務，則西醫治療才是適當的治療，故建議在東華醫院增設西醫診所，為華人提供適當的治療。

一年之後，新上任的港英政府醫官艾耶斯（Dr. P. B. C. Aryes）視察過東華醫院後，與多鐸士持相同意見，更直斥東華醫院根本不配稱作醫院。[35] 艾耶斯擔任港英政府醫官長達 23 年之久，直至 1896 年，可是，任憑他如何大聲疾呼，華人仍然信賴中醫及普遍接受東華醫院的服務。與此同時，港英政府對東華醫院採取放任的態度，沒有加以嚴格規管，東華醫院與港英政府醫官的矛盾一直處於潛伏狀態，直至 1894 年，引發東華醫院進行第一次大變革的，是香港史上有名的鼠疫。

---

34 冼玉儀，劉潤和主編：《益善行道—東華三院 135 週年紀念專題文集》，香港：三聯書店（香港）有限公司，2006 年。

35 王惠玲，《香港公共衞生與東華中西醫服務的演變》。冼玉儀，劉潤和主編：《益善行道—東華三院 135 週年紀念專題文集》，香港：三聯書店（香港）有限公司，2006 年，頁 41。

鼠疫與中醫面對的挑戰

　　由於香港的地理環境比較潮濕，加上老一輩的中國人衛生意識薄弱，曾經有很多流行病在香港發生，例如上世紀的麻風病和鼠疫，到近百年來一直肆虐本港的大流感、天花、白喉、小兒麻痹症、霍亂、肺結核等等，無不令市民提心吊膽，惟恐傳染。而早期的香港醫療設備不足，大量難民湧入，香港人口劇增，一般市民居住地方擠逼，早年香港人都是飲用井水、山水、河水，水質容易受到污染。

　　1894 年，香港發生一場鼠疫，死者逾兩千人。由於疫癘猖獗，大家紛紛離港還鄉。據統計，當年離港者達 8 萬人，而全港人口只有 24 萬，即走了三分之一的人口。據後來的報紙記載：「那平日最繁盛之皇后大道，亦行人寥寥，舉目荒涼得未曾有。」

　　1894 年 2 月，廣州首先爆發鼠疫，同年 5 月 8 日，香港發現第一宗感染鼠疫的死亡個案。在太平山街一帶，街區人口稠密，一間細小的板間房居住幾十人，當時更有「人在牀上睡，豬在牀下躺」的惡習。由於鼠疫是一種人畜共通傳染病，因此人畜共住的華人區疫情急速擴散，可說是一發不可收拾。港英政府於兩日後宣布香港成為疫埠。報章於當日報道香港剛出現鼠疫的情況：「香港華人近得一病，時時身上發腫，不日即斃。其病初起於粵省及北海，近始蔓延而至，每日病者約 30 人，死至 17-18 人。」另據資料描述，感染鼠疫的病人起初「乍寒乍熱，和普通感冒的情形差不多」。[36] 因此當病患到東華醫院求診，醫師就當作是普通感冒般診斷及施藥，豈料病人服藥後第二天卻病情惡化，除了發高熱，更會「手足發僵，鼠蹊淋巴腺、大腿上三角部淋巴腺或腋窩腺、頸部腺等部位出現腫核，紅腫疼痛，部分還破裂流膿血，難以起牀，到第三天就

36　謝永光：《香港中醫藥史話》，香港：三聯書店（香港）有限公司，1998 年，頁 131。

東華中西醫服務的演變》中指出,早期法例規定,指定的傳染病只能用西醫診療,東華醫院不可收容那些病人,中醫亦不能擅自為這些患者治療,這些傳染病包括:天花、麻瘋、鼠疫及各種性病等,尤其是麻瘋和性病更有嚴格應對方法。港英政府要求東華醫院規例表示麻瘋患者不單不准入院,更不會獲贈藥方。1881 年之前,麻瘋病患必須到國家醫院接受治療,當麻瘋病院於 1881 年建成後,患者則改為到麻瘋病院接受隔離治療。由於香港沒有人對中醫藥作任何記載,故未知本地醫師如何應對麻瘋,只有個別醫師調製丸藥,如 1884 年的報紙廣告,有「香港中環杏榮春中外藥房」,題為「贈送麻瘋解毒丸」,內容表明「本藥房宋光臣先生所製麻瘋解毒丸,經瘳數人,因將其丸贈送,盡濟世之心」,中醫並不乏治療麻瘋的方藥。

　　姑勿論當時西醫對鼠疫病症的成效如何,西醫對東華所作的調查及結論,對東華醫院及中醫帶來的負面影響確實非同小可,這場鼠疫令港英政府法定禁止中醫參與傳染病的診治。

西醫「入主」東華

　　鼠疫一事,東華醫院和中醫治療都被政府的西醫貶得一文不值,政府醫官和西醫更藉此事,將多年來對中醫的不滿大加宣泄。受此影響,政府當時需要作出決定,應否立即關閉東華醫院,或者如何改善東華醫院的醫療服務。雖然該幾年間鼠疫不斷再爆發,亦沒有證據顯示中醫對預防及治療此疫症有何建樹,但港督羅便臣爵士對關閉東華醫院有所保留,並在 1896 年 2 月,委任一個調查委員會,先作出深入調查,再決定東華醫院的「命運」。委員會成立的目的,就是要調查東華醫院的營運是否合乎法例所訂的宗旨,《華人醫院則例》於 1870 年頒佈,東華醫院於 1872 年正式啟用,時隔二十多年,雖然表面上相

安無事，但一場鼠疫為其帶來一個檢討的機會。

羅便臣爵士對委員會的要求是，如果東華醫院的營運仍合乎當初訂立的宗旨，即「……建立及維持一所公眾免費醫院，為貧苦的華人病患提供義務的服務……」，委員會需就改善東華的服務提出建議；若已嚴重偏離宗旨，則需建議該由哪個機構取代東華醫院。[43] 由此可見，羅便臣爵士至少沒有全盤否定東華醫院的工作。委員會由五人組成，成員見表 1.2。

表 1.2　東華醫院調查委員會

委員會職務	姓名	職務
主席	駱克（Sir James H. S. Lockhart）	輔政司（Colonial Secretary，相當於現政務司司長）
成員	譚臣（A. M. Thomson）	署理庫務長（Acting Colonial Treasurer）
	何啟	立法局非官守議員
	C. P. Chater	富商及慈善家
	T. H. Whitehead	渣打銀行總經理

有趣的是，保留東華醫院原本跟中醫服務息息相關，因為東華的存在就是為華人提供中醫藥治療，但委員會成員並沒有包括港英政府醫官，當然，醫官當是委員會調查過程的證人，也許是為了避嫌，以及儘量獲得一個公正的調查結果，但有一個説法，認為委任此五人作調查委員會，反映政府將調查東華視作一項政治舉動，多於確實研究其醫療服務。[44]

---

43 王惠玲，《香港公共衛生與東華中西醫服務的演變》。冼玉儀，劉潤和主編：《益善行道—東華三院135 週年紀念專題文集》，香港：三聯書店（香港）有限公司，2006 年，頁 52。

44 Elizabeth Sinn, *Power and Charity — A Chinese Merchant Elite in Colonial Hong Kong* (Hong Kong: Hong Kong University Press, 2003), pp.196.

長達半年的調查中，中醫治療無效幾乎是整個調查的前設。西醫認為中醫對鼠疫病況束手無策，其一可以因為東華醫院管理不善，如盧遜醫生視察東華醫院後的報告（見前文），其二是中醫根本不能診斷出病源，對傳染病亦沒有足夠認識。事實上，東華醫院只是一個清晰的目標，好讓西醫可以有的放矢。如前文所述，自一八八〇年代起，很多中醫師已落腳上環太平山區一帶，他們並非受僱於東華，而是自行租用單位懸壺，同時刊登報紙廣告作招徠。鼠疫爆發後，相信不少市民會自行找相熟的醫師就診，由於死亡人數眾多但欠缺系統統計，政府所得的數字不能如實反映疫情，亦不能證明當時負荷極重的東華醫院漠視病人需要。因此，對於調查委員會而言，如果保留東華醫院的話，關於如何改善東華的醫療素質，其中一項最重要的考量，就是為其引入西醫服務。

起初，就東華醫院的管理上，委員會提出一個最根本的問題，那就是東華的衛生狀況，例如病人衣物、牀單、空間、光線，以及最嚴重的便壺（當年東華並沒有水廁設備）問題，這些都是關乎到傳染病會否散播的基本條件，卻由於華人的衛生觀念較為薄弱，以致東華成為爆發疫症的溫牀。委員會最初建議，東華應聘請一名受過訓練的洋人出任管家一職，或者有護理知識的洋人出任病房主管。總之，由最初的建議可見，委員會對華人管理東華並無信心，認為必須由洋人負責。

另一方面，委員會必需調查的，是中醫的療法和成效，此亦是東華醫院面臨改革的關鍵。事實上，早在 1894 年第一次爆發鼠疫的時候，東華醫院曾聘請一位華人西醫胡爾楷到院任職，不過，胡爾楷的職務為何，有說是到東華協助治療，亦有說是鼠疫爆發初期，東華沒替病人做登記，也沒有明確記錄死者的死因，雖然東華也會統計死亡數字，但因為文字有異，用中文記錄死因並非法定的記錄，而且中醫的醫療用語，跟政府採用的西方醫療用語大相逕庭，故東華當時必須請西醫到來記錄死亡人數及死因。在欠缺完整資料的情況下，今

難以斷定胡爾楷醫生曾否在東華醫院以西醫療法為鼠疫病患治療，[45] 可以肯定的是，委員會以鼠疫作背景，調查的對象卻主要是針對中醫。

　　胡爾楷醫生曾受聘於東華，可說是東華醫院改革的伏線。針對中醫療法的另一個爭議點，就是中醫沒有如西醫的外科療法。當時的西醫指出，對於骨折、肌肉或內臟壞死等症狀，中醫並無外科切割手術的概念，致使原本可以靠外科手術治療痊癒的病人，因就診中醫而變成延醫導致有生命危險。醫官明確指出，若將那些病人由東華移送至國家醫院的話，痊癒率可大幅提高。[46]

　　綜合幾個重點，包括東華醫院的管理、華人的衛生意識以及中醫的療效和療法，調查委員會得出的結論是：東華醫院可以保留，但為了提高醫院的「作用」，可取的方法是引入西醫服務。這個建議看似事在必行，但最初提出時，當中的問題則顯而易見：應該聘請洋人西醫還是華人西醫？

　　要為東華引入西醫，首先得說服東華醫院的總理，因為履行了二十多年的《華人醫院則例》指明東華醫院由華人管理，並為華人提供義務的中醫服務。鼠疫初期聘請胡爾楷醫生實是應急之舉，但長遠引入西醫到東華，有違成立東華的宗旨。另一方面，如上所述，視察過東華的醫官基本認為，只有聘請有經驗的洋人，才可顯著提升東華的醫療服務。不過，先不論結果如何，當時這個情況已清楚看出，中醫的形象於政府而言已然相當負面，醫官的建議一直是希望以「有經驗的洋人」管理東華，將西醫引入東華，並慢慢取締中醫。

45　參見王惠玲，《香港公共衛生與東華中西醫服務的演變》，冼玉儀，劉潤和主編：《益善行道—東華三院135 週年紀念專題文集》，香港：三聯書店（香港）有限公司，2006 年。以及 Elizabeth Sinn, *Power and Charity — A Chinese Merchant Elite in Colonial Hong Kong*（Hong Kong: Hong Kong University Press, 2003）. 二書均對胡爾楷醫生到東華醫院協助記錄死因有描述。胡爾楷 U I-Kai（1865-1898），曾任國家醫院的高級藥劑師多年，並於 1887 年創辦的西醫書院聽課，於 1893 年成為華人西醫。

46　王惠玲參考當年的 Commission Report（1896）指出，醫官甚至認為如西醫從東華接收病人進行外科手術，痊癒機會甚至有 99%。王惠玲，《香港公共衛生與東華中西醫服務的演變》。冼玉儀，劉潤和主編：《益善行道—東華三院 135 週年紀念專題文集》，香港：三聯書店（香港）有限公司，2006 年，頁 53。

治風散血、消食及調脾和胃等作用，另外，在第四條中，更仔細指出「局內每年共用陳皮數十斤，按與各藥行採辦，價固高昂，而該皮或係茶脂，或係四會不等，按陳皮以茶脂最為地道，愈舊愈佳。自後議於每年冬至前後就在本港收買大紅茶脂、柑皮約一百斤，貯足三年，然後次第取用，此則價既廉平，而貨又真實，似為盡善。」[54] 可見陳皮是當時香港的重要藥材之一。

提及東華醫院的《院內藥局規條》，因其初步反映香港與內地的藥材貿易情況，雖然中藥材多以就地取材而成，但亦需要向內地採購有關藥材，而當中最明顯的，是東華醫院會直接向內地採購，並不特別需要透過南北行。從南北行和東華醫院的經營情況來看，至少可以透露香港開埠後，中藥材與中成藥已是一種不可或缺的商品，並保持滿足本地的需求，以及香港的採購及外銷的貿易關係。

中藥市場

香港自開埠前至開埠初期已有一定的中藥業務境況，例如早於 1851 年就有第一家南北商號元發行（創立年份不詳），由潮籍人士所創立。其後於 1851 年有乾泰隆行。香港自一八八〇年代起已有中醫師在報章刊登廣告以作招徠，這些中醫師或會以隨身配方的成藥，標榜自己能專門醫治某類疾病，例如 1881 年在太平山的新會洪桂昌醫師，就有自製白濁丸予花柳病人。[55] 1883 年南北行街的廣德堂，依據「秘傳良方」，煉製戒煙無憂丸、烏雞白鳳丸、參茸衛生丸、鹿茸寧神丸及寧心補腎丸等。[56] 1884 年上環的宋光臣自行煉製麻瘋解毒丸。[57]

---

54 〈院內藥局規條第四條〉，《東華醫院 1873 年度徵信錄》。
55 《循環日報》，1881 年 1 月 11 日。
56 《循環日報》，1883 年 7 月 30 日。
57 《循環日報》，1884 年 6 月 11 日。

同時，廣州與香港的成藥貿易往來也無間斷，例如廣東省城西關的黃保安醫師，以其祖傳奇方，對於麻疹、血癬及花柳等症，有其獨到秘方煉製成藥，諸如麻瘋保命丹、八寶三蛇捲雲丹及透骨殺蟲丸等，主要對象為「家山所發陰感，天地癘毒，潮濕燻蒸，或宿娼誤染、蚊針蟲咬，面似蟲行，兩耳浮大，肉跳心驚」的患者。[58] 這些中成藥多以「祖傳秘方」煉製而成，其處方外人自是不得而知，成效則是難以保證，不過假設這些醫師均以「老實商人」的態度行醫，其能在香港煉製「參茸衞生丸」及「鹿茸寧神丸」，至少表明某些非粵港地區的地道藥材，在一八八〇年代已有貿易路線來港。

1869 年的香港《政府憲報》內登載，當局規定每艘運送中國勞工往美國、澳洲、南洋等地稱為「豬仔船」的船隻，須有一兩名中醫師及相當數量的指定中藥材。由此可見，中藥是十九世紀市民的主要治病藥物。

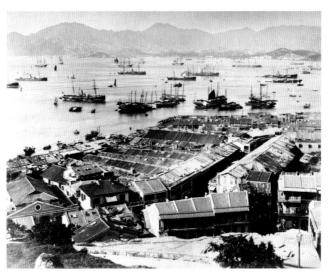

• 1870 年的上環

了工會聯絡同業、流通行內資訊的作用外，亦會排難解紛、促進內地與海外的貿易，更重要的，是為南北行行業訂立行規。從公所成立起，南北行聚集在上環文咸西街一帶，自然逐漸形成行內一種如「遊戲規則」的共同營運模式，南北行雖然指涉中國沿海口岸（北）及東南亞地國家（南），但不久就開拓其市場至歐美等地，專門做南洋生意的店舖稱為「南洋莊」或「叻莊」，業務遠至北美洲的店舖就稱為「金山莊」。除了進出口貿易、匯兌及船等基本業務外，亦開展了一種委託買賣代客兌貨的業務，在交易過程中南北行會收取百分之二的佣金，這做法稱為「九八抽佣」，因此南北行又稱作「九八行」。[61] 從香港政府的年報可見，南北行公所成立的二十年間，截至 1876 年，金山莊與南北行的總數為 215 間，到 1881 年就增至 395 間，可見開埠初期的數十年間，在上環一帶的中藥材銷售業務發展得相當迅速。[62]

61　梁炳華編：《中西區風物志》，香港：中西區區議會，頁 325。

62　梁炳華編：《中西區風物志》，香港：中西區區議會，頁 325。

南北行公所

1868 年，南北行[63]公所成立，為香港第一個的華人商業社團，自建會所於文咸東街，宗旨是維護「同業」共同利益、排難解紛、定立行規，成立同業商會。成立不久更發展成為社區的自治團體，協調地方事務，早期曾設立「水車館」和「更練所」，以防範火災和盜賊。昔日南北行街[64]（即現今之文咸東、西街[65]），土產雜貨行業興旺，而藥材行[66]業務則較為平淡。當時經營南北貨品之「行號」中，有兆豐行、昌源行、永豐和、公發源、廣豐和等兼營藥材生意。由於內地藥商並無派員駐港，故一切買賣均委託上述行號「行街」（賣手）代理，並由其負責「書信聯絡」（英文或其他外文）和報告「行情」，而「行街」則從中抽取交易「佣金」[67]和「筆金」。

當年為了方便「行街」交流，於皇后大道西 72 號 2 樓設有名為「廣智館」的「行街館」，[68]每人每月付予「廣智館」一元作為茶水費，並於禡期（農曆每月初二及十六日）舉行聚餐。當時「行號」的賒賬期限為 45 天，凡有被拖欠或壞賬之情形，多由「廣智館」負責人出面處理。藥材業務日趨暢旺，行內利益之爭時有發生，若遇特別事故，則藉用「南北行公所」開會商議。

---

63 「華資轉口貿易行業」於開埠初期已相當活躍，是香港歷史最悠久的行業之一，整個行業總稱為「南北行」。南北行意指經營南、北兩線貨品，南線以經營東南亞各地入口貨為主；北線則以經營內地出口貨為主，貫通南北貿易，漸次發展遍及全世界。早期南北行經營的業務除了出入口貿易外，還包括銀行匯兌、保險船務等，及後出現一些「代客兌貨」的行號，實行「九八抽佣」，所以南北行又稱為「九八行」。經營南北行的商號大多集中於上環文咸東、西街，亦分佈於永樂西街和高陞街，因此文咸街至今仍有「南北行街」之稱。

64 1851 年 12 月 28 日，皇后大道中北面的房屋發生大火，四百多間房屋被毀。很多人對瓦礫的處理甚感苦惱，當時皇后大道中以北是淺灘，第三任香港總督文咸便想到把瓦礫推到海裏，成為香港第一個正式的填海工程《文咸填海計劃》。第一期始於 1852 年，範圍包括文咸東街、乍畏街（蘇杭街）及摩理臣街一帶，南北行商肆開始經營。

65 1968 年，第二期填海工程開始，範圍則包括文咸西街一帶。

66 1863 年，陳芬記在牛欄籠（上環華里）開業，初時只經營藥材批發及零售。

67 所謂「九八抽佣」，除了利潤之外，買賣貨物 100 元，例扣店佣 2 元。

68 「行街」聚集的地方，每天聚首交換行情和客戶資料。

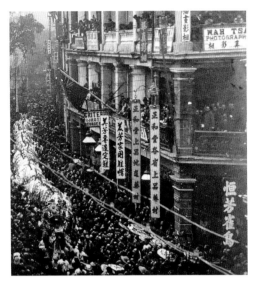

• 1900 年中環皇后大道中藥材店

　　1920 年，南北行公所開始明文制定行規，名為《南北行條例》，從當年的《條例》中亦可看出當時的貿易狀況。

《南北行條例》

一、　本行係多行之大聯合，除各該行自守專章外，於南北行章程率宜互相遵守。

二、　本行議每號付基本金港銀伍佰元，自行立單揭用，將該單交本行公箱收存月息壹分算，按月繳息，以充公所常費，至滿載榮歸之日，將基本金發回，另收一次過開辦費銀貳拾元。

三、　賬務為商場之命脈，如有捷欠或支長行內銀債未清者，應即報知公所內，由公所傳行標貼之，既經標貼之字號及其股東與經手人自標貼之日起，暫停交易候該號將欠項清找後再傳行通告，方得交易。欠項未清期內無論其有無轉易字號或受僱別家，本行內各號不得與其有買賣交易來往之行為。

四、　銀期乃商場轉移之關鍵，首宜銀貨兩現，信用與否，出貨後儘可隨時追收。除各行自守向章習慣交收外，茲訂什貨銀期在磅貨後十四天

內清找貨款，如逾三星期清找不扣現之星期外，不找數者即將該字號及經手人用公啟式通告行內各家，俾知趨避以利同羣。

五、　本行內各號既接受暫停交易之標貼字條而不遵章切實履行發覺有據者，視為有意害羣、甘居公敵，我行應將該背約字號基金全數充公，一半撥入善舉，一半歸証人充實。如無証人則全數撥入善舉，仍須該背約字號續付基本金而保証此後再不違背公例。

六、　本行內遇有任何外侮，固應共同抵禦，一致動作。假係各該行獨遭事件，在相持未決時期，本行內各號應固守原業不得乘危掠併而與該對方以利益之機會。如有違犯是為自壞固體，本行得據受害者之請求而公籌援助對付之方法。

七、　本行內如有兩號以上同被一家捱欠銀債者應聯同對付，苦樂均沾以符合羣之旨。

八、　本行所發之標貼及公啟應各粘貼於行面當眾地方與眾周知。

九、　代客賣貨該貨先經卸存某號出辦求沽者，如貨主將其轉移別號或別埠須將貨按照時值照各該行沽出本例並棧租艇力等各照補足，方得出貨。

十、　磅出貨物買賣工伴在場眼同看磅互相筍碼，以免錯漏，貨既磅畢，其貨即歸買主自行檢點以明責任。

十一、代客付寄貨物以持有受僱人憑據便為將貨交妥無異。如有少欠失漏及一切意外概與付貨者無涉，不得藉端賴賬。

十二、本行各家沽貨者看貨定價，成盆之後，好醜盡去，買客應將該貨依限出清，逾期不出須補回倉租。如貨間有變壞概歸買客責任不得假生枝節減會退盆等情。

十三、本行銀紙水[69]來往均每千元加壹拾貳元伍毫算。

　　這可算是香港第一個工會對於行業內的規管，並明文列出行業的規條。

69　「紙水」始自一九二八年以前，其時香港流通的貨幣為銀元「大洋」，至一九二九年始有鈔票流通，當時若要以大洋兌換紙鈔，需要補回差價（補水），謂「紙水」。參自〈南北行歷史簡介〉，《南北行公所成立一百五十週年紀念特刊》，2018 年。

● 反對徵收新稅報章報道

　　1925 年 6 月，省港大罷工爆發，南北行紛紛歇業響應。壟斷南北行藥材業的「公志堂」對生藥行及各藥材行提出，將「銀期」由 60 天縮為 30 天。省港大罷工後 5 個月，「公志堂」又向藥材買家及各幫行提出加收「出店」伕力費。

　　1947 年 3 月，南北行公所討論政府「徵收新稅」問題，戰時商業損失未補，希望政府收回成命。[70] 在各行業反對「所得稅」開徵聲中，英倫藥商致函本港輔政司，應請撤銷「成藥稅」。[71]

九龍城樂善堂

―――――――――――――　　　**樂善堂**　　　―――――――――――――

　　樂善堂發源於九龍寨城龍津碼頭的「公秤」，同治十二年（1872 年），九龍汛衙門於寨城外設龍津石橋海關，後來清朝官員將海關的責任與營運，交予九龍各鄉之殷商管

―――――――――――

70 《工商日報》，1947 年 3 月 14 日。
71 《工商日報》，1947 年 3 月 14 日。

理。龍津碼頭附近有一墟集，市民及貨商交易，义需交予「公秤」進行秤量，每次秤量收取費用，所得款項則全數作贈醫、施藥、助殮之用。

直至 1880 年，才正式成立慈善機構「樂善堂」，聯合九龍、西貢、荃灣等各鄉籌辦義診、義學等，創會堂址位於九龍寨城打鐵街 23 號。

樂善堂創辦初期已有贈醫服務，但僅限於中醫，直到 1952 年，才租用福佬村道20 號二樓，開始中、西醫贈診所，每日上午中醫贈診，下午西醫註冊，不收診金，僅收藥費。

1957 年冬，樂善堂在龍崗道自建新廈落成，醫療服務得以擴展。新廈二樓設置留產所，樓下為設備完善之中、西醫贈診所。1959 年，樂善堂增設牙醫服務，1976 年，增設西醫夜診。

歷史悠久的中藥店誠濟堂

誠濟堂

誠濟堂，1885 年由唐石昆先生創立，是本港歷史悠久的中藥店之一，[72] 位於中環皇后大道中 180 號。唐氏曾在廣州開設中藥店，與當時的中國官員交往密切，掛於店內的其中五塊牌匾便是清代官員所送贈。

傳統中藥店內的櫃枱多用柚木製成，位於店面最前方的「櫃頭」稱為「寶龍頭」，取意招財進寶，坐鎮此位置的「掌櫃」稱為「頭櫃」。櫃頭後面長長的櫃枱稱為「長龍」，最後方稱為「龍尾」。龍尾部分照例放一個「銅舂坎」，早上開店的時候，「掌櫃」拿起算盤向上搖動悉悉有聲，接着「二櫃」拿起銅舂柱向銅舂坎內敲打幾下，打得噹噹有聲。這動作稱為「旺龍」，取意一開門「旺財旺相」。

---

72 《工商日報》，1931 年 7 月 28 日。

IV 開埠初期 —1900 年中醫藥發展大事記

年代	開埠初期—1900 年中醫藥發展大事記	出處 / 備忘
開埠前	清朝末年，政治腐敗，民不聊生，沿海居民飄洋過海，紛紛投奔外地謀生，隨身帶備中國成藥和煎服草藥作為保健用途，中醫藥從此在海外扎根。	
1841	英軍登陸香港島水坑口，隨即宣佈香港為自由港。	
開埠後	華人患病，大多數都是選擇使用中醫藥治療。港英政府承諾，尊重中國人的傳統風俗習慣與權利，包括華人可使用傳統醫療方法行醫。	
1845	港府設性病醫院。	
1847	清政府興建「九龍寨城」。	
1850	不少英軍患上熱病死亡。	
1851	廣福義祠落成，除祭祀華籍亡魂外，兼作義莊及彌留所。	19780904 華僑 _ 廣福義祠
1852	《文咸填海計劃》是香港第一個正式的填海工程，於上環及中環西部沿海開闢土地。填海計劃名稱以當時就任的第三任香港總督文咸命名。	
	當時皇后大道中以北是淺灘。1851 年 12 月 28 日，皇后大道中北面的房屋發生大火，四百多間房屋被毀。很多人對瓦礫的處理甚感苦惱，文咸便想把瓦礫推到海裏，成為香港第一個正式的填海工程。第一期始於 1852 年，範圍包括文咸東街、乍畏街（蘇杭街）及摩理臣街一帶，南北行商肆開始經營。	
1855	香港發生瘟疫，多達八百人死亡。	
1863	陳芬記在牛欄籠（上環華里）開業，初時只經營藥材批發及零售。	
1867	華佗醫院，位於灣仔石水渠街，同治六年（1876 年）由華人開辦，為附近居民提供中醫服務。華佗醫院內供奉「醫藥之神」華佗，門口有一副對聯：「譙縣表良醫名高東漢，香江崇永祀意及南天」，意指華佗醫術惠及南方香港。豬肉行每年資助聘請醫師銀一百二十圓，燒臘行每年亦贊助醫藥之費用。	18820227 循環 _ 華佗醫院

年代	開埠初期─1900 年中醫藥發展大事記	出處 / 備忘
	第二期填海工程開始，範圍則包括文咸西街一帶。	
1868	1868 年，南北行公所成立，為香港第一個的華人商業團體，自建會所於文咸東街，宗旨是維護「同業」共同利益、排難解紛、定立行規，成立同業商會。成立不久更發展成為社區的自治團體，協調地方事務，早期曾設立「水車館」和「更練所」，以防範火災和盜賊。	南北行公所成立一百五十週年紀念特刊
1869	太平山區廣福義祠被揭衛生情況惡劣，患病者與死者同處一室，輿論嘩然，港督麥當奴同意興建一所中醫院。	東華三院網頁 / 關於我們 / 歷史 / 發展史簡表 http://www.tungwah.org.hk/about/milestones/
1870	港英政府同意興建中醫院，批出上環普仁街墳地作院址，另撥一萬五千元賭稅資助建院，並於 1870 年頒佈《倡建東華醫院總例》，創辦香港第一間華人醫院。醫院尚未落成，創院的華人領袖已在院址附近開設臨時贈醫所為貧病者提供服務。	東華三院網頁 / 關於我們 / 歷史 / 發展史簡表 http://www.tungwah.org.hk/about/milestones/
1872	2 月 14 日，東華醫院開幕，當時門診使用中醫診症，施藥亦使用中藥。	
	九龍殷商將公秤收益用作區內施藥助殮。	
1878	伍廷芳成首位華人太平紳士，1880 年更被委任定例局（立法會前身）首位華人議員。	
1880	伍廷芳議員向港督提出，希望承認中醫的地位，中西醫的證明檔具有同等效力。	
	九龍城樂善堂成立。十八世紀中期，當時的中國官員前赴九龍寨城，視察時均會於石板碼頭登岸，碼頭附近有一墟集，設有「公秤」，附近市民貨商交易均須先行在此公秤處秤量貨物再進行交易，每次秤量所得款項則全數用作贈醫、施藥、助殮之用。直至 1880 年，這個辦理善業之組織始正式成為一個慈善機構，並名為「樂善堂」。	
	東華醫院陳蓮孫先生擬收門徒十人。	18800608 循環 _ 東華醫院教習醫學
1881	豬肉行每年敬送助請華佗醫院醫師銀一百二十圓。	18810301 循環 _ 華佗醫院
1882	衛生工程顧問翟維克（Osbert Chadwick）向政府提交報告，指華人住宅區情況足以在未來引發疫症，必須採取果斷措施。	
	豬肉行每年敬送助請華佗醫院醫師銀一百二十圓，燒臘行每年亦助醫藥之費。	18820227 循環 _ 華佗醫院
1883	政府因應翟維克報告，成立潔淨局（Sanitary Board，市政局前身），繼有《衛生修正條例》加強管制衛生情況。	

（續前表）

年代	開埠初期—1900 年中醫藥發展大事記	出處 / 備忘
1883	憲示販賣鴉片牌照章程。	18830103 循環 _ 憲示鴉片牌照
1884	政府實施《香港醫藥登記條例》，規定凡使用西法行醫，必須依法登記。其中條例第 3 條，註明中醫不受該條例限制。官方對中醫未承認為醫務人士範疇，故中醫無需向醫務衛生署登記，只須在稅務局辦理商業登記，職稱為「生草藥販賣者」（Herbalist）。	
1885	政府因應翟維克報告，成立土地委員會，評估人口問題的解決方法，最終提出了十九世紀八十年代末的填海計劃。1886 年及 1891 年，完成堅尼地城前後合共 30 英畝填海工程，向西提供了較多土地予華籍居民，不再局限在上環和西營盤一帶。	
	誠濟堂於 1885 年由唐石昆先生創立，是本港歷史最悠久的中藥店之一，位於中環皇后大道中 180 號。唐氏曾在廣州開設中藥店，與當時的中國官員交往密切，掛於店內的其中五塊牌匾便是清代官員所贈送。	19310728 工商 _ 誠濟堂賣藥
1887	政府因應翟維克報告，通過《公共衛生條例》，成立「衛生局」，有權進入民居檢查衛生情況及送走傳染病患者。更通過連串《建築物條例》修訂，限制再興建舊式唐樓。	
1888	政府提出《收回官地條例》，把原有舊式唐樓收回及拆卸，開闢街道，建下水道等。	
1894	鼠疫襲港，5 至 10 月，超過 2000 人喪生，三分之一的人口逃離香港。港英政府將患者留在薦船隔離治療。華人紛往東華醫院求醫，拒往政府醫院薦船，引起西醫和洋人不滿，要求解散東華醫院，改為「公立平民醫院」，用西法治病。	
	太平山街一帶在一個月內便已有超過 450 人死亡，香港政府於疫症期間封閉太平山街民居。	
1896	政府頒佈《生死登記條例》，授權西醫簽發死亡證。政府醫院接受西法治療而死因不明者，必需剖屍驗明是否有傳染病才能殮葬。中醫無權簽發死亡證，華人不希望剖屍，但港英政府不承認中醫死亡證明。	
	東華醫院被指防疫工作不足，《調查東華醫院委員會報告書》建議東華引入西醫服務，並增設永遠顧問。	東華三院網頁 / 關於我們 / 歷史 / 發展史簡表 http://www.tungwah.org.hk/about/milestones/
1897	王老吉在香港文武廟直街（今荷李活道）開設「王老吉遠恆記」，並將王老吉「杬線葫蘆」的商標在英國所有屬地註冊，是英國第一個註冊的華商商標。	

第二章

歷經磨難　方興未艾

（一九〇一年至一九三〇年）

　　港英政府從實行殖民統治起，就開始在教育、醫療、工業、貿易以至城市規劃等範疇實施全新的政策。由於資訊與科技的落後，在政府龐大的行政規劃下，香港這個傳統的華人社會，很多事物被西化，在社會上出現了眾多的變革。例如二十世紀初，建立了專上教育制度，並着重科學、西醫及工程的訓練，設立行政、立法及司法三權分立的制度，直到二十一世紀三十年代，這些制度仍未成熟。港英政府對市民的一些習慣置之不理，未有加以管理，包括長洲太平清醮及大坑舞火龍等民間的信仰習俗，中醫也被同樣對待。雖然在港英政府處處受到貶抑，中醫卻也可以自行開設診所、組織商會及辦學，形成一種獨立於政府與官方的生態。港英政府未以行政手段消滅中醫，傳統中醫得以在香港民間持續發揮所長，但這種生態並無凝聚力，醫師在社會上只是一種特定職業，僅靠自身所學各自發展。缺乏政府的支持，中醫即使組織公會或商會，甚至開展培訓教學，亦未能建立堅實的基礎，影響力始終有限。

　　二十世紀初，當時華人社會賢達有見九龍區沒有醫院，居民患病需要「過海」到香港島就醫，於是倡議在九龍區興建一所中式醫院。1911 年港英政府通過《1911 東華醫院擴展法例》的第 38 號法例，於油麻地撥地，同時發放啟動資金予東華興建醫院，如是九龍區的居民有了正式的醫院。當年廣華醫院開幕，請到了時任港督盧押爵士親臨主禮。

　　東華醫院的發展堪稱香港中醫發展史的重要一頁，但在飽受掣肘的情況下，初期的歷史可說是一段被抑壓的記錄，更遑論建立體制、制訂法例規管以至發展中醫教育。除了東華醫院、廣華醫院及東華東院算作官方的中醫發展過程之外，此時民間的中醫也開始有一定的發展，公眾媒體上出現中醫師在不同地區的廣告。隨着香港經濟漸漸興旺、人口增多及醫療需求的增加，一些中醫人南下移居香港，使中醫藥界一時人才濟濟。他們以各種形式，傳承和推廣中醫藥文化。1917 年，香港出現了第一所民辦的中醫專科學校，較內地第一所正規的中醫學校「上海中醫專門學校」早一年。另外，一批具有代表性的中醫

及中醫藥團體也相繼出現。可以説，從二十世紀二十年代末開始，中醫在香港正處於迅速發展階段。

另一方面，於清末開始，嶺南地區的民間道教社團甚為興盛。他們多以道教仙師呂祖為祖師，並秉持儒釋道三教合一的精神，提倡修身修心並救濟他人，同時廣興勸善之書，進行贈醫施藥、濟世救民，甚受地方信眾信賴。自此，道醫文化為香港帶來了深遠的影響。

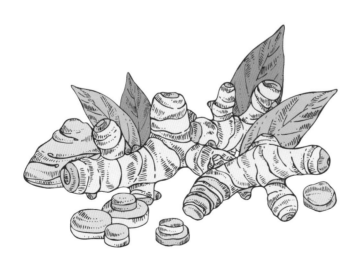

I 醫療衞生及中醫狀況

東華醫院與傳染病

東華醫院有西醫入主，加上政府在鼠疫出現之後對中醫有更嚴密的管制，使中醫即使有東華醫院作為認可的行醫「靠山」，仍沒有突破性的發展。除了鼠疫，當時香港還流行不少傳染病，中西醫之間出現一些「角力」，以下簡述早期傳染病與東華醫院的情況。

鼠疫之後，港英政府對傳染病的管制更為嚴密，王惠玲在《香港公共衞與東華中西醫服務的演變》中指出，早期法例規定，指定的傳染病只能用西醫診療，東華醫院不可收容那些病人，中醫亦不能擅自為這些患者治療，這些傳染病包括：天花、麻瘋、鼠疫及各種性病等，其中對麻瘋和性病有更嚴格的方法。

• 東華醫院於報章刊登之廣告

（1）麻瘋

以麻瘋為例，東華醫院規例清楚表示麻瘋患者不單不准入院，更不會獲贈藥方。[1] 麻瘋，又稱漢生病，是一種古老的傳染病，東西方史書皆有記載，患病初期未有明顯症狀，但病發時會在患者的神經系統、呼吸道、皮膚或眼部出現肉芽腫，更嚴重的會影響患處的痛感及知覺功能。在中醫的範疇中，醫書對此種病曾有不同的名稱，如癩、癩風、惡疾、大風等。故此，中醫一直都有治療麻瘋的方藥，由於中醫認為此病由風、濕、熱、毒所致，故處方均針對祛風、勝濕、通絡及解毒。開埠以前，由於沒有任何記載，故未知本地醫師如何應對麻瘋，但港英政府管治以來，對於麻瘋患者，政府的態度則頗為嚴格。1881年之前，麻瘋病患必須到國家醫院接受治療，當麻瘋病院於1881年建成後，患者則改為到麻瘋病院接受隔離治療。雖然中醫不乏治療麻瘋的方藥，但此令人聞風色變的疾病，在香港亦沒有正式的中醫治療記錄，只有個別醫師調製丸藥，如1884年的報紙廣告，有「香港中環杏榮春中外藥房」，題為「贈送麻瘋解毒丸」，內容表明「本藥房宋光臣先生所製麻瘋解毒丸，經癒數人，因將其丸贈送，少盡濟世之心，如有初患此症者，請到面說病由，見症送丸，分文不受，每逢初二、十六開贈，自九月刊告白之後，有多人到取亦皆奏效，特此佈聞」。[2]

直至二十世紀初，不時有中醫來港，並稱「麻瘋聖手」於香港診治麻瘋，如1935年有曾患麻瘋的病人替醫師刊登廣告，醫師號出雲南光華醫院，名袁光華，當時袁院長「因公到閩粵各省考察麻瘋症，在港設局年餘，醫癒之人何止數百，鄙人乃其一也……驗症免費，贈藥三日，保證必效瘋疾……醫局設灣仔軒鯉詩道……」[3]。

1　《贈醫所規條第廿二條》，《1873年東華醫院徵信錄》。

2　《循環日報》，1884年6月11日。標點符號為筆者所加。廣告中的日期為「癸未年十月」，「九月刊告白」，即1883年內之事。

3　《天光報》，1935年7月5日。

（2）鼠疫

　　另一種嚴重的傳染病是鼠疫，這是自 1894 年後幾乎每年都會侵襲香港的疫病，港英政府的醫官認為東華管理不善，對中醫的療法亦持懷疑態度，使中醫在鼠疫一事受到諸多掣肘，可是，根據多種記錄，西醫當時對鼠疫亦是束手無策，直至 1898 年，政府指示東華醫院管理公立疫病醫院的臨時病房，稱為東華分局疫病醫院，並由東華派出八名中醫診治，當時華人基本上仍然選擇中醫療法，雖然死亡率仍然超過 80%，但之後負責監督的港英政府醫官在報告中已對中醫大為溫和，最起碼沒有撰寫出一些傷害中醫的如「將病人送往地獄」、「危害病人健康」的話，甚至指出鼠疫病患如到東華接受中醫治療，總比留在家好。[4]

　　在此，值得留意的是，在這十數年間，由於鼠疫在各地擴散，有些中醫自行研究治理方法，並將研究成果結集成書出版，例如：吳宣崇的《鼠疫治法》（出版年份不詳）、羅汝蘭的《鼠疫匯編》（初刻於 1891 年，1893 年重刻），此後有多位醫師以《鼠疫匯編》為基礎，推出其他關於治療鼠疫的著作，如鄭肖巖的《鼠疫約編》（1901）及余伯陶的《鼠疫抉微》（1910）。從出版年份看，可見早於 1894 年廣州及香港爆發鼠疫前，內地已有醫師研究有關療法，從其流傳及後期整理的狀況，更可推斷那些療法行之有效。鼠疫爆發初期，中西醫均對此疫症茫無頭緒，都是處於摸索階段，但兩者亦開始慢慢發展出自己的治療方法。從鼠疫的幾年至十年間，可看出中醫在香港的地位，最初由被漠視，到被針對，到後來政府開始認為中醫自有其價值，確實有種正面的轉變。不過，這並不表示港英政府接納中醫。

4　關於當時中西醫面對鼠疫，甚至有資料表示兩者曾針對鼠疫的醫治方法作出「比賽」，結果是中醫大獲全勝，資料顯示有報章標題為「香港大鼠疫，中醫當救星」，不過此等資料未有確實來源，其記錄的報章標題亦未顯示出自哪份報章。而東華醫院中醫為鼠疫病患治療所得的死亡數字，參考王惠玲，《香港公共衛生與東華中西醫服務的演變》。冼玉儀，劉潤和主編：《益善行道—東華三院 135 週年紀念專題文集》，香港：三聯書店（香港）有限公司，2006 年，頁 73。

• 鼠疫及潔淨局相關報道

（3）性病

　　自開埠以來，中上環一帶有幾個妓寨區，由中環擺花街起，擴展至上環太
平山街、普慶坊、東街及西街等，不遠處在東華醫院下方的水坑口街及荷李活
道一段，亦是該時的煙花之地，甚至有「太平山娼院區」、「水坑水妓寨區」等
名稱。[5] 座落於普仁街的東華醫院，附近可說是妓寨林立，對於性病，東華醫
院表明「娼寮婦女入院就醫，必須自攜藥食，本院每日收回燈油柴米銀七分二
厘。倘不攜藥食顯係無親屬可靠，一經全（痊）癒立即發回原籍」，[6] 即性病患者
在東華最多只能獲得收容，但醫藥則由患者自理。

　　性病的其中一種是花柳，東華醫院亦有限制，花柳患者本屬性病之列，東
華只能收容，加上 1858 年性病醫院（Lock Hospital）創立，政府規定所有性病
患者均需到性病醫院接受治療，但東華總理修訂規例，若然花柳患者同時感染
其他疾病，東華可以收容病人，醫院內亦備有少量花柳症藥品以備不時之需。[7]
當然，除東華醫院外，民間亦有中醫標榜擅醫花柳，如 1881 年的報章中有「新
會洪桂昌先生」，指其「幼承家學，究心岐黃，尤精醫花柳症」。[8]

5　葉輝，《書若蜉蝣：擺花街‧水坑口街‧塘西》，《文匯報》，2018 年 6 月 16 日。

6　《贈醫所規條第十八條》，《1873 年東華醫院徵信錄》。標點符號為筆者所加。

7　王惠玲，《香港公共衛生與東華中西醫服務的演變》。冼玉儀，劉潤和主編：《益善行道—東華三院
　　135 週年紀念專題文集》，香港：三聯書店（香港）有限公司，2006 年，頁 72。

8　《循環日報》，1881 年 1 月 11 日。

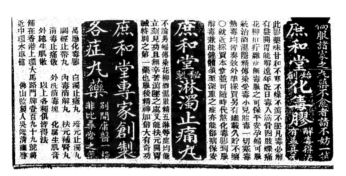

• 關於性病治療的中藥廣告

（4）天花

　　另外，初期東華醫院並不接收天花病人，但醫院啟用後不久，就有院舍改作天花病房，在《1873 年東華醫院徵信錄》中，已有相關記錄：「本院於天花痘症向例不得收留，非為薄視此等病症，蓋緣院內地方無多，又慮互相傳染，誠恐有礙別等病人，惟見每患此症苦無妥善之所，幾使調治無方，是以特稟英憲，請將舊醫院地方從新整潔設法收留，並專人診治。」[9]《徵信錄》中只記錄規條，對於治療之法未有詳細記錄，但亦顯示 1870 年起中醫已有在東華醫院診治天花。面對這種棘手的傳染病，港英政府不敢坐視不理，1870 年天花疫病爆發，政府將昂船洲的廢置監獄改建為天花醫院，天花患者得接受隔離治療，由國家醫院的西醫治理。但另一方面，東華早在創院初期已提供接種洋痘服務，在《1873 年東華醫院徵信錄》中，除有「天花痘症規條」外，亦有「贈種洋痘規條」，共三條，茲錄首二條如下：

1　本院延請痘師每年於九月起種至次年四月止在本院及灣仔、香港
　　仔、筲箕灣等處分期佈種，不受謝金。

9　《天花痘症規》，《1873 年東華醫院徵信錄》。標點符號為筆者所加。

2　如有嬰童願傳痘種與人者傳一名則給利市一百文，傳得多少照計，

該錢係由本院支發。[10]

《香港公共衞生與東華中西醫服務的演變》一文指出，雖然華人對西醫療法一直甚為抗拒，但對於東華醫院提供的接種洋痘服務卻頗為歡迎，每年東華醫院平均為 2000 居民接種洋痘，遠比政府和教會的西醫院為高，一八八〇年代起，東華醫院更於報章刊登廣告，呼籲市民接種洋痘，更有醫師贈醫云云。[11]另一個例子則是於 1887 年，天花疫症再次爆發時，市民接種洋痘的數字如表 2.1[12]：

表 2.1　1887 年接種洋痘之地點及人數

東華醫院	1280
國家醫院	180
雅麗氏醫院	206

對於天花的預防，清代出版的《痘疹定論》就有關於宋仁宗時期人痘接種的記載。明朝晚期，種痘技術已經在民間有了一定規模的應用。市民對種洋痘未有深刻認識，有可能是很多人相信東華醫院為中醫的療法，為預防感染，故多選擇在東華醫院接種。

自香港開埠後有記錄以來，幾乎每隔數年，天花就會爆發一次。東華醫院自創院初期已有贈種洋痘的服務，慢慢受到市民的歡迎，港府亦開始認同東

10 《贈種洋痘規條》，《1873 年東華醫院徵信錄》。標點符號為筆者所加。

11 《循環日報》，1881 年 11 日 15 日。告白指出，贈種洋痘者名陳可則先生，而贈醫的醫師為黎麗南先生。

12 "Extract from the Minutes of the Proceedings of the Sanitary Board at a meeting held in the Board Room on Tuesday, the 24th of January, 1888", in *The Hongkong Government Gazette*, 28th January, 1888. p.80.

華的種痘服務，例如港督軒尼詩爵士在年報中表示：「香港每日有輪船入港，不少來自天花流行的地區，而本港市民可免於這傳染病的侵擾，東華醫院的種痘服務居功至偉。」[13] 但種痘只是一種預防措施，直至二十世紀初期，天花亦不時爆發，不少市民依然不能倖免，關於東華醫院及天花疫症的關係，可見表 2.2：

表 2.2　東華醫院與天花疫症的年表

年份	事件
1872	東華醫院正式啟用，制定《贈種洋痘規條》及《天花痘症規條》。
1878	東華醫院醫師到廣東鄉村及小鎮為居民種痘。
1880	東華醫院擴建天花病房。
1883	政府刊憲規定，曾與天花病人同住的人必須向警局舉報病情，如發現不報者則罰款 100 元。警局接報後派人前往該寓所消毒，並移送病人到醫院就診。
1889	上述措施廢除。
1907	政府將西環疫局改為痘局。*
1910	東華痘局正式啟用。
1911	東華醫院派出四名醫師到國家醫院學習種痘技術，擔當痘局的護理人員。
	政府在油麻地撥出空地予東華興建痘局，服務九龍區的病人。
	廣華醫院啟用，接管油麻地痘局。
1918	潔淨局會議通過「准許天花病患者在家醫理」條例。
1938	東華醫院將痘局交還政府作傳染病醫院，廣華醫院亦將油麻地痘局交還政府。

* 西環疫局原為東華醫院專為治理鼠疫而設的分局，始於 1894 年，後來鼠疫疫情減輕，政府的傳染病醫院足可應付鼠疫，故於 1907 年將疫局改為痘局。

13　"Vaccination", in 1880 Governor's Blue Book（1881）. 並參考王惠玲，《香港公共衛生與東華中西醫服務的演變》。冼玉儀，劉潤和主編：《益善行道—東華三院 135 週年紀念專題文集》，香港：三聯書店（香港）有限公司，2006 年，頁 75。

　　事實上，天花依然是不容忽視的傳染病，1910 年東華痘局啟用後至 1938 年停用的二十多年間，報章仍不時有「痘症流行仍劇」的報道，呼籲市民從速種痘，直至 1947 年，才有「過百萬市民種痘」，「天花症威脅已解除」的報道。[14]

廣華醫院和中醫中藥

　　廣華醫院創建初期，雖沿用東華醫院贈醫施藥的慈善服務，但只贈中醫而不施中藥，施藥亦只以西藥為限。東華醫院初創之時，本有贈（中）醫施（中）藥的規條，但因鼠疫之後，當局認為門診未能發現傳染病，故取消東華施中藥的規矩，此法同時鼓勵病患多用西藥，因此到廣華醫院就診的病人，雖是中西醫自行選擇，但服用的卻多是西藥。

　　根據《東華通訊》記載，1922 年有一位不願透露姓名的婦人前往廣華醫院，並一連數天捐款予廣華，要求廣華醫院增設中醫診所施贈中藥，此匿名婦人前後向廣華捐款港幣 50580 元，全數用作中藥基金，[15] 蓋一九二〇年代捐款五萬港元，實是非同小可，惟該婦人一直未肯透露姓名，此乃東華醫院，甚至是香港史上的一宗懸案。廣華得到了這筆啟動基金，另外籌措了七萬元的善款，於 1923 年正式創立中醫診所，並施贈中藥。據記載，「此後十數年間，選取以中醫免費門診治病的人次便大幅上升，由原本 1922 年的 18080 人次逐年攀升至 1935 年的 162779 人次，比西醫贈診的人次還要多，可見此婦人的捐贈直接令更多市民接受中藥贈診的恩惠。」[16]

14　《工商晚報》，1947 年 7 月 24 日。

15　謝永光，《香港中醫藥史話》，香港：三聯書店（香港）有限公司，1998 年，頁 138-139。

16　《從廣華醫院看中西醫此消彼長》，《東華通訊》，2011 年 9 月號。

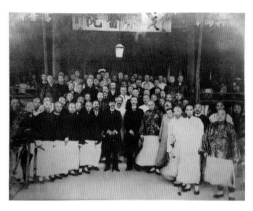
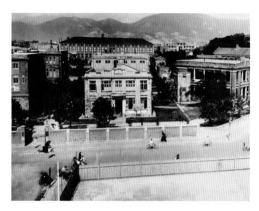

• 1911 年廣華醫院開幕儀式　　　　　　　　　• 一九三〇年代廣華醫院外貌

東華東院的創立

　　殖民統治初期，英國人集中於今中環至金鐘一帶，鮮有到港島西或灣仔至銅鑼灣，他們甚至認為跑馬地及掃桿埔是瘴氣聚集的地方，不宜居住，因此在開埠初期，英國人就將跑馬地快活谷的空地闢作墳場。可是，華人的人口日漸倍增，他們聚居的地方亦向東延伸，直至二十世紀初，灣仔及銅鑼灣一帶人口遞增，當時港島的醫院如國家醫院、雅麗氏那打素醫院及東華醫院均集中於港島西部，灣仔亦只有皇家海軍醫院[17] 及聖保祿醫院。[18] 位於石水渠街的灣仔街坊醫院亦於 1886 年結束營運。另外一間，則是成立於 1870 年，由天主教修女設立的醫院，此醫院位於皇后大道東，是一所只有數間小房舍的小型貧民醫院，醫院命名為

17　於 1949 年改為律敦治療養院，即今律敦治醫院。

18　1848 年法國修會的四名修女來港開設「聖童之家」，收養被遺棄的女嬰，1898 年，聖童之家開始增設醫院，為貧苦大眾提供醫療服務，由於求助人口不斷增加，聖童之家於 1916 年逐步遷至銅鑼灣，並於 1918 年正式命名為聖保祿醫院，參見聖保祿醫院官方網頁。

聖方濟各醫院，並附有診所，[19] 不過，即使有貧民醫院，亦可想像當時的醫療設備並不足夠。加上當時由坊眾籌辦的「集善醫院」赤字日增，這些醫院負起東區居民的醫療服務，集善醫院不能貿然停辦，遂請東華醫院接管，直至 1921 年，東華醫院始能接辦集善醫院，合併為東華東院，幾經覓地及興建，東華東院於 1929 年方落成啟用，[20] 中西醫服務由病人選擇。即從 1929 年起，港島東區居民才再次享有正式的中醫院服務，而上述的貧民醫院，亦於 1932 年增設中醫贈診，由六位醫師輪流當值，謂「中西並進，是亦一般貧病者之福音也」。[21]

然而，謝永光在《香港中醫藥史話》中透露，1929 年東華東院啟用後，中西醫生的診金天差地別，所列的中醫酬金為 65 元，但西醫的酬金則高達 150 港元，[22] 顯示出中西醫的不平等待遇，而二十世紀三十年代發生的事，更是對東華中醫的一次沉重打擊。

合併東華三院 —— 中醫險遭廢除

1931 年，東華醫院、廣華醫院及東華東院合併為東華三院，由同一個董事局主理院務，由顏成坤 [23] 出任第一任主席，合併後的東華三院，正面臨經濟大蕭條（1929-1933），全球經濟大衰退，直接影響東華三院的嘗產 [24] 及捐款收入，東華的慈善服務主要靠這兩項收入維持，大蕭條令東華連年出現入不敷支的情

19　有關此醫院的發展及當時的入住條件，參看夏其龍、譚永亮等：《十九世紀天主教在灣仔的慈善工作》，香港：香港中文大學天主教研究中心，2016 年，頁 63-67。

20　香港史學會編著：《文物古蹟中的香港史 1》，香港：中華書局（香港）有限公司，2014 年，頁 158。

21　《工商日報》，1932 年 5 月 21 日。

22　謝永光，《香港中醫藥史話》，香港：三聯書店（香港）有限公司，1998 年，頁 138-139。

23　顏成坤，1900-2001，香港政治家及企業家，中華汽車有限公司創辦人，1959 至 1961 年任立法局首席非官守議員，同期兼任行政局非官守議員，1931 至 1932 年當選為東華三院首任主席。

24　嘗產是指東華購入的住宅或寫字樓單位放租，嘗產租金是東華的主要收入來源之一。

況，直至 1937 年中日戰爭爆發，大量難民湧到香港，東華的負擔更為沉重，於是向政府申請補助。這個時候，港英政府藉故向東華提出變革，過了一年，時至 1938 年，政府應允補助東華三院的開支，對東華的醫療經費作全面補助，條件是成立「醫務委員會」加強對東華三院醫務的監管。[25] 當時，政府開出七項補助條件：

①東華需每年制訂財政預算呈報政府；

②預算由永遠顧問批准；

③醫務與慈善分開管理；

④成立醫務委員會專責管理醫務事宜；

⑤逐漸廢除中醫；

⑥投資須穩妥，不可再用基金向外提供貸款及投資物業；

⑦政府可隨時調查東華經濟及醫務。[26]

當政府提出東華三院逐步廢除以中醫藥治理病人，東華總理基本上否決這項條件，可是，醫務委員會的成立，直接管轄東華的醫療服務，意味着醫療服務將由政府醫務總監掌權，而廢除中醫更是違反了創院宗旨，只是當時的東華三院陷入財政困局，若得不到政府的補助，不能勉強維持下去，很有機會需要閉院，最後結果，東華董事局只能在醫務管治事宜作出讓步，繼而可以保留中醫。根據東華的記錄，1938 年政府刊登憲報成立醫務委員會，共有十位成員，當中只有三位是東華總理，其餘的包括東華醫院、廣華醫院及東華東院的院

---

25 《從廣華醫院看中西醫此消彼長》，《東華通訊》，2011 年 9 月號。

26 東華三院檔案及歷史文化辦公室，《廣華醫院一百年：中西醫論爭激烈的三十年代》，《蘋果日報》，2011 年 12 月 12 日。

長，均由政府派人出任，醫務委員會主席由時任醫務總監司徒永覺爵士[27]出任。陷入財困的東華三院，亦因此而得到政府的補助金，解決眼下的財政問題，隨後幾年，醫務總監、三院院長及東華三院總理之間摩擦不斷。[28]

雖然現今已難考證當時醫務委員會成員之間的摩擦為何，但委員會制訂的醫療發展方向，已可見政府依然設法取締中醫，包括「改善西醫醫務人員的待遇，增聘 X 光技術員、物理治療師等西醫專業人員、增設先進醫療設備如 X 光室、化驗室等」，[29]逐漸確立西式醫院的管理及營運模式。四十年代的第二次世界大戰期間，東華面臨的又是另一種險況，大量難民湧港，中藥價格又不斷提高，根本難以應付。於是時任東華三院主席李耀祥倡議駐院中醫師合編了收錄八十一條藥方的《備用藥方彙選》（又名《驗方集》），輯錄「內科方劑」、「內科膏丹丸散方」及「外科跌打內服膏丹丸散方」，將藥劑磨成粉末，醫師只要將病人歸類，選擇最合適的一條藥方予病人，病人即時吞服藥粉，省卻煎藥的時間，李耀祥對出版《備用藥方彙選》頗感滿意，曾於報章上發表《改進中醫藥方宣言》，表明駐院中醫「人手一本，臨症選用，遵而行之……既可省醫者用腦時間之勞，間接則病人實受醫生詳細審查之益，且免病者久候診治之苦，其利一……檢藥者省去秤量時間不少，而病者省去候藥之苦矣，其利二……無形中減去藥之重量……其利三」。[30]簡言之，《備用藥方彙選》只為省時間而設，謝永光認為是「香港中醫中藥改進的良好開端」，[31]可是，有說這亦是一種「中醫西藥化」的做法，在需求極大但資源匱乏的情況下，堪稱權宜之

27　司徒永覺，（Sir Selwyn Selwyn-Clarke，1893-1976），醫生，於 1938 至 1947 年間出任政府醫務總監。

28　東華三院檔案及歷史文化辦公室，《廣華醫院一百年：醫院管治模式的改變》，《蘋果日報》，2011 年 12 月 19 日。

29　《從廣華醫院看中西醫此消彼長》，《東華通訊》，2011 年 9 月號。

30　謝永光，《香港中醫藥史話》，香港：三聯書店（香港）有限公司，1998 年，頁 143。

31　同上，頁 142。

計，但卻改變了中醫一貫的診症法門，亦抹殺了中醫因應病人體質而特別處方的做法，有說此做法削弱了中醫的療效和發展，但亦符合政府抑制中醫藥發展的想法。[32]

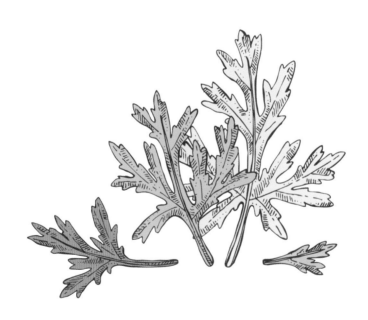

32 《從廣華醫院看中西醫此消彼長》，《東華通訊》，2011 年 9 月號。

博愛醫院的成立及演變

博愛醫院

1919 年，博愛醫院成立，秉承「博思濟眾，慈善仁愛」之精神服務市民。當時元朗為鄉村市集，缺乏醫院，居民求醫無門。由當地熱心人士發起籌建醫院，為貧病者提供免費醫療及賑濟服務。

自創立之初，博愛醫院已為市民提供中醫診療服務，2004 年更設立「綜合中醫專科診所」。至今博愛醫院在香港、離島及新界合共設有六間綜合中醫專科診所，提供普通科、針灸科、骨傷科及中藥房服務。

2006 年，開辦「流動醫療車」服務，每週 6 天停泊香港、九龍及新界不同地點，為市民大眾提供中醫診療服務。

2006 年及 2009 年，博愛醫院與香港中文大學及醫院管理局三方合作營運兩間「中醫臨牀教研中心」，位於元朗及沙田，亦與香港浸會大學合作，於伊利沙伯醫院設立「中醫臨牀教研中心」，為香港中醫醫療發展作出貢獻，以循證醫學為本，配備「中醫醫療資訊系統連接部件[33]CMIS On−ramp」的支援，進行教學及科研工作。三間教研中心並為市民提供中醫診療服務，服務包括普通科、針灸科、骨傷科及中藥房。

2010 年，博愛醫院與衛生署控煙辦公室、中國中醫科學院合作開展「中醫針灸

---

33 隨着中醫服務日益普遍，中醫藥在香港醫療體系中所發揮的角色愈加重要。電子健康紀錄互通系統（互通系統）第二階段發展的其中一項主要工作，就是將中醫藥資料納入系統的可互通範圍。為了鼓勵及推動中醫業界電腦化及互通電子健康紀錄，互通系統發展當中包括開發一套「中醫醫療資訊系統連接部件」（CMISOn-ramp）。CMISOn-ramp 是一站式的中醫臨牀管理系統，旨在為中醫業界提供一個低投資成本的選擇，一如現時供西醫使用的「臨牀醫療管理系統連接部件」（CMS On-ramp），它不單可支援日常診所的行政和臨牀管理（包括求診者登記和預約、中醫診症、處方和配藥等），更將同時配備與互通系統進行連接及互通的功能。

戒煙計劃」，[34] 至今戒煙服務已經拓展至 37 間流動及固定中醫診所，覆蓋港九新界超過 100 個地點，已累積為超過一萬名吸煙者提供超過九萬人次的免費中醫針灸戒煙 [35] 服務。

　　2012 年 9 月，博愛醫院為提升中醫服務水準，滿足不同階層的需要，與「世界針灸學會聯合會」[36] 合辦「博愛醫院中醫針灸專科中心」。三位教授級的主任醫師來港，除為病患者提供針灸服務外，亦會參與大學之教學工作。

34　針灸戒煙能調整吸煙者的整體機能，宣通肺氣，鎮靜安神，改善戒煙初期因身體對尼古丁的依賴而產生的短暫不適感，如頭暈、煩躁、精神不集中等，從而提高成功戒煙的機會。戒煙者平時可配合穴位及耳穴按摩以加強療效，並能加強抑制治療期間之煙癮反應。採集了 2012 年 4 月至 2013 年 3 月參與中醫針灸戒煙計劃之戒煙者數據進行分析，結果顯示參與計劃的 1149 人中，完成「基本針灸戒煙療程」後 26 週之戒煙成功率為 41.6%，52 週為 34.4%。此外，即使未能成功戒煙，達 90% 戒煙者在接受療程後，有效將每日吸煙量減少一半。

35　中式戒煙針灸治療 2012-05-02 明醫網 www.mingpaocanada.com/healthnet/content.php?artid=620

36　世界針灸學會聯合會（World Federation of Acupuncture-Moxibustion Societies）簡稱「世界針聯」，由針灸界醫師、學者及機構等組成的非政府組織（NGO），在世界衛生組織（WorldHealthOrganization）指導以下，1987 年 11 月在北京成立，總部設於北京。

II　民間中醫的發展

　　以上用東華醫院的發展為主線，以傳染病治療為軸心，羅列出十九世紀末至二十世紀初，政府如何看待中醫，並以東華醫院為一個管理範圍，如以傳染病為例，政府不斷擴大中醫禁診的病症和範圍，直至 1938 年，政府通知東華醫院，有 16 種病症必須由西醫診治，包括鼠疫、霍亂、天花、黃熱症、斑疹、傷寒、腦膜炎、麻疹、水痘、白喉、產後發熱、猩紅熱、瘋狗症、赤痢、傷寒及肺腫，後來更加上腳氣病、玉蜀黍疹和瘧疾，這些固然顯示政府對中醫仍然採取不信任的態度，對中醫不斷增加針對性的限制，當時甚至有中醫表示已無症可醫，建議東華向政府爭取中醫取回腳氣病、瘧疾和天花的治療權，但到最後因為東華總理相信西醫的治療成效較高而放棄。

　　當然，以東華醫院來限制中醫的手段，可以解讀成一種政策或一個行政的做法，既然英國人沒有為中醫的資格設限，醫師毋須考取執照也可懸壺，限制東華醫院的醫治範圍並未能禁止民間對中醫的信任及依賴，從 1881 年起，大小報章有關醫師的廣告俯拾皆是。香港的中醫在報章刊登廣告的做法，與市民有「搜購醫師」的習慣互為表裏，但醫師的功用畢竟十分被動，「治未病」及「調理身體」等觀念又未流行，普遍市民的想法自是有病才找醫師，而且醫師這職業有種先天的弱點，就是即使醫術有多高明，亦取決於疾病的發生，因此報章上即使有「歌頌名醫」的廣告，大都只收宣傳之效，簡單點表示，即供應雖多，但不一定有需求。相反，若然一名醫師在診療時有所失誤，可能就會連累整個行業的聲譽。所幸的是，這些事情在三十年代的中醫業界只偶有發生，未有對業界造成毀滅性的影響。以下將以同時期（十九世紀末至二十世紀初）為背景，並以報章及傳播媒介為主，闡述當時中醫在民間的行醫情況。

前文已指出，1874 年《循環日報》創刊以來，不少醫師已在報章刊登廣告，有的是路經香港駐診某處一段時間，有的是直接落戶香港，以醫術謀生。以下就報章所見，整理醫師的分佈、專科等資料，歸列成表：

1881 年《循環日報》

表 2.3　1881 年報章醫師廣告

醫師姓名	來源地	位置	專科	描述	備註
杏莊主人	不詳	上環大馬路街市口好善堂	不詳	凡他人所不能治之症，無論最危最難，涼熱補瀉，先生另有善法包醫	—
洪桂昌	廣東新會	太平山昌和堂藥材店	花柳、眼科、瘡科	凡患疳疗魚口　毒白濁俱皆用內消之法不用墜藥	逢禮拜日，奉送白濁丸
梁煥堂	廣東新會	太平山摩囉街常濟堂	外科、跌打、瘡科	余被機輪責斷手骨，請他調治六日痊癒	—
霍饒富	澳門	蝦喇孖威士洋行辦房何雲鏡翁處	眼科	越南國王聞名仰慕，特委欽差到澳延請到國診治王太后眼疾	每月中旬到港十餘日
余月池	不詳	中環水車館後街公壽堂	內科、外科、兒科、眼科	祖傳秘方三世良醫……又往遊外國兼習西醫	留在港中濟世，贈醫三個月，凡到門診脈者分文不受
蔡芝泉	不詳	上環百步梯	眼科、兒科	凡有男婦患賑膜翳點內外一切眼症，小兒驚疳吐瀉麻痘幼科方脈……擅理瘰癧痰火血症	與楊學秋牙科先生同寓
梁錦川	不詳	太平山東街裕安堂	不詳	某門譚氏偶染鵝喉……梁錦川先生診脈視症藥到春回	—
李逢春、葉嘉時	不詳	文武廟前大街逢春堂	不詳		

1882 年《循環日報》

表 2.4　1882 年報章醫師廣告

醫師姓名	來源地	位置	專科	描述	備註
李逢春、葉嘉時	不詳	文武廟前大街逢春堂	不詳	余（李逢春）到香港業醫二十四年……今七旬歸故里。今薦來師弟葉嘉時先生老成練達，內外醫理勝予十倍	—
何奎垣	澳門	上環福利源棧	不詳	何先生學問精深，以儒理而通夫醫術，性情謹慎	—

1885 年《循環日報》

表 2.5　1885 年報章醫師廣告

醫師姓名	來源地	位置	專科	描述	備註
曾心壺	不詳	（上環）廣源西街 * 口正萬安薄荷油舖	男婦小兒及眼科各症	效如桴鼓，定脈生死不爽毫厘	向受東華醫院聘，並主授徒席統閱七年
余謂華	不詳	吳天福先生處（確實地址不詳）	眼科	洋華醫法兼治	—
朱協五	不詳	東華醫院	不詳	予染惡疾痛苦數月，愈醫愈甚，諸醫束手無策幾乎待斃，幸得親友薦先生診視藥到回春	—
黎雨階	廣州	不詳	不詳	尤敏於人所不能醫	
活佛先生	不詳	中環大馬路 53 號	不詳	幼習岐黃，名馳中外	看症者脈金不受。各項膏丹丸散精工煉製，有病者服之則癒，未病者服之無病。更有杏水香油美酒各樣用物價甚相宜

黃源西街為已消失的街道，位於今上環新紀元廣場及中遠大廈之間。

1909 年《香港華字日報》

表 2.6　1909 年報章醫師廣告

醫師姓名	來源地	位置	專科	描述	備註
張大鵬	不詳	上環大馬路	花柳	去白濁三日　醫疳疔五日 消芒菓三日癒	—
林訪薲	不詳	角麟街 *30 號 二樓	不詳	—	—
廖彪雄	不詳	不詳	跌打	—	—

* 為中環閣麟街（Cochrane Street）

1910 年《香港華字日報》

表 2.7　1910 年報章醫師廣告

醫師姓名	來源地	位置	專科	描述	備註
陳菊坪	廣州	中環威靈頓街	花柳、外科	—	—
鄭曉雲	不詳	上環文咸東街 12 號彩生隆染 莊二樓	不詳	肺癰。患者服藥三貼癰即破 潰，吐腥臭膿血甚多，旬日漸 癒，月餘而痊	歷就澳門香港海防 各大醫院之聘主醫 席廿餘年，救活重 危之症極多

1913 年《香港華字日報》

表 2.8　1913 年報章醫師廣告

醫師姓名	來源地	位置	專科	描述	備註
梁吉人	上海	中環威靈頓街樂 慶里	胎產科、 麻痘科、 血門科	—	吉人梁先生得前清 官醫蓮舫君心傳以 通儒，作名醫十年
何佩生	不詳	上環交通銀行後 便舊鴨蛋街 *5 號二樓	不詳	發熱十餘天，譫語大渴。經何 先生診治，服藥一劑大熱減， 二劑譫語除，三劑精神爽	—
馮作初	不詳	中環卑利街 6 號 二樓	不詳	—	遷寓廣告

* 舊鴨蛋街即永勝街，此街道已消失，現為上環新紀元廣場及中遠大廈的位置。

1916 年《香港華字日報》

表 2.9　1916 年報章醫師廣告

醫師姓名	來源地	位置	專科	描述	備註
林茗三	不詳	中環加咸街	內傷科	—	—
李雲舫	香山	德忌笠街 3 號三樓	不詳	幼從名師學習中醫，畢業後懸充香山城興善堂醫席，後任東華公立醫局之醫生	每日中午十二時至下午一時免費贈診
程日南	廣州	中環九如坊鴨巴顛街	花柳	專門醫花柳	白濁丸止痛止濁每樽壹元，花柳清毒丸每樽壹元

1918 年《香港華字日報》

表 2.10　1918 年報章醫師廣告

醫師姓名	來源地	位置	專科	描述	備註
潘蕙疇	不詳	德輔道中 188 號	不詳	先生論醫之精類如此，服藥僅拾餘帖病已霍然，四年劇病一旦告痊喜可知也	—

　　另外，1924 年 5 月 27 日的《香港華字日報》中，更刊出一份中醫名單，名「香港中醫一覽表」，列明各醫師姓名及地址，其中更有些列明專科，見下表：

1924 年

表 2.11 1924 年報章醫師廣告

醫師姓名	位置	專科	醫師姓名	位置	專科
周日初	中環廣源東街	眼科	梁子明	大道東 180 號	不詳
伍若之	中環新世界戲院 * 對面兼善堂	咳	章珠垣	威靈頓街 152 號	不詳
蔣來	不詳（寓賴耀廷處候診）	專醫五勞七傷吐血	趙瀛波	上環大馬路 334 號成和堂	不詳
林蓬孫	荷李活道 102 號二樓	全科	韓作賓	中環華生泰	內外科
林茗三	中環加咸街	內傷科	李如川	西環厚和街口	男、婦、小兒全科
汪友雲授男少雲	大道東永生昌車衣店	內外科	池礪鋒	德輔道中 135 號	不詳
歐陽禮之	中環卅間均興酒藥局	男、婦及小兒科	謝佐朝	中環（地址不詳）	小兒全科、喉科
趙紹唐	上環畢街 22 號二樓	不詳	潘仙舫	中環威靈頓街 96 號天福堂	不詳
潘陸仙	中環威靈頓街 109 號二樓	不詳	李湘甫	上環大笪地口 250 號回春堂	不詳
陳寶珊	燈籠洲 ** 怡和街 36 號	瘰癧科、腳氣	吳景祥	上環文咸東街 69 號集蘭堂	婦、兒、眼科
陸紹裘	平安旅店二樓	不詳	何其順	蘇杭街 164 號	不詳
袁錦旋	燈籠洲渣甸街街市側全安堂	不詳	馬硯銘	大道中 105 號元和堂	不詳
何子雲	西灣河電車路彭家園對面	不詳	汪虛谷	中環砵甸乍街 5 號	不詳
劉永泉	威靈頓街 39 號三樓	大小內外科、眼科	楊公堤	中環德忌笠街 19 號	不詳
何春葵	上環文武廟附近	瘰癧喉科花界雜症	程寶之	上環永樂街 40 號	不詳
張養存	德輔道西 42 號	內外科	潘蕙疇	德輔道中 188 號	不詳

醫師姓名	位置	專科	醫師姓名	位置	專科
馬展雲	皇后大道西三多里口新廣濟	不詳	黃槐堂	中環卑利街 7 號壽生堂	不詳
梁朝浦	灣仔海傍 53 號	眼科	陳秉初	中環永樂街 121 號	鵝喉、白喉
吳俊傑	加咸街口 17 號	眼科、外科、奇難雜症	關香楠	閣麟街 42 號	不詳（註明貧者贈醫贈藥）
黃鶴洲	中環永吉街三樓	內科、喉科、眼科	梁健榮	大道西 27 號	不詳（註明廣州醫科大學優等畢業）
馬恆炳	上環孖沙街 22 號	咳、花界雜症及癃痔	劉梓儕	上環畢街 19 號	不詳
陳德畬	中環威靈頓街 138 號正元堂	不詳	鄭銘盤	荷李活道文武廟益生堂	男婦全科
龍桂甫	上環荷李活道 215 號	不詳	陳慶保	荷李活道 54 號中醫夜學	不詳
宋遠齡	油麻地吳松街 53 號	不詳	李長沽	孖沙街廣芝堂	不詳
謝君約	德輔道中 296 號	不詳			

＊ 新世界戲院，1921 年開幕，位於德輔道中與林士街交界。

＊ 燈籠洲即今銅鑼灣一帶附近。

1929 年《工商日報》

表 2.12　1929 年報章醫師廣告

醫師姓名	來源地	位置	專科	描述	備註
伍樂之	不詳	大道中 261 號	痔瘻	—	—

1933 年《工商晚報》

表 2.13　1933 年報章醫師廣告

醫師姓名	來源地	位置	專科	描述	備註
蔡若淵	不詳	堅道 51 號半山太子台	不詳	克承世業，學有淵源，壽世壽人，夙抱宏願	—

1934 年《天光報》

表 2.14　1934 年報章醫師廣告

醫師姓名	來源地	位置	專科	描述	備註
孔少賢	不詳	上環大馬路二百八十二號二樓中央戲院左便	小腸氣腫	無論何種殘頑尿症限日痊癒	如包醫十元至十五元
周達文	不詳	上午：旺角山東街 下午：大道中保元堂	腫痛、筋骨痛斷根	四代腳科專家	—
崔履佳	台山	上午：旺角上海街 497 號二樓 下午：中環德輔道中 62 號二樓	肺癆、內傷、久咳、哮喘、吐血	患肺癆咳血多年，經過十七位中西名醫無效……蒙四代名醫崔履佳半月醫好，後往大醫院用 X 光鏡照驗肺部證明完全無羔，人稱醫咳活佛	崔履佳著《肺癆治法》不日出版
黃博濟	不詳	大道西 231 號 分局：上海街 178 號／澳門新馬路 39 號	乳瘡陰疽	新法治療，不用穿破，縱已成膿，包保打消，限日痊癒，永不復發，立刻止痛，永遠斷根，包除各種花＿＿＿（花柳病）	—
王澍清	山東	中環永樂街口 5 號地下歷誠醫局	內外全科	—	—
鄧蕙芳（女）	不詳	同上	婦科 ＿＿ 病（即性病）	—	—
李靈仙（女）	不詳	大道中 176 號何東行五樓	婦科	小產後患	—
王日光	不詳	同上	胃腸腎專家	胃腸漲痛	—
關履之	不詳	大道中 176 號何東行一樓	肺腎專科	服藥月餘，果告痊癒	—
彭斗垣（父） 彭曼羅（子）	不詳	中環士丹頓街 15 號 深水埗北河街 5 號	肺癆咳血殘危大症	五世醫官、學有淵源……誠僑胞生命之一大保障也	—

　　以上十數列表，均選自當年報章，不一而足，但從現存的報章資料可見，在東華醫院以「政府認可」的中醫院運作，直至廣華醫院及東華東院相繼落成的同時，民間的中醫其實頗為活躍。雖然以此有限的資料，未能完全論定香港中醫師的活動範圍，只是初期（即一八八〇年代起的十數年間）仍多見醫師駐紮中上環一帶，廣告鮮見有灣仔以東的地區，最有關係的，是一八八〇年代的華佗醫院及一九二〇年代集善醫院的新聞。個別醫師亦非自行賣廣告，而是其病人有感醫師對其有「再生之恩」，於是登報頌讚，替其推廣，但醫師之醫術及道行均未有着墨，醫師以何科為專亦不甚了了。至於 1924 年《香港華字日報》那份「香港中醫一覽表」，才可見有少量醫師於西環、灣仔、燈籠洲、西灣河及油麻地等地懸壺，當然，於報章刊登廣告或報道亦需經費，並非所有從業者都能負擔，報章所見的許是一部分業內人士，但除了醫師分佈的地區外，亦可注意他們的專長。

　　上文提到，港英政府以東華醫院來限制中醫的發展，是一種政策或行政手段，基本上對於民間的中醫，既無法例規管，政府亦無意多加干預，由報章上的廣告可略證一二。

　　首先，政府禁止東華中醫診治性病，但民間中醫可以在傳播媒體刊登醫治性病的廣告，如標題「擅醫花柳」，甚至銷售自家製的白濁丸等。而醫治麻瘋的廣告亦可於報章見到，甚至後來，政府在 1938 年禁止中醫醫治腳氣病前，已有中醫以診治腳氣病聞名（如表 2.11 陳寶珊）。另外，亦可於報章上見到民間中醫醫治天花的報道，或者是中醫師替居民種痘以預防天花。

　　不過，對令人聞風色變的鼠疫，則較少有醫師刊登廣告。然而，從不同的中醫師出版鼠疫療法看來，民間中醫對於治療鼠疫確是自有一番心得和方法，雖然沒有具體就診數字，但可推斷中醫對鼠疫並非全無對策。

III　早期的中醫教育

　　關於中醫培訓，開埠初期香港的中醫一般都是靠授男或授徒等，一代一代承傳。除東華醫院創院初期有開辦醫師授課班之外，根據文獻，香港最早出現的中醫學校，是 1917 年由陳慶保醫師開辦的「慶保中醫夜校」，並以其著述《傷寒類編》作講義授徒，據國醫大師鄧鐵濤教授[37]所述，其父鄧夢覺就是於 1922年正式受業於陳慶保，日後成為嶺南名醫。

　　據陳永光中醫師[38]著述，一九二〇年代起，不少嶺南名醫來往粵港兩地，並在香港開辦中醫夜校工餘授課。[39] 在 1929 年 5 月的報章報道中，就有國民政府教育廳頒令佈告，中醫學校須改作「傳習所」，茲見當時的報道：

　　　　……查我國醫術，肇自遠古，典籍所載，代有傳人，近年習中醫者，鑒於外邦醫學之易明，與夫國內醫校之日興，間有設中醫學校，圖謀改進，以期競美者，揆厥用意，良堪嘉許，惟醫道關係人民生命，至為重要，各國通例，醫士之培養，年限較長，必須畢業於大學或專科，並在醫院經過相當時期之實習者，始准開業，查現有三中醫學校，其講授與實驗，既不以科學為基礎，學習者之資格，與程度亦未經定有標準，自未便佔用學制系統內之名稱，應一律改稱中醫傳習所，以符名實，此項傳習所不在學制系統之內，則無庸學制教育行政機關立案，其考核辦法，應候內政、衛生兩部，商訂適合遵照，至中醫界有

37　鄧鐵濤（1916-2019），廣東開平人，廣州中醫藥大學終身教授，國醫大師。
38　陳永光中醫師歷任香港註冊中醫學會會長。
39　陳永光，〈香港中醫在回歸前的教育狀況及撮要〉，《香港中醫雜誌》，2015 年第十卷第四期。

志之士，如欲整理舊有醫術，當以科學為依據，探求原理，注重實驗，
則將來成績，必然可觀。[40]

　　雖然在同年代的資料中，未見香港有緊跟上述的教育廳公佈，即當時的中
醫學校亦未見立即改稱「傳習所」者，但自此起，三十年代已可見中醫在教育
上的發展。需要重提的是，三十年代，香港的中醫依然有東華三院的「官方」
體制，但前文已提到，由於全球性的經濟大蕭條，東華在財政方面陷入困境，
港英政府藉故打壓東華的中醫服務，「官方」的中醫可謂四面楚歌，但民間的
中醫依然在「背靠祖國」的信念下尋找出路。[41]

　　翻查關於中醫學校的報章，於 1929 年有「求新中醫學校中醫何佩瑜，教授
醫學有年，現特設求新夜學校於對海旺角廣東道……聞其學科新舊合參，甚為
完備，是以報名掛號者極眾，本港中醫學校當以該校為創始云」。[42] 至 1930 年，
有陳伯壇醫師在上環文咸東街文華里開辦「伯壇中醫專科學校」，以其著述的
《讀過傷寒論》及《讀過金匱》為教材。順帶一提，除了醫師以多年的研究心得
出版成書作教材外，同年亦有一則佚事以作記聞。 1930 年，香港中華書局出
版一套日本醫師的著作《皇漢醫學》，該醫師名湯本求真，[43] 此人於明治三十四
年 (1901) 畢業於日本金澤醫學專門學校，[44] 其時日本的西學已盛，[45] 估計湯本求

---

40 《香港工商日報》，1929 年 5 月 23 日。

41 根據謝永光的記載，當時何佩瑜向中央國醫館申請登記香港的中醫師及藥店，即有此一想法。謝永
　光，《香港中醫藥史話》，香港：三聯書店（香港）有限公司，1998 年，頁 32。

42 《香港工商日報》，1929 年 9 月 9 日。

43 湯本求真（1876-1941），原名四郎右衞門，日本醫師，著有《臨牀應用漢方醫學解說》，其所著之《皇
　漢醫學》一至三卷，於 1927-1928 年間出版，後譯成中文及韓文，在中、韓兩地廣為流傳，影響二地
　甚深。

44 此校 1862 年創立，原為金澤藩種痘所，1870 年改組為金澤藩醫學館，1887 年創立第四高等學校，
　1901 年第四高等學校醫學部分立為金澤醫學專門學校，後成為金澤醫科大學。湯本求真大概由第四
　高等學校醫學部開始求學，至畢業那年學校始成為金澤醫學專門學校。

45 十九世紀中後期，日本國內進行一系列的現代化改革，史稱「明治維新」。

真在日本學習的是西方醫術，可是，此君認為中西醫術各有長短，應當先行比較異同，互相取長捨短，因此畢業後亦學習漢醫學達十八年，後將多年關於諸家對漢醫學的研究，編著成三卷《皇漢醫學》，此書由黃巖及周子敘二人譯成中文在香港出版。[46] 須知三十年代出版翻譯書籍實非輕易，黃巖和周子敘二人本為醫師，他們見社會上中西醫互相詆譭，心感不憤，卻見日人湯本求真言中西醫應相互補，遂開展其著《皇漢醫學》的譯事。[47]

　　至 1939 年，又見報章刊登中醫藥學校招生，如香港廣東中醫藥學校，位於跑馬地一佛教場所香海菩提場內，招收中醫藥學生，凡「中學畢業及有相當程度者」皆可投考，校長為當時在文咸東街開設中藥店，並代表香港藥業界籌款資援「廣東中醫學堂」的伍耀廷。[48] 有關三十年代香港的中醫學校，茲見表 2.15。

　　除了中醫專科學校，1931 年起更有香港中華國醫學會（即香港中醫師公會前身）更開始出版期刊《國醫雜誌》。但凡界別出版雜誌，即代表該業界起碼達至某種程度的興旺，業界亦有互通消息的需要，《國醫雜誌》的出版，一方面嚮應內地的國醫學會製作相同出版物，[49] 還可以在業界內起互通消息、更新業界狀況的功用。[50]

---

46 《香港工商日報》，1930 年 4 月 17 日。

47 見《皇漢醫學》序。

48 劉永銓，《十年奮鬥，再上路》，《現代化中醫藥國際協會 10 週年會慶會刊》，2010 年。

49 如上海國醫學會亦曾出版《國醫雜誌》。

50 從 1931 年的《華字日報》中所見，4 月 1 日及 5 月 12 日均分別有《國醫雜誌》第三期及第四期出版的廣告，由此可見當時此雜誌應為月刊，直至 1937 年 5 月，又見《國醫雜誌》第廿二期出版的消息。按順序推算，此雜誌非定前刊物。

表 2.15　三十年代的中醫專科學校

年份	校名	創辦人、校長或相關人員	備註
1930	（無錫）中國針灸學研習社	承淡安	非在香港創辦，但香港醫師盧覺愚、盧覺非、曾天治及謝永光等人先後到此校學習。
	伯壇中醫專科學校	陳伯壇	1924 年創辦於廣州。陳伯壇以其著作《讀過傷寒論》及《讀過金匱》作教材。
1934	實用針灸學研究社香港分社	盧覺愚	
1938	科學針灸醫學院	曾天治	
	廣東中醫藥專科學校	伍耀廷 周仲房（教務主任）	原為 1924 年由香港中藥聯商會籌辦之「廣東中醫藥專門學校」，1938 年在跑馬地復課。
	保元中醫專科學校	王道	1935 年於廣州創辦，廣州淪陷時遷至香港灣仔。
	香港南國新中醫學校	鄧鐵濤、康北海	
	華南國醫學院	黃焯南	1939 年《華字日報》報道此校聘請三位醫師任教授，分別為管季燿（外科）、管霈民（外科）及廖伯魯（高等顧問）。此校當時位於灣仔馬師道「德明中學校」內，現難以查證創校年份及創辦人。
	香港光大國醫學院	阮君實	
	香港國醫專門學校	潘詩憲	

慶保中醫夜校

由番禺名醫陳慶保於 1917 年主辦，陳慶保著《傷寒類編》作為講義授徒。國醫大師鄧鐵濤[51] 父親為嶺南一代名醫鄧夢覺（近代嶺南溫病名醫），1922 年就業於陳慶保門下。中醫夜校課程編制三年畢業，授課以自編《傷寒類編》為教材，並於 1927 年印行。香港中醫多用學徒式傳授新人，戰前潘陸仙、陳伯壇、陳慶保等人都曾設帳授徒，但設備簡陋，教材貧乏。中醫團體公開設中醫藥講座，最先由中華國醫學會（香港中醫師公會前身）盧覺愚等人提倡。香港的中醫學院多在夜間上課，戰後成立的中醫學院有多間，包括王道、漢興、現代、復旦、香港及各中醫師公會附設的學院等。[52]

廣東中醫藥專門學校

1924 年，廣東中醫藥專門學校創立，為近代第一批創辦的中醫學校之一。由於得到多個藥業團體支持，包括香港參茸藥材寶壽堂商會、香港中藥聯商會等，辦學規模較大，一直延續到新中國初期，為「廣州中醫藥大學」前身。1913 年 3 月，廣州藥業八行與香港藥業三行暨廣州中醫知名人士集會，共同倡議興辦中醫藥專門學校。該校於 1913 年開始籌建，1916 年 10 月正式成立省港籌辦處，盧乃潼、李蓉生被選為廣州籌辦處總理，伍耀庭、曾思普為香港籌辦分處總理。1917 年冬，經盧乃潼親赴北平面見內政部長努力爭取，1918 年 1 月獲准立案。1924 年 9 月 15 日，在廣州海珠中路麻行街 84 號一座傳統祠堂樣式的建築裏，來自廣州、香港等地的中醫界與藥業界人士匯聚一堂，與 60 名新生一起，舉行了廣東中醫藥專門學校建成禮暨開學典禮，首任校長盧乃潼在訓詞中發表了省港中醫界歷經十一載艱苦創辦中醫教育之目的：「中國天然之

---

51 鄧鐵濤，出身溫病醫師世家，將嶺南鄧氏內科學術流派發揚光大，為國家級非物質文化遺產傳統醫藥「中醫診法」項目廣東唯一代表繼承人。1916 年出生於廣東開平，16 歲入讀「廣東中醫藥專門學校」。1938 年，日軍轟炸廣州，鄧鐵濤遇前往香港避難，與同學 4 人在文咸東街南北藥材行會址，合辦「南國新中醫學院」，並於九龍「芝蘭堂藥店」與父親鄧夢覺坐堂應診。

52 《每日頭條》，2018 年 4 月 22 日。

藥產，歲值萬萬，民生國課，多給於斯，儘因中醫衰落，中藥隨之，其關係至大，本校設立之宗旨，習中醫以存中藥，由中醫以通西醫，保存國粹。維護土貨，以養成醫學之人才。」學校為五年全日制，需經考試錄取入學，課程先中後西，中醫課與西醫課比例約為 8.5 比 1.5。學校同時設中藥標本室，並設有傷科、外科常用生草藥的藥物園。

1930 年，廣州、香港的中藥商會籌集了十多萬元在學校對門之大德路購地興建廣東中醫院（現廣州中醫藥大學第二附屬醫院總院），1933 年中醫院落成，內有大小病房 20 間（大部分為單人病房），病牀 30 多張，另設有各科門診、藥房、醫療室、護理室、煎藥室、太平間等，是當時較有規模的純中醫醫院，為學生提供實習場地。1938 年 10 月，日軍入侵，廣州淪陷，學校和醫院所有設施損失殆盡。1939 年 3 月，港方校董着手在港復校，租借跑馬地禮頓道 37 號為校址。1940 年，學校改稱「廣東中醫藥專科學校」，譚穎才任校長，周仲房任教務主任，教師有劉赤選、許振慶、呂楚白、管霈民、羅元愷、陳永梁、李仲守等。為便於實習，中藥聯商會出資設立贈醫處，每日求診者達百數十人。1941 年 12 月，日軍攻陷香港，學校再度停辦。1944 年和 1945 年，港方校董二度計劃委任中醫專第四屆畢業生潘詩憲為校長兼醫院院長，在廣東復課，但因故未成事。1948 年 9 月 3 日，在各方的努力之下，停頓 10 年之久的廣東中醫院終於重新開業，後遷回原校上課。

1949 年，廣州解放前夕，始將校舍全部收復，新任代校長羅元愷積極向省港各界募捐，加之政府資助，將滿目瘡痍的學校設施修繕完備。1955 年，穗港校董一致同意將中醫專和廣東中醫院全部產業獻給國家，創辦 31 年的中醫專便完成了它的歷史任務。

廣東中醫藥專門學校辦學時間長，教育體系完整，學生數量多且成材率高。曾於該校學習者合計 893 人，歷 21 屆共有 571 位畢業生，為兩廣、港澳，以至南洋各地培養了大批優秀中醫藥人才。曾就讀廣東中醫藥專門（科）學校，後來在廣州中醫學院及其附屬醫院從醫從教的，先後有黃耀燊、羅元愷、鄧鐵濤、朱敬修、關濟民、李仲守、司徒鈴、劉仕昌、黎炳南、鍾耀奎、何汝湛、關汝耀、岑鶴齡、甄夢初、張景述、黃柳泉、陸乃器、陶志達、王德鑒、趙思兢、李藻雲、杜明昭、林夏泉、何志雄、楊志仁、梁乃津、張階平、靳瑞、李麗芸、李國橋、卓權、李春輝、陳全新、劉亦選、黃憲章等著名中醫藥專家。他們大部分都曾被評為全國名老中醫繼承工作指導教師或廣東省名老中醫。

廣東中醫藥專門學校因為教學需要，匯聚當時一批廣東中醫界名醫，合力編撰了一系列中醫藥教材。這是近代中醫學界首次編撰教材的創舉，與上海等地的中醫教育互相輝映。民國時期得到全國醫藥團體聯合總會和中央國醫館等的讚譽，是近代廣東中醫理論與臨牀學術成就的代表。這些講義系統性和規範性強，至今仍具中醫藥學術價值。

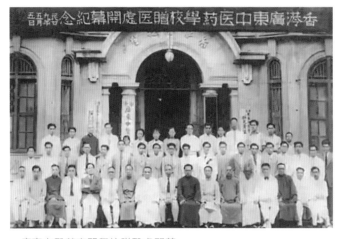

• 廣東中醫藥專門學校贈醫處開幕

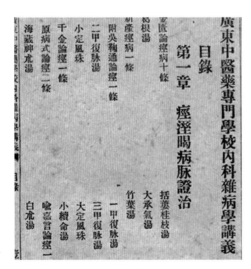

• 廣東中醫藥專門學校教材

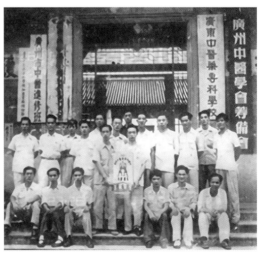

• 香港廣東中醫藥專科學校

伯壇中醫專科學校

二十年代，部分嶺南名醫穿梭於省港兩地，開辦中醫學校，工餘授課。1924 年，陳伯壇醫師在文咸東街文華里 47 號創辦「伯壇中醫專科學校」，傳授長沙之學。前來學醫者不乏執業西醫，如曾在廣東省中醫院任職，有「程闊斧」之稱的程祖培先生，早年便是西醫生。陳伯壇風格獨特的著作《讀過傷寒論》、《讀過金匱卷十九》便是當時的教材。陳伯壇培育的中醫人才數以千百計，其弟子分佈在粵、港、澳及南洋各地，其中不少人成為傷寒派臨牀家及當地醫界名流。除了在香港行醫的陳甘棠、陳遂初、陳仿周、陳柳一、陳鑒人、陳子石、陳習之、謝瑞甫和既是醫學家，又是革命家的彭澤民等人畢業於該學校外，還有廣州的程祖培、鍾耀奎，以及江門的趙景明、陳仲明、吳味範、鄧羲琴、林清珊、鞠日華等名醫，都曾受業於陳伯壇。

IV 醫家代表

陳伯壇

　　陳伯壇（1863-1938）號英畦，原名文煒，廣東新會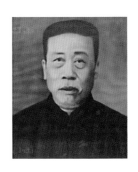
人，清末民初嶺南著名的中醫傷寒學派宗師，是廣東傷
寒四大家之一。陳伯壇自幼聰穎過人，熟讀經史，尤好
醫學，少年時視《傷寒論》為「天書」，經常廢寢忘食埋頭
苦讀。陳伯壇 21 歲中秀才，好學不倦，博覽歷代醫書，
並隨同鄉前輩貢生陳維泰學習，深得陰陽玄理、六經奧
旨。1885 年，年僅 22 歲的陳伯壇在廣州書坊街開設醫

• 陳伯壇

館，開始懸壺濟世的行醫生涯。陳伯壇精通仲景醫學，擅用經方而又不拘泥於
古訓，認為劑不在大小，而在於療效。陳伯壇用藥大膽，特別是使用大劑量對
症下藥，其用藥多至一劑有 1500-2000 克，用量驚人，尤擅長運用大劑量的附
子治病，故得名「陳大劑」，被稱為廣東四大名醫和廣東四大怪醫之一。1905
年，時任兩廣總督岑春煊創辦兩廣陸軍醫學堂，陳伯壇為任總教習和中醫主
任，主講《傷寒論》，培養醫學人才。1909 年，軍醫學堂因時局變化停辦，在
鞠日華、程祖培等人的發起下，陳伯壇在廣州芳草街開辦「廣州中醫夜學館」，
學員有四、五十人。他堅持日間應診，晚間授課，同時還常到廣東中醫藥專門
學校（現廣州中醫藥大學）等學校授課。

　　1924 年，因軍閥混戰和醫館拆遷，陳伯壇攜眷赴香港定居，在中環文咸東
街文華里 47 號租舖開設「陳伯壇寓」繼續掛牌行醫，診金收港幣一元，出診增

加十倍。其時門庭若市，求醫者眾多。陳伯壇並在醫寓設伯壇中醫專科學校，培育中醫人材。陳伯壇治學精勤，注重醫德，視病人之痛苦為己之痛，有濟世扶危之精神，他在粵港行醫五十多年，深得民眾愛戴。1938 年 5 月 26 日，陳伯壇於香港九龍深水埗大南街 23 號三樓逝世，享年 76 歲。為紀念他的功績，各界人士聯合在香港孔聖會禮堂舉行隆重的追悼會。受戰爭影響，陳伯壇的棺木一直存放在香港的東華義莊，至 1948 年棺木才護送回廣州，安葬於廣州白雲山雞嶺峯。1996 年 12 月，其墓地被

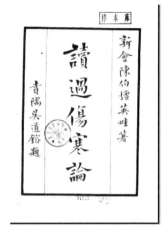

• 陳伯壇著作《讀過傷寒論》

廣州市文化局鑒定為人文景觀，得以保留至今。陳伯壇有五子一女，女兒陳坤華解放前曾在廣州寶華路開診行醫，1958 年起曾先後在廣東中醫藥研究所、廣東省中醫院、一五七醫院等處工作。1985 年，陳伯壇之孫陳寶瑞夫婦捐資港幣 20 萬在陳伯壇故里 —— 廣東省江門市江海外海鎮建立陳伯壇紀念學校，為中國內地唯一以醫家姓氏命名的學校。

業醫之餘，陳伯壇畢生撰文著述，辛勤不息。他深得張仲景《傷寒雜病論》要旨，且旁及各家，不固守舊說，着意創新，對前人註釋《傷寒論》和《金匱要略》絕不盲從附和，對傳統中醫的規例有所突破。陳伯壇重要著作有《讀過傷寒論》、《讀過金匱》、《麻痘蠡言》、《陳大劑傷寒門徑讀法》等專著共八十餘萬字。當中《讀過傷寒論》和《讀過金匱》以經解經，以闡發仲景學說為主旨，理論獨特精闢，是近代闡述和弘揚張仲景學說的重要著述，具有極高的學術地位。彭澤民 1954 年將其珍藏的陳伯壇醫著上交國家衛生部，並親撰《重刊〈讀過傷寒論〉》，以總結陳伯壇的醫學成就，由人民衛生出版社影印刊行。陳伯壇還寫了很多醫案醫話，惜大多散失，部分收於廣東省中醫藥研究所編纂的《廣州近代老中醫醫案醫話選編》。

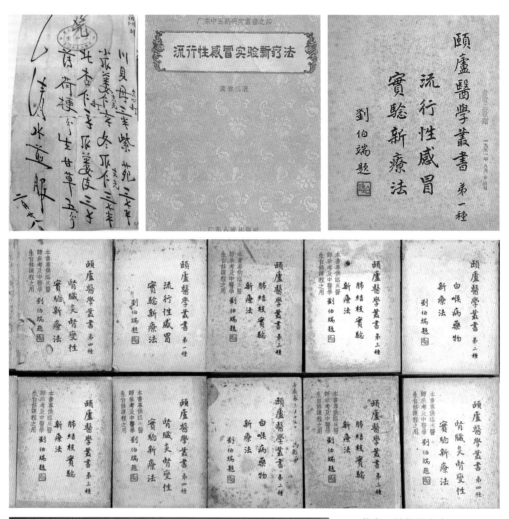

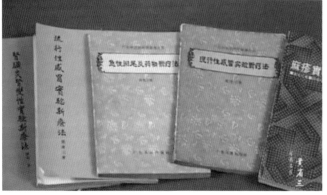

• 黃省三著作及處方

大道中與閣麟街交界的「永春堂」中藥店配藥，如遇到貧苦患者，黃省三不收診金，還常自掏腰包幫病人支付藥費。

　　1955 年，黃省三返回廣州定居，帶回醫書逾 70 箱。他常參加廣州各大醫院的專家會診，並曾替國家領導人治病，因黃省三不擅普通話，兒子黃卓雄便充當他的翻譯。70 多歲高齡的黃省三仍記憶力驚人，能當場指出病者症候記載於某書第幾卷第幾頁，所述毫無差錯，令同行欽佩不已。黃省三於 1965 年 6 月 24 日逝世，周恩來總理亦致送花圈悼念。黃省三收藏古籍醫書上萬冊，有許多都是珍本孤本，後人根據他的遺願全部捐贈給廣東醫科院圖書館。

陳柳一

　　陳柳一（1893- ？）籍貫廣東新會，畢業于陳伯壇中醫專門學校。陳柳一秉承先師經驗，同以治療傷寒見稱，在門人中較負盛名。他長期在中藥店駐診，用藥比陳伯壇的大劑稍輕，但每味仍在二、三兩之間。1950 年，港九中醫師公會召開第二屆第三次理監事聯席會議，一致通過成立學務委員會。陳柳一與潘詩憲、蘇二天、伍卓琪、鄔復初、林金湯、劉雲帆、黎健公、徐子真、廖本良、

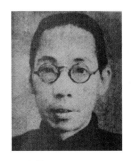

● 陳柳一

陳居霖、陳濟民、蘇兆清、施太平等被推舉為委員，負責籌辦港九中醫師公會附設醫師研究所，研究所設立傷寒、金匱、溫病、婦科、兒科、外科、傷科、診斷、藥物、方劑、解剖、生理等科目，並設醫學講座。研究所入學資格為醫學院畢業，或曾在各地執業之中醫，學習期限一年，首屆畢業生達四十五人之多。1971 年研究所正式改名為「港九中醫師公會會立中醫研究院」。陳柳一歷任港九中醫師公會常務理事，曾以客座教授形式為各中醫學院講授傷寒治療，在香港傷寒臨牀醫家中佔有重要地位。

盧覺愚

盧覺愚（1897-1982），廣東東莞茶山盧屋村人，1926
年考入香港東華三院，任內科醫席，1938 年出任香港東
華三院第一任中醫長，此後歷任中央國醫館廣東省分館
名譽董事、僑港國醫聯合會醫學部主任、香港中華國醫
學會學術部主任、《醫學雜誌》編輯主任、第一屆醫師研
究所所長、香港針灸學研究社名譽社長、廣東中醫師公
會籌備員、廣東省醫師公會大會秘書長、廣東省政府社
會處醫事指導員、香港醫師公會駐廣州代表、中西醫學
研究社廣州分社籌備員等職。

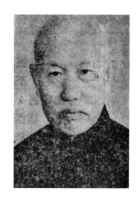

• 盧覺愚

盧覺愚精通英文，對西醫了解，中醫方面更有高深的鑽研，但他認為中醫
能夠「運用之妙，存乎一心」，「成績時駕西醫而上之」，然而普遍成才不易，品
流太雜。所以盧覺愚希望「將中西醫學融會而貫通之」，贊同中醫學校要加授
西醫課程的做法。他說：「以其固有之特長，補充新學識，人材鼎盛，自必後
來居上」。即是說我們必須保存中醫的固有特色，再補充新的西醫知識，將中
西醫融會貫通，中醫將來必駕西方醫學之上。由此可見，盧覺愚前輩早有先見
之明，這一鮮明的理念全部體現在他的醫案中。

1929 年，盧覺愚在香港刊行醫學月刊，1934 年，他在《針灸雜誌》發表論
文《突眼性甲狀腺病針效之研究》，是香港針灸界公開發佈的第一篇學術論文，
同年發表《關係針灸學術之經穴神經表解》，成為將針灸經穴與神經系統做出
比較精細對照的第一人。1935 年 12 月，盧覺愚設立香港針灸學研究社，是香
港歷史上第一個針灸學術團體。

盧覺愚生平著有《覺廬醫案新解》、《覺廬醫案錄存》、《衛生防病精要》、《針
灸說明書》、《針灸問答》、《臨牀針灸要訣》、《針灸簡要》、《實用針灸學講義》、

《實用處方學講義》、《實用傷寒論講義》、《實用脈學》、《實用內科學》、《古今醫案辯正》、《古今驗方評選》、《中西醫學概論》、《本草便覽》、《突眼性甲狀腺腫針效之研究》、《日用驗方彙編》等。

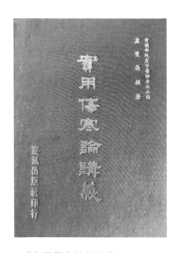

• 《實用傷寒論講義》

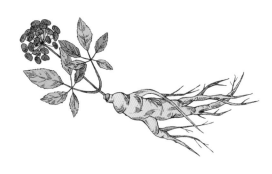

V　醫藥團體的出現

　　初期成立的商會，是以中藥參茸的商人及商號為主，除了早於 1868 年成立的南北行公所外，1912 年，香港參茸藥材行寶壽堂商會成立，並於 1926 年正名；1927 年，香港南北藥材行以義堂商會成立；1928 年，香港中藥聯商會成立；1929 年，僑港中醫師公會（會立中醫學院）成立；1930 年，中華國醫學會（即今香港中醫師公會）成立。組織醫藥團體的目的，多是為鞏固行業間的聯繫，促進中藥材的國際貿易等，而香港中華國醫學會則是早期少有的由中醫師發起的組織，目的是對抗當時廢除中醫的主張，呼籲醫師團結。各醫藥團體的出現，對推動香港中醫藥的發展起了相當重要的作用。

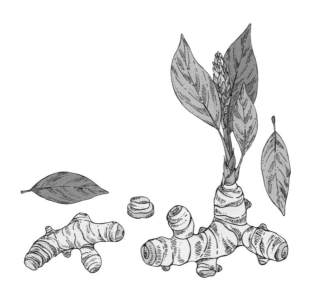

VI　中醫與抗爭運動

　　很多中國人，總認為自己國家挨打受外國欺負是因為落後，必須學西方興西學，以為棄除舊有的中國文化代表先進，可以脫舊換新，這些盲目崇洋心態基於這些人文化自信和民族自信的失落。早在 1879 年，章太炎和吳昌碩的老師、國學大師俞樾發表了驚世駭俗的「廢醫論」，即主張廢除中醫。隨後，一批近現代史上的著名人物，包括孫中山、胡適、梁啟超、嚴復等人的「廢醫」主張更是言辭激烈。嚴復認為中醫缺乏實際觀察和邏輯推理，將中醫藥歸為風水、星相算命一類的方術。陳獨秀說：「中醫既不解人身之構造，復不事藥性之分析……惟知附會五行生克寒熱陰陽之說。」梁漱溟講中醫只是手藝，沒有客觀的憑準。魯迅在《吶喊》自序中諷刺中醫中藥「不過是一種有意或無意的騙子」。就連曾因病受中醫惠澤的北大胡適也說：「回頭想想我們家裏的陰陽五行的國醫學，在這個科學的醫學上怎能够佔一個甚麼地位！」，「西醫雖然治不好我的病，但西醫能够回答我病在甚麼地方、甚麼性質、甚麼原因，從認識論的角度來說是科學的。」

　　1912 年，當時的教育部長汪大燮就將中醫排除在教育系統的大學教程之外，當年存在着一個「梁啟超問題」就是認為中醫盡能癒病，但沒人能把癒病之理說清楚。1915 年，陳獨秀在《給青年的一封信》中提出，是因為中國醫學不知道科學，並例出了三個理由，即是沒有進行人體構造解剖定位和藥理化學分析，沒有細菌病毒的現代語言之分析。1929 年，國民黨第一屆中央衛生委員劉瑞恆提出了「廢除中醫案」，南京政府予以通過，引起了一場大規模的中醫抗爭運動，最終因受到社會人士強烈的譴責而未果。他們荒謬的言論，在事隔近百年的今天，對中醫藥的殺傷力仍在。

　　1927 年，愛國抗日元勳尤列在香港聯合盧覺非、彭澤民、鄧俠民、區雲軒、易石公等中醫人創立香港中華國醫學會（即今日的香港中醫師公會），並擔任總幹事，會址就設於香港中環威靈頓街，當年中華國醫學會的日常工作都是向市民提供醫療的服務。1929 年 2 月，國民政府汪精衞等人曾考慮在中國廢止中醫，提出取消舊醫藥的主張。尤列為保衞中醫藥文化，在香港凝聚了中醫的力量，回南京參與召集中醫界人士舉行的中醫之抗爭運動，為今日中醫得以保存作出了偉大的貢獻。

尤列

　　尤列（1865-1936），字推孝、令季，別字少紈、孝紈，號小園，晚號缽華道人，廣東順德北水鄉新基坊人，中國革命家，中國同盟會元老，青年時代在興中會成立之前，與孫中山、陳少白、楊鶴齡被合稱為「四大寇」。尤列出生於廣東順德一個富裕的書香世家，從小熟習儒家經典，且記憶力特別強，10 歲時受業於縣中宿儒陸蒲泉，17 歲時，曾隨家人遍遊華中、華東、華

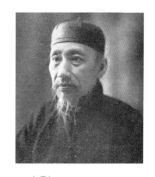

• 尤列

北，甚至遠遊日本、朝鮮。18 歲時，尤列就讀廣州算學館，1888 年畢業，曾任廣東沙田局丈算總目、廣東與圖局測繪生、香港華民政務司署書記等職。尤列深受匡時濟世思想薰陶，在耳聞目睹清政府的腐敗無能、列強的侵凌，萌發反清意識，決心革命。他在上海時，曾加入反清復明的秘密組織——洪門會。為怕連累族人，故將「尤」的上點除去而為「尢」，立下「志不成時誓不還」之宏志。1891 年，尤列任職香港華民政務司時，孫中山正在香港西醫書院就讀。公務之餘，尤列常到香港歌賦街楊耀記商號，與楊鶴齡、孫中山、陳少白四人聚首，高談時政、商討反清共和之事，故有「四大寇」之稱。1895 年，尤列與孫

中山、陳少白等組織香港興中會，組織廣州起義，但起義事敗，尤列逃亡西貢，1897 年回到香港在九龍成立中和堂，繼續從事革命活動。1900 年，尤列參與惠州起義失敗，遭清政府通緝，流亡香港，與孫中山東渡日本同住橫濱市前田町，共議「開導僑界，溝通學界」的行動計劃，並擬定「中華民國」國號。隨後尤列赴南洋各地，設立中和堂分部。尤列對中醫向有深入研究，他於新加坡牛車水單邊街懸壺濟世，醫術精湛，以精醫花柳雜病著稱。1912 年，孫中山在南京就任臨時大總統，國號「中華民國」即為 1901 年元旦時與尤列所擬定。1913

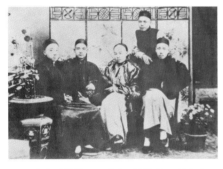

• 四大寇（前排左至右）：楊鶴齡、孫中山、陳少白、尤列，1888 年 10 月 10 日攝於香港雅麗氏醫院

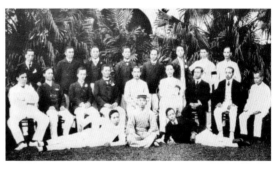

• 尤列（右四）與孫中山（左五）和同盟會新加坡會員，攝於 1907 年前後

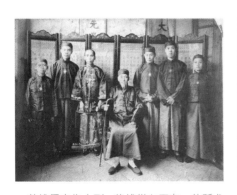

• 前排居中為尤列，後排從左至右：幼孫尤嘉伊、次孫尤嘉從、兒媳陳麗荷、嗣子尤永昌、長孫尤嘉炎、三孫尤嘉博，攝於 1935 年前後

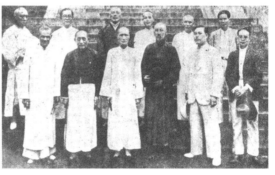

• 尤列（前排右三）與香港中華國醫學會會員

年春，袁世凱企圖籠絡尢列遭到堅決拒絕。尢列後見政權仍被北洋軍閥竊據，認為事無可為，繼續東渡日本避居神戶，以教館著書為業。1921 年，尢列由日本返港，獲孫中山邀返廣州就任總統府顧問，但不久與胡漢民、陳少白等人政見不合，遂退居返港，以教學為生，學塾設於油麻地彌敦道 501 號三樓，後創辦皇覺書院，闡揚孔教倫理救國。尢列在香港時有行醫，譚傑生任九龍樂善堂主席時，他被聘為樂善堂義務中醫。尢列退出政界後，致力弘揚中醫事業，曾任香港東華醫院醫師及「香港中華國醫學會」總幹事，並被推舉為僑港中醫師公會名譽顧問、廣東省國醫分館名譽理事等。1936 年 9 月，尢列扶病北上到南京謁祭中山陵，他當時年事已高，並患有嚴重哮喘病，被南京政府挽留休養，同年 11 月 12 日，即孫中山冥壽之日，尢列病逝於南京，享年七十有一，遺體1937 年 5 月葬於南京麒麟門外小白龍山，葬禮由孫科主持，哀悼弔祭者達數千人。尢列墓於 2005 年曾重修，墓碑上刻有他的畫像、遺詩和《尢列先生墓誌》。尢列為革命大半生飄泊，四出奔走宣揚革命思想，憂懷國事，至死方休。革命成功後，尢列隱世懸壺，其「不為良相，即為良醫」的精神值得世人景仰。尢列一生為公，無親生兒女，其三哥將兒子尢永昌過繼給他，香港特別行政區前政府資訊科技及廣播局局長、前衛生福利及食物局及民政事務局常任秘書長、前政務主任招聘委員會主席及職業訓練局執行幹事尢曾家麗為尢永昌的孫媳婦。

彭澤民

　　彭澤民（1877-1956），字錦泉，號鏞希，廣東四會出生，早年隨伯父學習中醫，為國民黨左派元老，中國近代華僑領袖。清光緒二十八年（1902），彭澤民為生活所迫漂泊馬來亞吉隆坡。光緒三十二年（1906），發起成立中國同盟會吉隆坡分會，被推選為書記。宣統三年（1911），

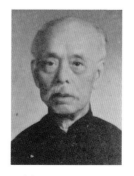

• 彭澤民

彭澤民積極籌措經費，組織華僑支援辛亥廣州起義。1915 年，彭澤民任中華革命黨雪蘭莪副支部長，曾組織華僑討逆軍，回廣東參加「反袁（世凱）驅龍（濟光）」鬥爭。1924 年，因為支持香港工人大罷工，彭澤民被英國當局驅逐出境。1926 年，彭澤民回到中國，被選舉為中國國民黨中央執行委員會外事部部長。1927 年，蔣介石發動「四・一二」政變，彭澤民參與宋慶齡、鄧演達、毛澤東、林伯渠、董必武、惲代英及其他一些國民黨中央執行委員聯名發表《討蔣通電》，參加南昌「八・一」起義，起義後偕夫人鄭冠梅前往廣東，經汕尾與葉挺同船抵達香港，開始政治流亡生活，並與鄧演達等組建中國國民黨臨時行動委員會和南方幹事會。1928 年，彭澤民就學於名老中醫陳伯壇開辦的中醫專科學校，前後共 6 年，畢業後在港島西環區正式懸壺，當時，他住在西環卑路乍街 47 號一家中藥舖的二樓，診所招牌就掛在陽台旁邊。1937 年，彭澤民兼任先施化妝品廠、陳李濟製藥廠、永安蒲包倉庫和廣生行等的義務醫師。在行醫期間，他不忘致力抗日救亡活動，以行醫所得收入，支持患難的革命同志。1938 年，彭澤民在香港創辦《抗戰華僑》，向海外僑胞宣傳抗日救國。1941 年香港淪陷後，彭澤民與女兒彭一平同被日軍特務拘捕，雖然受嚴刑審訊與百般折磨，他大義凜然、毫不畏懼。1943 年 4 月，彭澤民再被香港日軍憲兵總部以「重要政治犯」罪名逮捕，關押在赤柱監獄。縱使一個多月的酷刑令 66 歲的彭澤民被摧殘得全身浮腫、奄奄一息，他仍硬骨錚錚、堅貞不屈。抗日戰爭期間，彭澤民一直堅持在海外開展民主救國運動。

　　抗戰勝利後，彭澤民積極呼籲和平團結，反對內戰，成為南方民主運動領導人之一。1947 年，他在上海改組中國農工民主黨，被推選為該黨中央監察委員會主席，後又被推選為設在香港的中國民主同盟南方總支部主任委員，在香港開展新政協運動。1949 年後，彭澤民曾任中央人民政府委員、全國人民代表大會常務委員會委員、中國人民政治協商會議全國常務委員、中央政治法律委員會副主任、中國農工民主黨中央副主席、中央華僑事務委員會委員、首

都歸國華僑聯誼會主席、中華全國歸國華僑聯合會副主席、衛生部中醫研究院名譽院長和中國紅十字會副會長等職務。彭澤民在香港行醫 20 年，一生憂國憂民，堅持民族獨立，長期站在愛國民主運動的前列，積極支持和參加救國救民的偉大事業，是一位著名的愛國主義者和政治活動家。1956 年 10 月 18 日，彭澤民在北京心臟病發逝世，終年 80 歲，遺體安葬於北京八寶山革命公墓。

柯麟

柯麟（1901-1991），廣東海豐縣富田社葫蘆村人，著名的醫學教育家。柯麟出生在一個小商人家裏，他在海豐中學讀書時，與當時的學生領袖彭湃成為摯友。1921年，柯麟考取了廣東公立醫科專門學校（今中山醫科大學）的公費名額，前往廣州學醫，1926 年畢業後留該校附屬醫院當醫生。1927 年，柯麟赴武漢出席全國共青團代表大會，先後任國民革命軍第四軍二十四師教導隊軍醫、軍部醫務處主任、廣州後方醫院副院長等職。

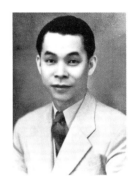

• 柯麟

1927 年，「大南山海陸豐蘇維埃政權農民運動」和「廣州起義」失敗，柯麟隨葉劍英退居香港，與「南昌起義」失利來港、海陸豐「海流會」的部分人士在港行醫。1930 年，柯麟與其胞弟柯正平在新界大埔開設「南華藥房」，組織籌集醫藥用品，支援內地蘇區及東江縱隊留守的地下工作者，繼續革命工作。1935 年，柯麟前往澳門開設診所，1946 年任鏡湖醫院院長，1951 年到廣州組建中山醫科大學任院長兼黨委書記，是中山醫科大學的締造者和決策者，也是籌建廣州中醫學院（今廣州中醫藥大學）參與者之一。1962 年，柯麟被選為中共廣東省委委員，1979 年被任為國家衛生部顧問、全國政協常委、醫藥衛生組組長兼任中山醫學院院長。1984 年，柯麟因年事已高，被調任為國務院

衛生部顧問，定居於北京。柯麟歷任澳門鏡湖醫院慈善會副主席、鏡湖醫院院長、澳門華僑協會主席、澳門南通銀行董事長、中山大學醫學院、華南醫學院、中山醫學院院長，中華醫學會廣東分會會長，廣東省科協主席，衛生部顧問，澳門鏡湖慈善會名譽主席、鏡湖醫院名譽院長，是第一至第三屆全國人大代表，第五、六屆全國政協常委。

　　柯麟擔任全國政協常委期間，不顧年老體弱、行動不便，積極參政議政，為促進我國衛生教育事業，作出了極大的努力。他以豐富的治學經驗和嚴謹的治學態度，從嚴治院，在國內外產生很大影響，被譽為中山醫學院的一代宗師。1991 年 9 月 23 日，柯麟在北京病逝，享年 91 歲。

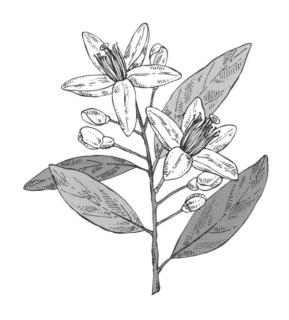

VII 傳統製藥與中藥品牌

古法製藥丸

　　香港沿用古法製藥的工場，有一個直徑大約四尺，用藤編織成，稱為「窩」的大箇箕，懸掛在天花板，可以由人手操作固定高度。製藥師傅將預先已準備好的「種」(小藥丸) 放在「窩」中，然後刷上糖水及逐次加入中藥粉，大力前後推動「窩」，使「種」均勻沾上藥粉，待藥丸稍微牢實，用篩盤篩走太小的藥丸，這工序需要反覆進行多次才能令藥丸的外觀好看。藥丸製成後，會在陽光下曬乾保存，但這要靠好天氣，後來一般都採用傳統炭爐和電爐焙乾。香港有些舊式小型藥廠工場一直採用此種「手作仔」(手藝) 古法製中藥丸，究其原因是藥廠規模小，客源多是本港中醫師和小藥店，需求量有限，此做法可以應付小量的訂單。而中藥磨成粉以前是用「研船」(又名「藥船」)，使用時頗費力氣和時間，而且每次研製份量有限，後來也逐漸改用打粉機代替，只有很少的老藥店仍保留「研船」作小量的製作。

傳統製作跌打膏藥

　　跌打膏藥製作過程中，傳統上女性是不能參與的，甚至路經張望也是禁忌。這種土法炮製膏藥需要用明火烹煮，過程需時。因藥味濃烈，一般小型藥廠為免擾民，都會遠離市區在郊野空曠的地方進行。製膏藥師傅在製藥前先擇好吉時，在工地進行拜祭儀式，主要是誠心希望製藥順利和藥膏顯效。製作膏

藥器具繁多，工序繁複，需要有一個主持人（老師傅）安排指揮，依足程序進行。所用的中藥首先過秤，成分需準確無誤，然後注入凍水，控制火候尤其重要，反覆煉製過濾藥渣，取藥汁精華，一般煮好的膏藥會在未完全冷卻之時，按量倒在預先剪裁好的蠟紙或膠紙上對摺，冷卻凝固後包裝入袋。膏藥遇熱即變軟，有很強的黏性。如果「撻落腰骨，跌落屎忽（屁股）」，則是黏性不夠，表示煉製師傅功夫很差。

中藥品牌

　　香港開埠後的數十年，有記錄關於中成藥的部分多是民間中醫自行研發的成藥，不少商號為中成藥作廣告招徠，例如 1906 年庶和堂始創的化毒膠（此膠藥味甘和，不寒不燥、不瀉不墜，凡毒必解，有益開胃，能解遠年近日毒入筋骨，四肢灼痛、花柳、疳疔、雜症，無毒服之可保平安，孕婦可服等）、秘製淋濁止痛丸、萬應化毒膠、白濁止痛丸、培元止濁丸、調經止帶丸、內毒消解丸、扶元補腎丸、消毒止丸散、外洗消毒塊、化腐生肌膏及外施生肌散等。[53]1922 年，創立於明朝萬曆年間（1599）的陳李濟藥廠在香港開設分號，該號的傳人在皇后大道中及西環卑路乍街分別分立分店，亦是較為有歷史意義的中成藥店舖之一，主要進行中藥材及中成藥的貿易，成為香港經濟的重要一環。

　　香港有很多老藥店，即人們所稱的老字號，每一個金字招牌背後都穩藏了一段段早期華人創業的艱苦歷史。老字號所經歷的百年興衰和起落緊扣着香港不同年代的變遷，中成藥始終都是以信譽、口碑、人情的堅持屹立在商業市場。中醫古老的製藥方式，需要用人手和體力，成本高而且很難配合大量生產，有些甚至數百年保持祖輩的製作方法。早年的老字號藥店大都標榜家傳秘

53《華字日報》，1906 年 2 月 28 日。

方和古法炮製，製藥業創辦人大多是儒醫或是祖上對中藥素有認識，抱着「製藥無人見，良心有天知」的理念，以信譽、口碑、人情為經營宗旨，乃世代相傳的祖業；有些是家庭式的模式製作，被形容為「牀板工業」，即工人早上工作，晚上反轉木板就能睡覺，如歷史悠久的品牌「源吉林甘和茶」（俗稱「盒仔茶」），百餘年來子孫都是按傳統以 28 種草藥熬汁浸泡茶葉，再用古法經人手九蒸九曬製成。

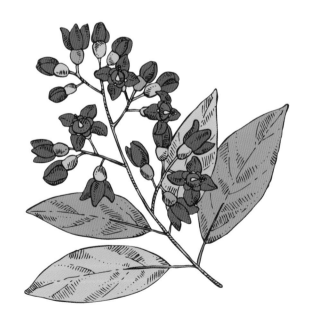

源吉林

「源吉林」品牌的歷史，可追溯至清道光年間（1821—1851）。當時廣州三品大官源堯階，其三名兒子源會昌、源合昌及源英昌，在佛山經營三昌顏料店。及後因廣東南海、佛山一帶爆發瘟疫，原經營顏料店的三人，想到貧苦大眾因沒錢買藥常死於瘟病，家族中有人向名醫請教，遍尋藥方，以普洱茶為基礎，研製出以古法「九蒸九曬」煉製有藥膳功效的「甘和茶」，命名「源吉林」，寓意家族成員吉祥如意，家族生意如林木般興旺。光緒二十四年（1898）春夏間，廣東南海、佛山一帶感冒蔓延。源吉林家族動員一切力量，在其顏料店[54]開設專櫃，贈飲送藥，以甘和茶救治了很多人，聲名不脛而走。當時南海獅山孔敬慎堂的父老，贈送一牌匾給源吉林號，上面寫有「甘露和風」四字，讚頌甘和茶「立起沉痾，百發百中，救治多人」的奇效。當時的酒樓、茶居都很盛行甘和茶，因為甘和茶消暑解熱，特別對苦力工人很有幫助。源吉林茶現在的包裝盒上，仍印有這牌匾的字句。源吉林 1906 年來港開設分店，二十年代遷至乍畏街（今蘇杭街）120 號至 122 號。今時源吉林茶在香港的廠房，仍舊遵照昔日九蒸九曬的繁複工序，以確保適合不同體質人士飲用。源吉林甘和茶一直在香港很盛行，因為有發汗解肌、治療感冒初期和預防感冒的功效，很多人家中都會有一盒以備不時之需。在上環香島蘇杭街（乍畏街）的舊店，保持了創店時的陳設原貌，仍可見到一座四層高油上紅漆的戰前舊樓，內裏保留了一張長長的舊木掌櫃枱，現時主理人源樂明是源吉林第七代傳人。源樂明先生自小隨家人移民南非，由於家中長輩年老，源吉茶盒仔茶生意需後輩傳承，於是他便隻身回港接手家族生意。在老夥記們的協助下，源樂明一切從零開始，逐漸掌握了這門生意的竅門。經營家族老生意，欲速則不達，很多傳統都要依古法遵守，例如茶葉要九蒸九曬才能達到效果，決不能偷工減料。百餘年來的信譽，全憑這份執着和堅持。源樂明說剛回港接手經營時，某天有位老客戶從美國來港上門要貨，說源吉林盒仔茶已斷貨多時，希望能儘快供貨。源樂明聽後深受感動，親自到西貢廠房督導趕貨生產，以最短時間為老客戶供貨。

---

54 據源氏家族資料，源氏前人曾在佛山經營染料生意。源氏來港之初，仍然經營其家族染料生意，後來染料銷量漸走下坡，反而源吉林茶賣得甚好，便轉而專注經營茶業。源氏多年來仍一直於店面展示數盅硃砂，店內閣樓的招牌位置，顏料生意時的「源廣和」招牌，仍與「源吉林」並列。

　　近年香港推出中成藥監管措施，對傳統保健品帶來很大挑戰，政策管制每一個細節都要符合要求。新時代的要求必須跟隨社會步伐，否則很快會淘汰。源樂明自幼在外國長大，很明白這些管制措施是時代的需要，不能逆轉。但現在經營的環境不比以前，來料成本和生產流程控制，都為產品帶來很大衝擊。政府對這些傳統老字號，又似乎未有實質支持。源樂明説，為了堅守祖訓不求賺多，一大盒甘和茶，售價仍是數十元。

　　「戒逸豫，戒奢華，但願飽餐長久飯。敦慈和，敦孝友，務須多種吉祥花。」這是源氏家族的祖訓，世代留傳。從顏料廠的成功經營，到為平民大眾贈飲施藥，源氏兄弟

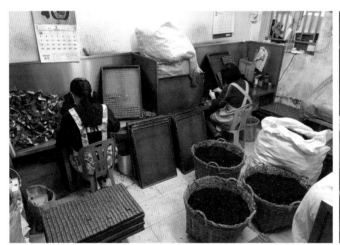
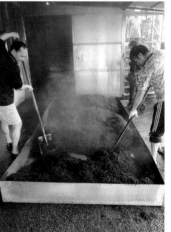

• 源吉林製茶工場

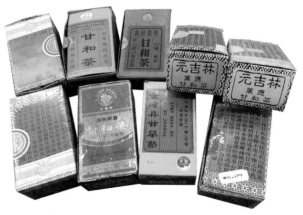

• 源吉林甘和茶

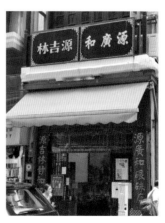

• 源吉林

一直堅守祖訓。未來日子，源樂明計劃發掘網上銷售和考慮研發其他盒仔茶相關品種，因為不能老守着單一產品，否則往後的經營相信更艱難。其次，為了保存家族濟世的精神，源樂明早前接受廣東鶴山市政府邀請，回鶴山市籌建「源吉林茶」文化館，旨在保存家族創業精神和走進社區，讓這份濟世情懷永續下去。

李眾勝堂保濟丸

　　「李眾勝堂保濟丸」在香港家喻戶曉，廣泛用於腸胃不適和水士不服，屬於香港老字號中成藥，由李兆基始創於 1896 年。祖店開設於佛山祖廟文明里，以生產「普濟丸」聞名於世。民初時候藥廠已見規模，有近百工人，後來改名「李眾勝堂保濟丸」，藥廠還生產「勝保油」、「保和茶」、「通關散」等藥，1921 年在香港文咸東街設有店舖代理處。李兆基逝世後，其養子李賜豪繼承家業，業務蒸蒸日上。1938 年佛山淪陷，李賜豪舉家遷移香港，註冊商標均為「眾勝牌」，香港藥房普遍有售，主要出口市場有東南亞、韓國、日本和中國台灣等地。其廣告宣傳和坊間流傳着這種説法：「有華人的地方就有保濟丸，陪伴不同地方的華人成長」。在 2000 年「李眾勝堂保濟丸」出現膠囊劑型，新包裝劑型較為西方市場接受，吸引年輕一輩購買。

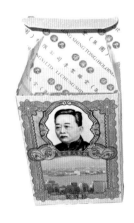
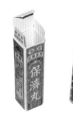

• 保濟丸

永安堂「虎標」品牌

「永安堂」的創辦人是胡子欽，1870 年，胡子欽離開中國，最初在仰光開設一家小藥店，主要製造及售賣一種以漢方宮庭古藥為基礎，對舒緩各種痛症非常有效的藥膏「玉樹神散」。南洋氣候炎熱，日照強烈，人們容易出現中暑、頭暈、疲乏症狀。「玉樹神散」功能清熱解暑，提神醒腦，在南洋頗受歡迎。

1908 年，胡子欽病故，由兩位兒子繼承父業。胡文虎通曉中文，經常往來香港等地辦貨，胡文豹通曉英文，留守仰光店面，二人同心協力，業務日趨發達。1909 年，胡文虎周遊祖國以及日本、暹羅（即今泰國）等地，考察中西藥業。第二年回仰光，與胡文豹着手擴充永安堂虎豹行。胡文虎重金聘請醫師、藥劑師多人，根據中西藥理，用科學方法，將「玉樹神散」改良成為既能外抹、又能內服、攜帶方便、價錢便宜的「萬金油」，其主要成分是薄荷醇、樟腦、石蠟、凡士林、薄荷油、丁香油、白千層油、肉桂油、氫氧化銨等。同時，亦吸收中國傳統膏丹丸散的優點，研製出「八卦丹」、「頭痛粉」、「止痛散」、「清快水」等成藥。不久，以「虎標」為商標的中成藥便暢銷緬甸、印度、新加坡、馬來亞各地，成為各家必備、老少皆知的藥品，「虎標萬金油」為當時世界馳名的止痛品牌，胡氏兄弟由此發家致富。

1923 年，由於業務發展，胡文虎將永安堂總行遷到新加坡，留胡文豹主持仰光業務。胡文虎在新加坡興建新藥廠，並先後在新加坡、馬來亞、中國香港各地廣設分行。

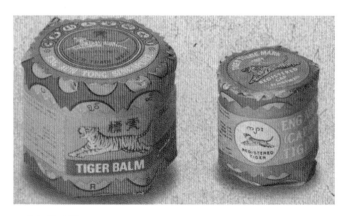

• 虎標萬金油

1932 年，胡文虎又把總行從新加坡遷到香港，並在廣州、汕頭建製藥廠，並先後在廈門、福州、上海、天津、桂林、梧州、重慶、昆明、貴陽等城市及暹羅的曼谷，荷屬東印度（即今印度尼西亞）的吧城、泗水、棉蘭等地設立分行，市場擴展到中國東南沿海以及西南內地。永安堂「虎標」藥品從此暢銷於整個西太平洋和印度洋的廣大地域，包括中國、印度和東南亞這三個人口最多的市場，銷售對象達到全球總人口的半數以上。1937 年中國抗日戰爭和 1941 年底太平洋戰爭爆發以後，中國的前後方，包括敵佔區以及整個東南亞所缺的物資，除武器彈藥和食物外，就是藥品，即使是一般成藥，也是奇缺。所以「虎標」藥物也就成為市場的搶手貨。

二天堂

　　二天堂創辦人韋少伯自幼就讀法文商科學院，及後在醫藥專門學校學習。他在安南（現越南）堤岸埠創辦二天堂藥行及二天堂製藥廠，並以「佛嘜」為商標，生產二天油、二天膏、癬藥膏及拔毒生肌藥膏等一系列產品。因所製藥品療效顯著，極受歡迎，1929 年獲高棉（現柬埔寨）國王頒發首面「皇帝金牌」。隨着業務不斷發展，於 1930 年在香港成立二天堂藥行，統籌佛嘜產品在各地之營銷。1932 年，二天堂獲法國政府頒發「龍寶星」以作表揚。及後，安南及高棉國王共授三項「金錢勳章」及五項「龍星勳

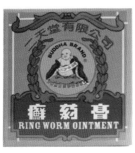
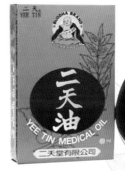
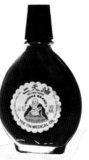

• 二天堂產品：癬藥膏、二天油

章」予二天堂，以對佛嘜產品卓越功效之肯定。二天堂產品亦擴展至柬埔寨、新加坡、泰國、印度、菲律賓、非洲多國及中國各省主要城市。1954 年，二天堂藥行及二天堂製藥廠合併為「二天堂有限公司」，在香港皇后大道中設樓高三層之銷售點及於灣仔自設製藥廠房。韋少伯樂善好施，常捐出款項及藥品幫助弱勢社羣，曾獲省港人士推薦為東華醫院總理、金文泰總督新創之兒童保護會名譽副會長、政府華員會名譽會長、鍾聲慈善社名譽社長、中華體育會名譽會董、廣州方便醫院名譽董事等職銜。其予韋基華秉承父親之精神，致力推廣中藥發展不遺餘力。2005 年，韋基華獲香港特區行政長官曾蔭權先生頒授榮譽勳章勳銜，更獲任香港中醫藥管理委員會之中藥組委員兼中藥業管理小組主席。佛嘜商標產品為配合時代的發展，產品在保留傳統設計同時，亦為包裝加添了新元素。香港中成藥註冊制度實施後，二天堂之中藥產品二天油及二天膏，已經取得香港政府發出之過渡性註冊証書。

位元堂

「位元堂」始創於清光緒二十三年（1897），由出身官宦的黎昌厚與數名志同道合之士於廣州西關太平南路（今人民南路）旁的漿欄街（現漿欄路）44 號創辦，經營中草藥批發買賣。1920 年，位元堂其中一名始創人兼中醫師潘厚存經多番研究，選取上等珍貴藥材，配製出一種主治肺癆之成藥，命名為「扶正養陰丸」，即第一代之「養陰丸」，為當時的老百姓提供良方妙藥，深受用家信賴，有「一條生路」之稱譽。1930 年，位元堂在香港荔枝角道開設分店。直至 1952 年，位元堂總部從廣州遷往香港，並於 1980 年取得註冊商標，位元堂藥廠有限公司亦正式成立。

位元堂以貨真價實、童叟無欺為宗旨，並以「以誠意用心造藥，憑信譽繼往開來」為一貫經營守則。除經營名貴藥材外，更研製出「參茸白鳳丸」、「猴棗除痰散」、「珠珀保嬰丹」、「燕窩白鳳丸」和「冬蟲夏草飲液」等新產品。位元堂產品除行銷香港及東南亞外，亦出口至歐美各地，近年更增設中醫保健專門店。

位元堂已有百餘年歷史，由於一直是家族生意，所以早年在產品和包裝方面都出現略為老化的現象，不太配合社會新一代消費者的品味。新管理層在接管之後，銳意求

新，透過增加經營的產品品種，以多種類、多樣化來滿足市場需求。如將所有產品歸立為五大類，使各產品定位鮮明，又以年輕化包裝吸引新一代的消費者。除鞏固主打的產品外，位元堂同時加快開發新產品。位元堂的牌子已是信心和品質的保證，對推出新產品有莫大的幫助，而新產品反過來又為品牌注入新的活力。產品推廣方面，先在電視以資訊性節目講解中藥的作用，然後再推介相對應的產品，這一廣告方法大大提高了位元堂在消費者心目中的權威性，位元堂亦透過聘用當紅明星為代言人，增加產品的吸引力。

　　在推行商品多元化的同時，位元堂選擇適當的時間及地點開設多間門市，迅速建立了密集的營銷網絡，使產品的市場滲透率大為提升。位元堂在短時間內能夠廣開門市，其中一個原因是開展特許經營者。特許經營者的參與，使位元堂可以投入較少的資金及較短的時間，成立諸多的分銷點而又不會對公司的資金構成壓力。傳統上，位元堂所售賣的是藥物，消費者以中年人為主，且有需要時才會購買。隨着近年市民生活習慣的改變，健康意識提高，對保健產品需求大增。有見及此，位元堂推出多種有保健作用的新產品。這些產品大多以傳統的名貴藥材製成，標榜能保健強身，並可以時常服用。位元堂在銷售策略方面比較主動進取。例如，在東南亞地區，為防止有水貨客把貨物由售價較低的地區運往售價較高的地方出售而獲利，位元堂在包裝上印明商品只在某個地區發售，使消費者知道產品是否經當地入口商進貨，因而對水貨產生阻遏作用。

　　從一九三〇年代至 1998 年期間，位元堂在香港只有三間門市，銷售網點主要依靠其他經銷商。這並不是最佳銷售的方法，因為經銷商售賣多種性質相同的貨品，往往只會盡力銷售利潤最高的貨品。位元堂的新管理層認為，要增加產品銷量，必須更加接近消費者，更貼近市場，故此便以特許經營的方式廣開門市，以互惠互利的原則吸引加盟者，充分利用社會資源實現銷售網絡的擴展。位元堂十分重視對特許經營者的選擇和監控，特許經營者需要先繳付一筆誠意金，在運作初期，公司高層和特許經營者須一同到該店視察了解，作出評定和風險評估。由於位元堂的母公司在香港地產界有多年的專業經驗，對店舖的地理位置、人流、客源等有相當的了解。公司憑着累積的經驗，發展出一套較科學化的計算方法，以同類規模和人流的店舖來作比較基準，結合加盟店的成本，便可計算出虧損風險，使特許經營者能更準確地作好預算，減少失敗的機會。雖然位元堂源自中國，但由於歷史問題，品牌早已絕於中國內地。鑒於內地遊客到香港大多有購買本地藥物的習慣，位元堂便考慮在大陸增設特許經營店舖。對於一個難以準確估計風險的新市場來說，特許經營無疑是一個比較可行的進入策略。

　　位元堂一方面以特許經營方式廣開門市，使消費者能在不同的地區接觸到公司的產品。另一方面，公司亦設立中醫保健中心提供中醫治療、推拿、按摩、及針灸等一站式服務，提升位元堂在消費者心目中的形象。近年，位元堂還設立會員計劃，定期傳達產品和保健的資訊予會員，從而建立良好的客戶關係，增加會員對公司產品的忠誠度。此外，位元堂透過不同的媒體來接觸消費者，例如利用電視增加曝光率，通過雜誌介紹商品，經由報章通知減價或優惠，基於成本和有關媒體的特點而適當採用，從而善用資源、增強推廣效益。

　　位元堂一直選用優質地道的藥材作為原料，自設品質化驗室，在出廠前檢定每一批產品。隨着產品種類的增加和銷量的上升，位元堂亦加強對品質之監控，以維護百年品牌的良好聲譽。位元堂正計劃在香港建立面積達 11 萬平方呎、達致 GMP 標準的廠房，使之成為全港最大的中藥製作中心。相信此舉不單能確保產品素質，而且能給予消費者更強的信心保證。

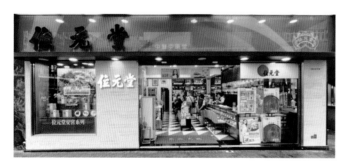

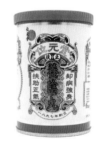

- 位元堂門市　　　　　　　　　　　　　　　　　　　　- 位元堂養陰丸

陳李濟

　　明萬曆二十七年（1600），廣東南海藥商陳體全回廣州時不慎將貨銀遺留在船上，被同為南海人的李昇佐拾獲並奉還。陳體全諳熟醫術，經營草藥店，有感李昇佐品德誠實，意欲酬報，遂將半數遺金投資於李昇佐的草藥店，二人寫下合夥文書：「本錢各出，利益均沾，同心濟世，長發其祥」，取名「陳李濟」，寓意二人合夥經營，同心濟世。

自此，陳李濟的店號在廣州城南雙門底（現北京路 194 號）創立。清同治年間（1856－1875），同治皇帝患感冒，腹痛吐瀉不止，服用「陳李濟追風蘇合丸」奏效。同治皇帝大喜，賜封「杏和堂」為號，以資表彰。1922 年，陳李濟在香港堅尼地城卑路乍街設立藥廠，並於中環皇后大道中設立門市店舖和總辦公室。陳李濟秉承「工藝雖繁炎不減其工，品味雖多炎不減其味」的製藥原則，悉心炮製各項道地藥材。因應廣東氣候潮濕，傳統中成藥易發生黴變，陳李濟研發出蠟殼藥丸製作工藝，包括煮蠟、串圓子、蘸蠟、鋟殼、入丸、封口、剪蒂、蓋印共 8 道手工工序。這一創新性工藝改革，引發了當時中成藥的「包裝革命」。陳李濟蠟丸締造了中醫藥包裝史上的經典，使中成藥能夠更方便攜帶和適合存放在不利的環境中。用蜂蠟及木蠟製成外殼，確保被封裝之蜜丸長期保質，至今仍被許多藥廠仿傚。

新中國成立之後，陳李濟藥廠在廣州之財產國有化。香港陳李濟藥廠有限公司與廣州陳李濟藥廠有限公司最終達成使用「陳李濟」和「杏和堂」商標的協議。廣州陳李濟藥廠有限公司在中國境內（但不包括香港特別行政區及台灣地區）擁有商標權，香港陳李濟藥廠有限公司在香港特別行政區、美國、加拿大、澳洲、新加坡、馬來西亞、泰國、越南、印尼、日本等國家和地區擁有商標權。1997 年，香港陳李濟藥廠有限公司遷至柴灣現址並設立現代化廠房。陳李濟藥廠遵從家傳古方炮製，選料純正，至今仍保存着

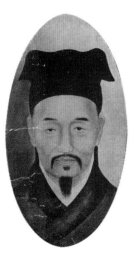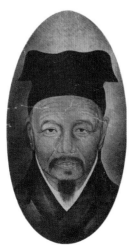

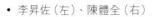
• 李昇佐（左）、陳體全（右）

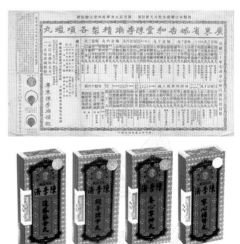
• 陳李濟產品

超過 180 年歷史的新會道地「百年陳皮」。陳李濟中藥博物館內，展示着陳李濟「蒸、炒、炙、煆」等傳統炮製手段，其中「炒炮薑」是陳李濟獨特的一門製藥工藝，100斤的生薑需炒至 30 斤才能入藥。為了傳承嚴謹的選材理念和悉心炮製的傳統工藝，陳李濟恢復師帶徒的傳承制，着重培養中藥炮製技術人才，使傳統製藥文化得以薪火相傳。

余仁生

「余仁生」創辦人余廣培（又名余廣）原籍廣東佛山，後離開家鄉到馬來亞，最初為吸食鴉片的中國工人提供中醫治療與藥物，於 1879 年在北馬的霹靂州開設第一家藥店「仁生」，寓意「仁澤眾生」。余廣的長子余東旋，二十多歲繼承父業，着手重整家族業務。由於余東旋接受西方教育，憑着熟練的交際手腕，配以人脈和生意頭腦，迅速將余仁生在當地打出名堂。在他的治理下，余仁生逐漸發展成為東南亞最大的中藥房。余東旋堅守父親的理念，致力打擊鴉片及賭博，積極支持教育發展及慈善活動。為改善中國人的教育水平，他常以無名氏名義捐款籌辦孤兒院、圖書館和學校。1909 年，余仁生開始在香港設立辦事處，除了經營中藥和出品中成藥外，亦代理和分銷其他品牌的成藥。1930 年，余東旋捐贈善款予香港大學，致力改善香港的教育。余東旋一生積極行善，贏得「一代大慈善家」的美譽。二十世紀初，余仁生業務版圖擴展到馬來亞、新加坡、香港和中國內地。生意漸漸由原來的中藥雜貨店發展至錫礦、橡膠、地產及金融等業務，余東旋亦成為當時的世界十大華人富商之一。

余東旋去世後，余仁生經歷家族分家事件，跨國業務分成余仁生國際和余仁生香港兩部分。1997 年，總部位於新加坡的余仁生國際成功收購余仁生香港，余仁生品牌重新歸一家所有。2000 年，余仁生（國際）在新加坡交易所主機板上市。余仁生是香港、新加坡及馬來西亞最大規模的傳統中藥材產品製作及零售商之一，以秉承優良製藥傳統，遵照古法炮製，挑選上乘中藥，提供品質保證見稱。余仁生擁有超過 280 間分店及 23 間診所，其中在香港、澳門及中國內地有超過 55 間零售店，在東南亞以至美加、歐洲等地擁有完善的銷售網絡。余仁生最暢銷的產品包括瓶裝燕窩、保嬰丹和

金牌白鳳丸等。2004 年 11 月，余仁生與香港科技園公司簽署協議，在元朗工業園建立面積達 130000 平方呎的中藥 GMP 廠房。

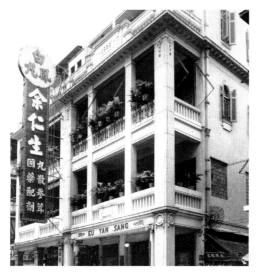

• 余仁生舊店

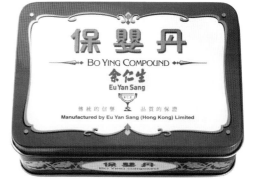

• 余仁生保嬰丹

保心安

保心安藥廠於 1907 年由郭柱南創辦。二十世紀初，中西成藥在港尚未普及，大凡感冒咳嗽，頭暈肚痛之病患，需先找中醫師求診，再到藥店配藥，過程繁複而且費用昂貴，非一般家庭可以負擔。有見及此，郭柱南利用對中草藥的豐富知識，採用薄荷、肉桂、血竭、甘草及黃芩等十多種中藥，研製出一種能舒緩風寒肚痛、頭暈頭痛、咳嗽、蚊叮蟲咬等多種病症的外用藥油，對肌肉扭傷、關節酸痛、消腫散瘀等效果顯著。名為「保心安油」，取其「一油傍身，可保全家心安」之意。由於藥性溫和，療效廣泛而刺激性小，藥油廣受歡迎。1907 年，「保心安藥廠」正式在香港註冊經營，開始在中環一帶的店舖內寄賣。1908 年，保心安首間店舖於中環利源西街開張，保心安油很快在廣東各地流行，1909 年就有報章曾出現保心安油於番禺救醒暈倒人士的報道。1910 年，保心安藥廠開始採用「童子」圖樣為保心安產品的註冊商標。1920 年，保心安油已遍

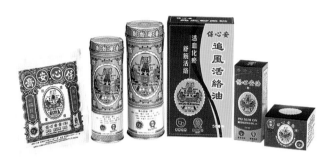

• 保心安產品

及新加坡的牛車水等華人聚居地區。1926 年，保心安的產品增添了瀉丸及生髮油。1930 年，保心安分別在澳門、廣州以及越南河內增設分店。1931 年，保心安在銅鑼灣道 162 號開設萬呎的廠房。1945 年第二次世界大戰後，設於外地的分店先後結束。五十年代開始，保心安以香港作為基地，業務遠拓至全球多個地區。1988 年，保心安正式註冊成為保心安藥廠有限公司，同年亦搬到黃竹坑過萬呎自置廠房。1998 年，保心安藥廠成為香港首批獲得澳洲藥物管理局 GMP 認證的中藥製造廠之一。

馬百良

馬百良藥廠的創辦人馬百良，清咸豐年間在廣東佛山開設首間「貴寧堂馬百良」藥舖，門口豎立通天清花雲石招牌為誌記。清道光二年（1822），後人馬準衡接任經營，將生意發揚光大，由一間銷售國藥的店舖，發展成為一間製藥廠，並以主治小兒驚風、腸胃不適的七厘散著稱，遠銷至廣西梧州等地。光緒元年（1875），廣東馬百良藥房在廣州永漢北路（現北京路），即大南門內雙門底下街 69 號開設第一間分店，第二間分店於光緒十八年（1892）在漿欄街（現漿欄路）開設。清光緒年為馬百良鼎盛時期，現佛山祖廟大殿內所展出的七十二件形態各異、製作精美的青銅兵器儀仗，是馬百良於清光緒二十五年（1899）耗巨資所製。清宣統二年（1910），廣東馬百良藥房參加南洋藥業公會舉辦之藥品展覽會，獲得醫學類的「各種藥品」金牌獎，產品「陳皮」則獲取醫學

類銀牌獎。馬仲如於光緒三十年（1904），在徵得其父親馬可舟同意後，以私人資金於香港皇后大道中 310 號獨資開辦分店擴展業務。1911 年至 1923 年十多年間，馬百良先後於汕頭、新加坡、暹羅、荷屬泗水、澳門等地開設分店及工場。1936 年，馬仲如將其私人屬下的藥業改名為「粵東馬百良仲記藥房」，以與廣東馬百良藥店有所分別，並將其肖像與「馬百良藥」圖案註冊為商標。1937 年至 1945 年戰爭期間，馬百良國內外分店皆被迫停業。1949 年中華人民共和國成立後，廣東馬百良和粵東馬百良皆遷往香港繼續經營。馬百良幾經艱苦重上軌道，業務逐漸上升，貨品遠銷南洋各地。1958年，粵東馬百良仲記藥房正式註冊為馬百良藥廠有限公司。至 1988 年，廣東馬百良藥房停止營業，將註冊商標「寶爐牌」售與馬百良藥廠有限公司。馬百良現今的暢銷產品包括安宮牛黃丸、烏雞白鳳丸、秋梨枇杷蜜及海狗丸等。

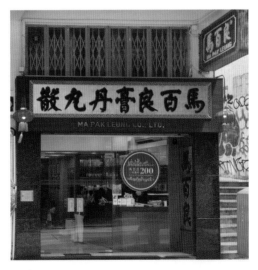

• 皇后大道中馬百良門市

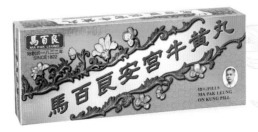

• 馬百良安宮牛黃丸

唐拾義

　　唐拾義 1874 年出生於廣東三水縣白泥埠，自幼學習中藥。清末民初，唐拾義往廣州博濟醫院攻讀西醫，結交孫中山、伍漢持等人。1912 年，唐拾義醫科畢業後在下九路華林街自設醫館，因善治咳喘，名聲漸揚。當時全國肺癆蔓延，唐拾義認為「多咳傷肺，久咳成癆」，於是醫務之餘在家自製久咳丸、哮喘丸，希望從源頭預防肺病。唐拾義很重視宣傳，他在藥品的包裝紙印上「唐拾義」三個大字作為藥品的名稱，亦在報紙上刊登廣告，出診乘的轎子布篷上也標上「唐拾義大醫師」的大字。後來唐拾義將診所及製藥工場遷到下九路旺地，自任藥廠經理，長子唐太平任副經理，工場掛上「唐拾義父子製藥廠」大招牌。唐拾義於 1919 年在上海開設診所，求醫者眾。1922 年，唐拾義在香港開設唐拾義藥房，其後增設工廠，並將產品擴展至牙膏和化妝品。1924 年，唐拾義在上海愛多亞（今延安東）路設廠製藥，規模比穗廠更大，後又在天津、漢口設分廠。1931 年，滬、穗工廠率先引入自動化製藥機，大大提高生產力。唐拾義很重視宣傳，除了登報紙，也經常在大街道的外牆漆上巨型廣告。戰後香港市民多體形瘦弱，唐拾義增肥丸大賣廣告，成為當時香港的社會標記。唐拾義力倡以醫藥衛生改進社會，成立改良會、戒煙會等組織。久咳丸面世後風行中外，被病者譽為神藥，其後研製的新藥發冷丸、疳積散和哮喘丸，與久咳丸合稱四大良藥。為減少成本，使鹽痠麻黃素等主藥原料不用進口，他在滬西設廠提煉出麻黃素及驅蟲中藥使君子的有效成分，所以他的藥品比價格

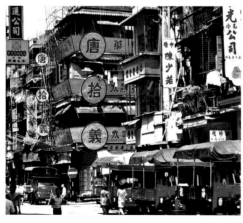

• 六十年代上環唐拾義

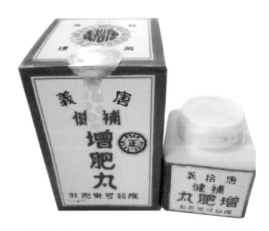

• 唐拾義增肥丸

昂貴的外來藥更受歡迎，暢銷全國並遠至東南亞。唐拾義除了作廣告宣傳，還有其他做
生意的妙法，如通過郵寄、委託代售提成，或隨時令季節贈送扇子、日曆、年畫等，甚
至於藥盒包裝內附上「驗真券」，讓買者存夠一定數量後以換取贈品。成功的營商方法，
使唐拾義既濟世又發家，二十世紀三十年代成了百萬富翁。他在上海購置愛多亞路、虞
洽卿路西北角、廣西路、牛莊路的多處房產，又買下北海路的吳富飯店，並在廣州投資
大三元粵菜館，成為股東及董事。1939 年 9 月，唐拾義因腦溢血在上海逝世。唐拾義
長子唐太平曾留學法國，攻取醫學博士學位，在上海經營唐拾義藥廠；次子唐歐洲是藥
學專家，也頗善經商；其餘各子如唐美洲、唐非洲、唐七洲、唐十洲等亦學有所成，分
居於香港、加拿大等地。由於後人無意繼承祖業，唐拾義於 1997 年 10 月正式結業。

天喜堂天喜丸

　　「天喜堂」始創於 1905 年，創辦人林肇春醫師原為方便親友調治女科暗病體弱等，
根據家傳秘方，結合多年診症的臨牀經驗，以人參、珍珠、燕窩、烏雞和鹿茸等藥材，
研製出具溫中散寒，益氣養陰，補血調經療效的「天喜丸」（原名「天喜堂調經丸」）。天
喜丸專為婦女而設，性質溫和，有助增強血液循環，有效改善手腳冰冷、月經失調的現
象。適用於腰膝酸軟、便秘、失眠多夢及白帶過多、經痛、婚後久未成孕等婦科雜病，
亦可作產後調補、更年期調理等。因應驗多人，知名遠近，獲親友熱忱助勉普及濟世，
「天喜堂」乃於清光緒三十一年開張營業。天喜丸行銷面世後獲各界推崇，被譽為補血
養顏、調經種子之女科聖藥。天喜堂行政總裁林念嘉博士，秉誠家族對傳統中醫藥的熱
誠，結合現代化的管理方式，與時並進，把天喜堂的傳統精神發揚光大，享譽全國各地。

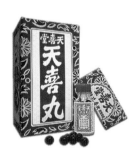

• 天喜丸

香港天壽堂調經姑嫂丸

「香港天壽堂藥行」由祖籍福建詔安縣的吳子芹於清光緒六年（1880）創建。清乾隆年間，吳子芹先祖受太醫家傳實驗秘方，治癒女兒遍訪名醫都藥石無靈的多年婦科暗病，故此，吳氏先祖將秘方視為傳家之寶，代代相傳。吳子芹自小聰慧，精研中西醫理，遊歷各國，篤信佛理，誓願濟世為懷。1880 年在香港永樂街 166 號創辦首間天壽堂藥行，將不外傳之秘方製成藥施諸於世，其藥性平和，不寒不燥，能補氣養血，調經理帶，除煩安神和滋腎養陰。適用於婦人氣血衰弱、肝脾鬱結引起的的不孕症，長期服用更可調理體質，補血養顏，消除疲勞，增強抵抗力，功效受到廣大婦女認同。

1911 年，香港天壽堂藥行自資購地，於香港德輔道中 168 號設立生產及門市一體化之總行，為當時香港大型製藥廠之一。1933 年，香港天壽堂業務擴展至中國內地，於廣州十八甫自資興建 4 層高之中國內地旗艦店，並於上海開設分店。1960 年，香港天壽堂藥行在中國、美國及加拿大等多個地方已取得藥物註冊、中成藥註冊、合格入口商等證書，產品風行各地，暢銷於世界各埠華人社會。1998 年，香港天壽堂第三代承繼人、當代美國著名華人藝術家吳國柱，決心改革香港天壽堂藥行之舊有製藥技術及管理文化，於 2005 年開始統籌，投放一千萬元港幣，於 2006 年引入香港第三家 GMP 丸劑製造生產線（滅菌式）模式之製藥廠，並於 2008 年落成。

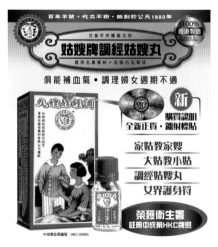

• 調經姑嫂丸

百成堂

　　百成堂參茸行有限公司於 1920 年在香港創立，發源於早期上環南北行街，即現時之文咸西街，為最早售賣名貴藥材的店舖之一。百堂藥廠有限公司是百成堂集團主要的生產企業，並已獲由香港特區政府衛生署頒發的中成藥製造商牌照。

　　百成堂集團主席李應生（BBS，MH，JP）於七十年代修讀工商管理，他在接手家族生意之後，集團除批發外，更陸續進軍零售、代加工以至自行生產中藥材的領域，並已成為新式零售參茸連鎖店。李應生熱心公益，對推動中藥發展不遺餘力，1991 年在任香港參茸藥材寶壽堂商會理事長期間，曾舉辦數次藥材展覽會，為市民提供正確的中藥資訊，1999 年被委任為香港中醫藥管理委員會中藥管理小組主席，對制定香港未來中藥發展提供不少意見。李應生為香港特別行政區第十三屆全國人民代表大會代表，是香港中藥業協會創會會長，曾任香港中藥聯商會理事長，香港參茸藥材寶壽堂商會永遠會長、香港中華製藥總商會顧問、香港中成藥商會名譽會長、香港南北藥材行以義堂商會名譽顧問、國家中醫藥管理局台港澳交流中心顧問等，對業界貢獻良多。

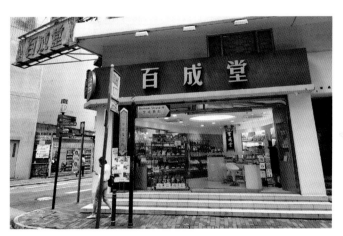

• 文咸西街百成堂總店

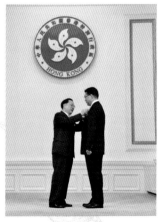

• 李應生接受頒發勳章

百昌堂

　　百昌堂最初在廣州起家,製作珠珀猴棗散為小孩定驚,供家族內部使用,由於成效顯著,聲譽外傳,於是附近街坊紛紛前來問取。起初百昌堂是免費派發,後來前來領取的人越來越多,才把它放上貨架出售。1920 年,百昌堂遷移至香港,在上環文咸西街 12 號營運至今已有過百年歷史。

　　三層高的建築物大門上方簪花的店名和門口左右相對的牌匾是百昌堂的特色,牌匾分別寫着「百昌堂珍珠冰片」和「百昌堂參茸玉桂」,這些大型的木製牌匾都是原裝從廣州運過來的。正如店外牌匾所示,冰片是主打中藥材之一。百昌堂售賣的藥材仍然保留當年特色,可說是南北行中藥貿易的歷史見證。

　　百昌堂的中藥多以批發為主,零售數量不多。其所售藥材的種類在同行中可謂獨樹一幟,以通竅藥材為主,如龍涎香、琥珀、麝香和冰片等。除此之外,百昌堂還有珍珠、馬寶石、猴子棗等安神鎮驚的藥材以及關東鹿茸、三姓麋茸、北鹿尾靶和長白山土木人參、北高麗參、吉林紅參、花旗洋參等補益氣血的藥材。

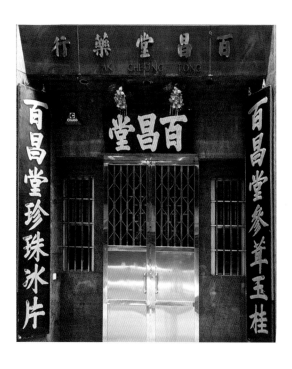
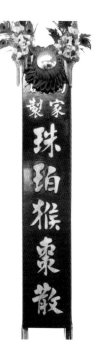

VIII　香港的道醫文化

　　道醫文化歷史悠久，道醫的「道」，指道教。道教是中國傳統的宗教信仰，其教義包含一種與自然相應的生命觀。道家認為，生命的本源是由「道」所派生的「元氣」而來，[55]《道德經》曰「道生一，一生二，二生三，三生萬物」，從此「道」而來的「一」，指元氣；由元氣所生的「二」，指天地陰陽；由天地陰陽所生的「三」，則是指上升於天的陽氣，與下降為地的陰氣相交而合成的「中和之氣」；這個「中和之氣」，就可生萬物。

　　至於由元氣而派生的生命，道教認為萬物當中，人類的生命最為可貴，道教的經典中不乏論及生命與世界之關係的論述，例如《太上老君內觀經》中談及人體生命時說：「從道受生謂之命，自一稟形謂之性，所以任物謂之心……動以營身謂之魂，靜以鎮形謂之魄，流行骨肉謂之血，保神養氣謂之精，氣清而謂之榮，氣濁而遲謂之衛，總括百骸謂之身，眾象備見謂之形，塊然有閡謂之質，狀貌可則謂之體，大小有分謂之軀。」除了具象的「身」、「形」、「質」、「體」及「軀」外，此中還提及到「魂」、「魄」、「血」、「精」等較抽象的形上概念，同時已隱含道教對人生命精神層面的論述。

　　正如談及中醫的基本理論時已提到，中醫視人體為陰陽五行的整合，人體的五臟六腑皆有五行屬性，只要體內的陰陽五行調和平衡，身體自會健康，而疾病就是體內失衡所致。中醫最初就是以《黃帝內經》的用藥與陰陽五行學說，從而辯證施治，對於身體而言，中醫講求的是身體的平衡和藥物的關係，屬於

55　老子《道德經》中云：「有物混成，先先地生。寂兮寥兮，獨立不改，周行而不殆，可以為天下母。吾不知其名，字之曰道。」

扶乩是一種宗教活動，因此在治病中講求的並非如何辯證及用藥，而是貴乎誠心，因此得方也因人而異，卻非如中醫藥般因應病患的體質和病況而「施治」。不過，亦有個別道脈得到神靈降乩指示，慢慢發展出一套針對不同症狀的「仙方」，例如呂祖仙方（詳見下文），當中有藥方表明要到「中西醫皆無效」才可服用該方，或者只需單方（一味藥）就可解決求問者的病況等。雖然看似簡單，但既是從神靈中求得的方法，除了有治療疾病的基本功效外，亦有安撫心靈的作用。

神靈降乩所得的「仙方」有三種，第一種自是以個別患者自行求得的乩示仙方；另一種是上述如呂祖仙方的，從扶乩得出針對不同症狀、不同人士所得的一套仙方，主要是患者本身清楚所患何病，根據仙方所列的病症及藥方服藥；第三種則是從神乩示得出一整套藥籤，供患者在神靈前祈求。

藥籤

道醫與中醫的最大分別並非在於其用藥方面，而是在於辯證施治的過程。道醫最重要的「工具」是藥籤，一套藥籤靠神祇降乩指示而產生，因此不同派別不同神祇會有各自一套藥籤，例如華佗先師藥籤、呂祖先師藥籤或黃大仙藥籤等，不同的藥籤系統亦有不同的籤數，均先收集藥方，在神靈前擲杯請示是否收進藥籤系統內，或者直接請神靈降乩指示，因此道醫文化的形成與流傳，與扶乩問道直接扯上關係。

如上所述，道教對於人身體的問題，並不單單着眼於肉體的疾病，更重視精神上的問題，因此藥籤雖為神靈指示解決身體問題的方法，其內容不限於藥方及服法，有些指示求問者靜坐一段時間，有些則指示求問者「戒殺放生」，多行善舉，疾病自然遠離，亦有一些指示身體問題不至於用藥，但需服用某種食物。簡言之，道醫的藥籤系統雖各有不同，但由神靈祖師降乩而得的藥籤系

統，非但提供藥物治療的方法，更有精神治療以至食療的法門。

　　由於藥籤的治療方法並不直接牽涉辯證施治，甚至求取藥籤的過程中不需如傳統醫術的望聞問切，因此道醫對於求問者的其中一個條件是誠心信奉，甚至在藥籤中有「你心不定，潔體再來」[57] 等籤文。傳統上，西醫有「希波克拉底誓詞」（*Hippocratic Oath*），或符合現代醫學的「日內瓦宣言」（*Declaration of Geneva*）[58] 或「赫爾辛基宣言」，[59] 這可算是醫生的行為規範，亦可視作一種醫生的道德。這種「醫者無界限」的觀念，在道醫中卻有另一種面向，由於道醫關乎到導人向善的宗教信仰，所以在道醫的原則中反而有「八不治」：一、不誠

57　出自「廣成祖師靈方」第五籤。

58　1948 年於瑞士日內瓦舉行世界醫學學會，會上制訂醫學學科畢業生的誓詞，為醫生服務的宗旨，此宣言隨後多次修訂及增補，目前最新的版本於 2017 年增補而成，內容為：

　　身為醫學界的一員：

1. 我鄭重地保證自己要奉獻一切為人類服務；
2. 病人的健康應為我首要的顧念；
3. 我要尊重病人的自主權和尊嚴；
4. 我要保有對人類生命最高的敬畏；
5. 我將不容許有任何年齡、疾病、殘疾、信仰、國族、性別、國籍、政見、種族、地位或性向的考慮介於我的職責和病人間；
6. 我要尊重所寄託給我的秘密，即使是在病人死後；
7. 我要憑我的良心和尊嚴從事醫業；
8. 我要盡我的力量維護醫業的榮譽和高尚的傳統；
9. 我要給我的師長、同業與學生應有的崇敬及感戴；
10. 我要為病人的健康和醫療的進步分享我的醫學知識；
11. 為了提供最高標準的醫療，我會注意自己的健康和能力培養；
12. 即使在威脅之下，我也不會運用我的醫學知識去違反人權和民權；
13. 我鄭重地，自主地並且以我的人格宣誓以上的約定。

59　這是於 1967 年世界衛生組織提出的醫學倫理學的宣言，內容主要圍繞醫學研究運用於人體時的六項基本原則：

1. 接受測試者需要在清醒下同意；
2. 接受測試者需要對實驗有概括了解；
3. 實驗目的是為將來尋求方法；
4. 測試目的是為將來尋求方法；
5. 由於是為將來尋求方法，若實驗對人體身心受損，需立即停止實驗；
6. 要先擬好測試失敗的補償措施，才可在合法機關的監督下，再由具備資格者進行實驗。

不敬者不治；二、毀謗道醫者不治；三、不信道，不信因果者不治；四、重財輕命者不治；五、匪盜大惡、觸犯刑律之人不治；六、不聽善勸、無心改過者不治；七、不按照醫囑療程、治療、用藥的不治；八、聽信讒言、妄自改動治療計劃的不治。這個「八不治」的原則未有明確記載，需核實這種不符合求診資格的病患也並不容易，因此藥籤的結果有時會直指求問者的心態而拒絕提供療法，如有「閒月不焚香，急時問老仙，回當自修省，病患免纏綿」[60] 的籤文。

廟產興學與道醫來港

道教是中國傳統的宗教，但在香港開埠初期對於本地道教的記錄較少，而且修道者多以自身修養為主，初時未有回應社會或服務社會的需要。直至清末，因為西風東漸而興起的洋務運動，在鴉片戰爭後，當時軍機大臣張之洞提出「廟產興學」為振興中國的其中一個方法，在他的《勸學篇》中指出：「今天下寺觀何止數萬……方今西教日熾，（佛道）二氏式微，其勢不能久存，佛教已際末法中半之運，道家亦有其鬼不神之憂，若得儒風振起，中華義安，則二氏亦蒙其保護矣。大率每一縣之寺觀十取之七以改學堂，留十之三以處僧道，其改學堂之田產，學堂用其七，僧道仍食其三。」[61] 而康有為亦有類似主張，認為「於民間寺廟並有不在祀典者，即着地方官曉諭民間一律改為學堂，以節靡費，以隆教育」。[62]

由此可見，清末中國的政局中，有強烈的聲音呼籲注重教育，卻以獨尊儒術、摒除佛道二教的手段來達成，當中寺觀成為主要的針對對象，雖然初時這

---

60 出自「呂祖仙方男科第四方」。

61 光緒二十四年（1898），張之洞撰《勸學篇》外篇〈設學第三〉。

62 出自康有為《請飭各省書院淫祠為學堂摺》，詳見黃彰健編：《康有為奏摺》，台北：中央研究院史語所，1974年。光緒二十四年五月條。

種主張因為變法失敗而未能正式施行，但於光緒二十九年（1905），朝廷頒下《奏定學堂章程》，[63] 列明將廟產歸公作為興學經費，自此，「廟產興學」成為國策之一，並對寺廟道觀造成極大的衝擊。

佛道二教當時面對的情況，除了是廟產被充公以用作教學用途外，更有被要求從廟產中提撥，用以解決地方官府開支以至人民的生活困難，這種提撥往往以「慈善性質」作幌子，僧道因為官方的輕視而沒法反抗，慢慢地，寺廟道觀的營運變成「順理成章」的慈善，未能供養僧道，導致清末中國內地僧道多有決定四出參訪，環顧華人地區，只有香港及澳門未受「廟產興學」的政策影響，因此兩地均吸引僧道千里行腳，來港尋覓安身之處。[64]

道教團體與道醫

二十世紀初，由廟產興學到辛亥革命後，內地局勢持續動盪，僧道不斷從北方來港，當時香港的政局相對而言較為穩定，港英政府對華人宗教並無太嚴苛的規管，宗教人士有較高的自由度，僧道可選擇在香港闢室自修，甚至有意圖建基立業。而來港僧道中，修道者更會向神靈或祖師請示，請其降乩指引前路。

63 中國第一歷史檔案館編：《光緒宣統兩朝上諭檔案》，桂林：廣西師範大學出版社，1996 年，光緒二十九卷。

64 鄧家宙：《香港佛教史》，香港：中華書局，2015 年，頁 15-16。

赤松黃大仙祠（來港年份：1915）

1897 年，廣東省南海縣人梁仁庵得到黃初平先師降乩指導，入道成為道侶，翌年再得到黃大仙降乩「同意及指引」，在 1900 年廣州花埭建立專門供奉黃大仙的道觀，不久梁仁庵道長再次得到黃大仙的乩示，指廣州炆有暴亂，於是在 1901 年返回故鄉，出錢出力成立普慶壇，於 1903 年完工。1911 年帝制被推翻後，在破舊立新，破除封建迷信的思潮下，內地各省的寺廟道觀在民國初期遭到破壞，此時梁仁庵道長再次得到黃大仙的乩示，表示「此地不宜久留，炆須向南遷移」，於是在 1915 年，梁仁庵道長父子二人，攜同黃大仙像到香港弘道，黃大仙信仰可説自此在香港扎根，並在往後多年持續發展。

黃大仙的信仰中，除了祈求平安健康外，信眾普遍信奉黃大仙對治療疾病有一定的神力，黃大仙的靈籤有一百枝運籤，另外有一套藥籤，劃分得相當仔細，分男（100）、婦（100）、幼（100）、外（100）及眼（100）五科，總共籤數有五百枝。茲將部分籤文摘錄如下，以對黃大仙的藥籤系統有初步的認識：

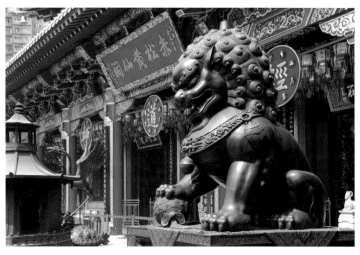

• 黃大仙祠

男科

第一方：「虔誠感格老仙靈　朝夕多宜誦聖經　善事常行神擁護　不須服藥病當輕」

第五十一方：「非寒非熱　內有濕痰　除痰去濕　癒不過三雲苓貳錢於朮壹錢　川貝貳錢棉芪錢半　香附壹錢　生黨錢半　煎飲」

第九十七方：「乾坤卦離　水火行沖　八卦宜叶　五行宜同知母貳錢防黨貳錢　苓皮錢半腹花錢半　羌活壹錢　香附壹錢　煎飲」

第九十八方：「去年收拾艾　昨日舊煎茶　半飲又半洗　妙法無以加」

第九十九方：「簽求得九九　病亦癒九九　勸爾誦經文　鶴籌添九九」

婦科

第一方：「放開心事莫憂愁　不在君臣藥可瘳　福宅吉人神擁護　安閒靜養自心修」

第五十一方：「感暑受濕　更加食滯　疏表之法　是為上計柴胡壹錢泡朮錢半　清遠茶貳錢朱苓錢半　澤瀉錢半　法麴壹錢　煎服」

第六十四方：「家內不和妖魅侵　偏多危病苦沉沉　虔誠祀祭先靈位免使前人血淚深祀祭家先　明日再求」

第九十八方：「世事宜忍　休管是非　自掃庭雪　明此便宜再求」

第九十九方：「陰數將盡　險而有救　念爾心誠　服藥自湊人乳壹盅童便小許　人中白五分　開服」

幼科

第一方：「保赤心常赤　護安立見安　靈符賜與佩　慎飲食風寒」（附靈符）

第二十方：「肺燥似咳　潤肺止咳　一服可畢　遷善乃吉玉竹貳錢　百合叄錢　桑白貳錢津梗貳錢　澤瀉貳錢柿霜貳錢　煎服」

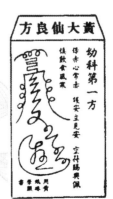

第五十七方：「臍風耳　何用疑　竹筒火　局最宜法用竹筒以火紙引火入竹筒向臍局之」

第六十六方：「犯了凶煞　災咎多生　即求城隍　消除劫患求城隍後三天　再來乃有妙方」

第七十一方：「飛鼠一隻去腸臟　煆灰去火氣　每早白粥沖三分服」

第七十三方：「宅內社神常褻瀆　不敬家先也有關　潔誠虔祀雍雍肅保守嬰兒常養育無方」

第九十九方：「否否否　康泰未逢時　爾不是　可另請明醫無方」

外科

第一方：「紅可驚心　痛至沉沉　不須多藥　亦是甘霖生地叁錢　土銀花肆錢　花粉貳錢煎洗飲兩用」

第四十九方：「七七四十九　患痛遍身走　賜爾一靈符服下自然湊（附靈符）」

第九十五方：「滑石叁錢　銀花叁錢　枳椇子叁錢防己貳錢　澤瀉貳錢　炙龜板叁錢全煎服」

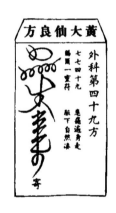

眼科

第一方：「淨鈎貳錢　蟬退貳錢去頭足　白菊貳錢生地貳錢　赤芍貳錢槐花貳錢同煎服」

第三十三方：「時發時止　最難斷尾　許願行善　方有轉移生六味丸服叁錢早晚空心鹽水送下」

第九十九方：「否極否極　難免憂戚　待遇二候　方有起色未有方」

黃大仙藥籤的來源主要是降乩，求籤者需誠心向神靈祈求，得籤後按指示而行，有些籤文會替患者「辯證」，有些則只列出藥方及服法，但黃大仙藥籤當中最特別的，是多有心理療法，此種心理療法跟現代的輔導方法不同，而多是通過訓示或勸解，例如男

科籤文會訓示求問者多多行善，婦科籤文則會勸導求問者排解鬱結，甚至有籤文會指出病痛皆因褻瀆神靈所致，只要誠心向神靈悔過，則不需用藥，「病」亦可除。

　　因籤文所限，加上沒有醫師替病人診治，藥籤對病人的療效始終有所限制，或因病人體質問題，藥籤的藥方未必真正適合求診者，但黃大仙藥籤的心理療法可視為一種道德的規範，勸導世人行善祛惡，亦只有保持心靈健康，一心行善，放開胸懷，才會有健康的身體，若然喜怒哀樂太過，疾病也容易隨之而來。事實上，藥籤的數量，亦反映使用（或發源）藥籤時，該地區人口密集，需要處理不同種類的疾病。黃大仙藥籤，細分五科，每科有一百枝藥籤，雖未至於真正能醫百病，但服務範圍也不可謂不廣。黃大仙祠始創人梁仁庵來港時，亦有攜同黃大仙藥籤，以應社會之需，不過後來香港發展優質的醫療服務，赤松黃大仙祠才收起藥籤服務，正如上述，黃大仙藥籤雖然有五百枝之多，但畢竟沒有經過正式辯證施治，未必適合廣大市民，收起藥籤之舉，可避免其帶來的食物藥物衛生的風險。

表 2.16　黃大仙仙方藥籤分類簡表

《黃大仙仙方》	男科	婦科	兒科	外科	眼科	總籤數
方劑 / 療法	70	78	85	88	86	407
修養品德	10	13	7	5	8	43
符	5	0	0	2	0	7
其他（安心 / 不予 / 祭祀）	15	9	8	5	6	43
總籤數	100	100	100	100	100	500

蓬瀛仙館

　　1929 年，何近愚、陳鸞楷、麥星階等八十名先賢，合力在粉嶺籌建「蓬瀛仙館」。

　　1957 年，流行性感冒（亞洲流感）在亞洲大規模爆發，[65] 蓬瀛仙館希望能夠及時醫

65　流行性感冒蔓延，新界各區並難倖免，荃灣商會辦中醫贈診所。（《華僑日報》，1957 年 4 月 22 日）

治貧苦病人，理監事會決議舉辦「夏季贈醫贈藥」活動，與粉嶺區鄉事委員會合辦，蓬瀛仙館負責三個月，而鄉委會則負責一個月，由張少卿醫師主理，醫治病症多達四千。

1985 年開始，蓬瀛仙館委託上水廣場安堂藥行辦理義診，推行贈醫贈藥服務。[66]

1993 年，仙館自行設立中醫門診部，為市民提供中醫診症服務。

1997 年開始，仙館自行浸製及派發「蓬瀛跌打酒」。跌打酒的源起與仙館前館長唐漢（1920—2007）有密切關係。據唐漢兒子唐斯善（仙館現任中醫藥部主任）憶述，唐漢早年在仙館的雜物房找到一些舊文件，當中附有一條古老的外敷跌打酒藥方，共十八種藥材，經考究後發現對舒筋活血甚有功效，決定嘗試浸製。按中醫學理論[67]「血不活則瘀不能去，瘀不去則骨不能接」，跌打損傷可造成皮、肉、筋、骨及關節氣滯血瘀。蓬瀛跌打酒獲得用家廣泛的正面迴響，唐漢館長更將跌打酒推廣至中國內地，在廣州純陽觀設點協助浸製，將藥酒贈予全國道教宮觀。據唐斯善主任回憶，早年浸製藥酒是在蓬瀛仙館範圍內，用簡單的木盆和酒醅，隔去渣滓，需要浸製一、兩年。後來香港衛生署對中醫藥物加強管制，[68]各種治療藥物都需要經過註冊和嚴格認證。為配合香港法例第 549 章《中醫藥條例》[69]的實施，仙館按照條例的要求，自設營運廠房，將藥酒的製作工序規範化。

2002 年起，增添流動中醫診療車，服務範圍包括：義診（每位病人贈藥二劑）、量血壓、健康諮詢、派發食療單張及短講等。

---

66 蓬瀛仙館 80 週年館慶特刊。

67 中醫治療原則，早期活血祛瘀、消腫止痛；中期接骨續損、和營生新；後期壯筋骨、養氣血補肝腎。

68 行政長官在 1997 年及 1998 年的施政報告中，闡述了香港特區政府對中醫藥的政策。行政長官在 1997 年施政報告中表示：「為保障公眾健康，我們計劃在下一個立法年度提交條例草案，設立法定架構，以評核和監管中醫師的執業水平，承認中醫師的專業資格，以及規管中藥的使用、製造和銷售。一套完善的規管系統，會為中醫和中藥在香港醫療體系內的發展奠定良好基礎。我深信香港具備足夠條件，能夠逐步成為一個國際中醫中藥中心，在中藥的生產、貿易、研究、資訊和中醫人才培訓方面都取得就，使這種醫療方法得到進一步發展和推廣。」

69 1999 年 7 月 14 日，《中醫藥條例》（下稱「該條例」）經法案委員會審議後，於 1999 年 7 月制定成為法例（香港法例第 549 章），就中醫在本港執業，以及中藥的使用、銷售及製造訂立法定規管架構。該條例的條文分批實施，新實施的中醫規管制度包括：中醫註冊、中醫執業資格試和中醫紀律等方面的措施。中藥規管制度包括：中藥商領牌、中藥商監管和中成藥註冊。（20031212 立法會_內務委員會會議文件）

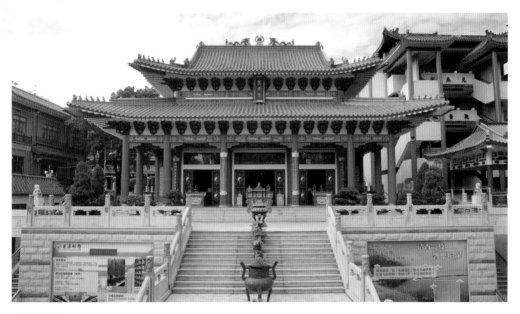

• 蓬瀛仙館

　　2003 年「非典型肺炎」爆發，蓬瀛仙館關注香港社會疫情，積極響應「全城抗炎大行動」，捐出港幣 30 多萬元，舉辦「鄉郊攜手齊抗炎」等大型健康教育活動。

　　2008 年，仙館於大埔開設社區保健中心。除了診症及配藥服務外，仙館亦提供社區保健外展服務，指導社區人士關注健康，提升生活素質。推廣「醫食同源、藥食歸一」的理念，讓大眾在日常生活實踐養生。蓬瀛仙館多年來編纂多本食療書籍，例如：《健康食療》、《四季養生食療》、《養生功法與食療》等，派發予公眾參閱。

　　2011 年 4 月初，廠房獲衛生署正式發牌，跌打酒投入批量生產。

　　2012 年 8 月起，仙館中醫服務全面採用中藥配方顆粒沖劑，[70] 取代傳統草藥，使患者服藥更為便捷，迎合都市人生活習慣。現今仙館中醫門診，每年診症服務超過一萬人次。

　　2017 年，與北區愛心基金會合作增設「愛心流動中醫診療車義診服務」，穿梭新界鄉郊地方，為偏遠地區的居民提供免費中醫醫療和配藥服務。

70　從消費者角度看中藥配方顆粒的發展－香港賽馬會中藥研究院－中藥顆粒質量控制研討會 https://www.consumer.org.hk/ws_chi/director/articles/speech/20080828.html

（續前表）

年代	1901 年—1930 年中醫藥發展大事記	出處 / 備忘
1911	中華民國成立。	
	民國時期，中醫藥界為爭取醫療、教育等權利，進行持續抗爭，要求把中醫納入教育系統，促使政府成立「中央國醫館」，制訂《中醫條例》，通過《中醫學校通則》，並舉行中醫師檢定考試。同時中醫藥界積極創辦學校，使用新式教育方法培養中醫人才。據統計，全國各地興辦的中醫院校、講習所和學社共計有八十多所。	
	● ● 神州醫學傳習所（1913—余作陶）● ● 上海中醫專門學校（1917—丁甘仁）● ● 浙江中醫專門學校（1917—傅崇黻）● ● 蘭溪中醫專門學校（1917—張山雷）● ● 廣東中醫教員養成所（1918—陳月樵）● ● 廣東中醫藥專門學校（1924—盧乃潼）● ● 廣東光漢中醫專門學校（1924—伍銓萃）● ● 上海中國醫學院（1926—朱鶴皋）● ● 天津國醫函授學校（1927—張錫純）● ● 北平國醫學院（1930—蕭龍友）● ● 華北國醫學院（1932—施今墨）● ● 廈門國醫專門學校（1932—吳瑞甫）● ● 仙遊縣國醫專科學校（1933—溫敬修）● ● 湖南國醫專科學校（1934—劉嶽倉）● ● 南京國醫傳習所（1934—隨翰英）● ● 新中國醫學院（1936—朱南山）	
	創辦廣華醫院，成為九龍及新界區的第一間醫院，為華人服務。	東華三院網頁/ 關於我們/ 歷史/ 發展史簡表 http://www.tungwah.org.hk/about/milestones/
	廣華醫院開幕告白。	19111009 華字 _ 廣華醫院開幕告白
	廣華醫院開幕紀盛。	19111010 華字 _ 廣華醫院開紀盛
	廣華醫院開幕宣佈詞。	19111011 華字 _ 廣華醫院開幕宣佈詞
1912	香港參茸藥材寶壽堂商會始由伍耀廷先生創辦，宗旨為鞏固商行間聯繫，促進各地中藥貿易，謀求社會福利，發揚中藥弘效。	香港參茸藥材寶壽堂商會 105 週年紀念特刊
	11 月，北洋政府頒佈《醫學教育規程》，沒有把中醫藥的內容列入。	廣東中醫藥博物館

年代	1901 年—1930 年中醫藥發展大事記	出處 / 備忘
1912	香港中醫多用學徒式傳授新人，戰前潘陸仙、陳伯壇、陳慶保等人都曾設帳授徒，但設備簡陋，教材貧乏。中醫團體公開設中醫藥講座，最先由香港中華國醫學會（香港中醫師公會前身）盧覺愚等人提倡。香港的中醫學院多在夜間上課，戰後成立的中醫學院有多間，包括王道、漢興、現代、復旦、香港及各中醫師公會附設的學院等等。	20180422 每日頭條_五十年來中西醫在香港的消長
1913	香港八家藥材商行致電北洋政府教育部請願抗議，指出「廢棄中醫，即放棄中藥」。	
1917	香港出現了第一所「業餘性質」的中醫學校「慶保中醫夜校」，由番禺名醫陳慶保主辦。陳慶保著《傷寒類編》作為講義授徒。國醫大師鄧鐵濤父親，嶺南一代名醫鄧夢覺（近代嶺南溫病名醫）1922 年就業於陳慶保門下。	
1918	跑馬地馬場大火。	
	10 月 15 日，潔淨局議決通過准許天花病患者在家醫理條例，染痘症者可延中醫調治。	
1919	博愛醫院成立，秉承「博思濟眾，慈善仁愛」之精神服務市民。當時元朗為鄉村市集，缺乏醫院，居民求醫無門，由當地熱心人士發起籌建醫院，為貧病者提供免費醫療及賑濟服務。	
	廣華醫院增設接生房，東華改良病人牀褥。	19190419 華字_廣華設接生房
1920	南北行公所訂立《南北行例》，規定行內守則，聘有更練，維持區內治安，並置有滅火車，參與消防工作。	
1921	下環集善醫所（院）批准開辦。	19210726 華字_下環集善醫所批准開辦
	集善醫院再次敍會，商討附入東華醫院。	19211013 華字_集善醫院再次敍會
1922	海員大罷工。	
	廣華醫院增設中醫服務。有一隱名女士前後捐贈 50580 元，促請廣華醫院辦理施贈中藥。東華總理深感其誠，遂續籌募七萬餘元，辦理施贈中藥。	東華三院網頁/ 關於我們/ 歷史/ 發展史簡表 http://www.tungwah.org.hk/about/milestones/

（續前表）

年代	1901 年—1930 年中醫藥發展大事記	出處 / 備忘
1924	廣東中醫藥專門學校創立，為近代第一批創辦的中醫學校之一。由於得到多個的藥業團體支持，包括香港參茸藥材寶壽堂商會、香港中藥聯商會，辦學規模較大，一直延續到新中國初期，為「廣州中醫藥大學」前身。	香港參茸藥材寶壽堂商會 105 週年紀念特刊
1925	省港大罷工。	
	6 月，省港大罷工，南北行響應紛紛歇業。壟斷南北行藥材業的「公志堂」，向生藥行及各藥材幫行提出，將「銀期」由 60 天縮為 30 天。	
	省港大罷工後 5 個月，「公志堂」又向藥材買家及各幫行提出加收「出店」伕力費。	
1926 年前	香港南北行街（即現今之文咸東西街）土產雜貨行業十分興旺，而藥材業務則較為平淡。當時經營南北貨品之行號中，有兆豐行、昌源行、永豐和、公發源、廣豐等等兼營藥材生意。由於中國內地藥商並無派員駐港，故一切買賣均委託上述行號行街員（賣手）代理，並由其負責書信聯絡和報告行情，而行街員則從中抽取交易佣金和筆金。當年，皇后大道西 72 號 2 樓有一間名為「廣智」的行街館，另於機利文街設有「南北行公所」和「慎遠堂」，皆屬業內行街員聚集之地。為了方便交流，行街員每人每月付予「廣智館」一元作為茶水費，每天聚首交換行情和客戶資料，並於禡期（農曆每月初二及十六日）舉行聚餐。當時，賒賬期限訂為 45 天，凡有被拖欠或壞賬之情形，多由「廣智館」負責人出面處理；若遇特別事故，則藉用「南北行公所」開會商議。及後，藥材業務日起暢旺，行內利益之爭時有發生。	香港南北藥材行以義堂商會 90 週年會慶紀念特刊
1927	5 月，香港南北藥材行以義堂商會成立，維護商行共同利益，彰顯「以義取利」為宗旨。	香港南北藥材行以義堂商會 90 週年會慶紀念特刊
	7 月，集善醫所收歸東華醫院管理，建東華東院。	19270711 華字 _ 集善醫所收歸東華醫院管理
1928	東華東院成立後，集善醫院仍存在。	19280103 工商 _ 東華東院成立
	1928 年，香港中藥聯商會成立，聯合各幫出入口辦莊、歸片分售、生藥行等組成，當時成員三百餘位，積極推動香港中藥業發展，促進同業團結，爭取及維護業界合理權益。加強與政府溝通，與中藥學術界聯繫，與港、澳、台及海內外同業互通資訊，開拓市場。	香港中藥聯商會金禧紀念中藥展覽特刊

年代	1901 年—1930 年中醫藥發展大事記	出處 / 備忘
1929	何近愚、陳鸞楷、麥星階等 80 名先賢，合力在粉嶺籌建道院，取名「蓬瀛仙館」。	蓬瀛仙館 80 週年館慶特刊
	國民政府舉行第一次中央衛生委員會議，上海西醫余雲岫等提出「廢止舊醫以掃除醫事衛生之障礙案」。同年 3 月 17 日，全國各地中醫藥界組成聯合會，向南京政府提出抗議。	19291230 工商 _ 國府維持中醫中藥
	「廢止舊醫以掃除醫藥衛生之障礙案」，引起全國中醫及社會各界關注。捍衛「中醫藥行業」的合法地位和利益，一直以來都是「香港中醫藥團體」的第一要務。中醫風潮爆發，尤列組織「中華國醫學會」，參與者有：何佩瑜、黎琴石、盧梓登、盧覺非、陳濟民、梁朝浦、李翰芬、林繼枝、陳秋雲、石媲生、廖孟培、弘耀南 12 人。	
	僑港中醫師公會成立，為歷史悠久的香港中醫團體之一。	中醫藥年鑑 1957
1930	香港中醫國醫學會（香港中醫師公會前身）出版第一本中醫期刊《國醫雜誌》。	19310401 工商 _ 國醫雜誌第三期
	虎標永安堂來港開業，設廠灣仔道，生產萬金油、清快水、八卦丹等。	
	3 月，善堂停止中醫中藥。	19300314 華字 _ 善堂停止中醫中藥
	3 月 17 日，南京政府公佈中央國醫館組織條例，中醫改稱「國醫」。業界將 3 月 17 日定為「國醫節」。	
	3 月，飭將善堂「贈種痘」改用西醫。	19300322 華字 _ 善堂贈種痘改用西醫
	撤銷停止中醫中藥令。	19300322 華字 _ 撤銷停止中醫中藥
	4 月，社會局召集各善堂會議通過將贈醫施藥之中醫中藥停止，應用西醫西藥。	19300402 華字 _ 中醫公會關於廢止中醫中藥
	承淡安在無錫創辦中國針灸學研究社，香港的盧覺非、盧覺愚、曾天治、謝永光等人先後前往學醫。	
	11 月，中央國醫館徵求人才。	19301124 工商 _ 中央國醫館徵求人才

第三章

浩劫重生　百花齊放

（一九三二年至一九五〇年）

　　在歷史上，不同的朝代均有醫術醫理的記載，當中不少融入於文化、文學以至娛樂當中。隨着不同文化的交流，中醫藥學自古已有不同程度的傳播，如唐朝年間就有大規模的中日醫藥文化交流，明代與周邊國家更見頻繁，以至十四至十七世紀期間，中國與柔佛、占城、暹羅及彭亨等國（即今越南、泰國、印尼等東南亞地區），或與東北方的朝鮮和日本，均有貿易往來。而這種國家之間的交流往來，除商品與技術外，也包括醫理與藥材。中醫的理論傳播到世界各地，並與不同的醫學進行交流，吸收不少外地的醫術，形成一門不斷自我更新的學說。此種交流與傳播歷經多年，直至清代，中醫的發展已經極具規模。香港以其獨特的地理位置，成為中醫藥向外交溝通的窗口。歷經漫長歲月的浸潤和沉澱，中醫藥傳統文化在香港得到很好的承傳和發揚。三十年代中醫藥醫療服務為社會所依賴，發展相當蓬勃，同時期造就了一批醫術水準很高的醫家。

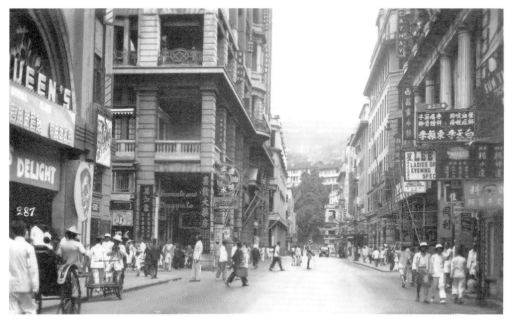

• 一九三〇年代皇后大道中街景，右邊清晰可見李振東、李天白醫師招牌

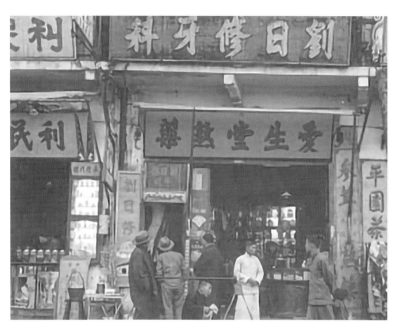

● 一九三〇年代愛生堂熟藥店

　　但是，一場戰爭令中醫藥在香港的發展又需重新起步。1937年，中日戰爭全面打響，1941年，太平洋戰爭爆發，香港淪陷，日佔時期香港市民生活苦不堪言，社會面貌千瘡百孔。1945年日本戰敗並宣佈無條件投降後，日軍立即撤離香港，但同時引發香港的歸屬問題。英國宣佈恢復對香港的殖民統治，曾遭到中華民國政府反對，後來經過多番交涉，中方同意英國在香港宣佈接受日本人投降，正式恢復對香港的殖民統治。

　　香港重光之後，所有事情可說是由戰後的頹垣敗瓦中重新開始，在物資短缺、百廢待舉的社會環境下，各界專業人士需要團結起來，共同建設社會。救濟及恢復的工作刻不容緩。其中一個需關注的問題是，日軍在佔領期間以軍票取代港元，戰事結束後，港元恢復地位，軍票又立刻變為廢紙，以致大部分香港居民一夜間變成赤貧。當時最緊急的，是解決糧食和就業的問題，所幸當時並沒有大規模爆發疫症，否則後果不堪設想，除了腸熱症、玉蜀黍疹和痢疾等

因營養不良所導致的疾病外，基本上沒有如過去數十年的嚴重瘟疫（如天花、鼠疫等），加上醫務衛生當局又密切監察各類疾病的傳播，同時儘快恢復各醫院及診所的正常運作，以致戰後並未有重大的醫療問題。

至一九五〇年代前後，中醫師在香港已經不是一個小羣體，於是業界各自成立中醫師公會。中醫師公會以整合業界網絡，聯絡團結為目的，一方面推行學術交流或辦學，以鞏固現有知識及確保業界訊息流通，另外又可運用所學回饋社會，舉辦贈醫施藥活動，獲得社會的關注和認同。1949 年中華人民共和國成立後，香港藥界亦與內地外貿公司德信行建立密切業務關係，中國藥材、成藥、藥酒等由其經銷大量輸入香港。此時期大批中醫名家、中醫藥團體及中醫院校湧現，內地各門派的武術和跌打醫術等相繼流入，中醫藥和道教團體持續提供大規模的贈醫施藥服務，中草藥與涼茶文化盛行，香港中醫藥業的發展開始進入了新的歷史階段，一時盛況空前。

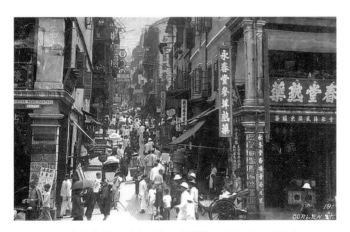

• 一九三〇年代位於皇后大道中和閣麟街交界的永春堂藥行

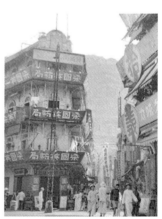

• 1935 年位於孖沙街與禧利街交界的梁國英藥局

I 戰時香港的醫療和中醫

　　1937 年，中日戰爭全面爆發，1938 年，廣州淪陷，大量難民蜂擁到港，使香港人口急劇上升，1937 年前後，香港的人口約有 100 萬，1941 年升至約 170 萬。[1] 一些中醫藥學院於一九三〇年代末可以在香港復課（如廣東中醫專科學校及保元中醫專科學校），因為醫師從廣東地區逃到香港謀生，當時日軍的指爪仍未直接伸至香港。直至 1941 年太平洋戰爭爆發，12 月 8 日，日本軍隊進攻香港，香港戰役爆發，十八天後，時任港督楊慕琦爵士（Sir Mark Young）宣佈投降，香港正式進入了三年零八個月（即 1941 年 12 月 25 日至 1945 年 8 月 15 日日本無條件投降）的日佔時期。

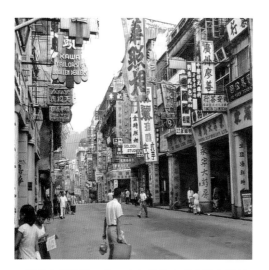

• 廣州中醫廖善一九四〇年代於皇后大道中開診

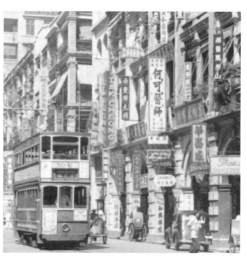

• 1941 年中環德輔道中何可醫師

1　關禮雄，《日佔時期的香港（增訂版）》，香港：三聯書店（香港）有限公司，2015 年，頁 138。

II 戰時的東華三院及公共醫療服務

　　1940 年戰事仍未波及香港時，東華三院的中醫業務幾乎達至歷史高峯，當年東華醫院的駐院中醫有 16 人，收容難民三萬之多，對本已有經濟負擔的東華三院來說實是雪上加霜，但東華醫院仍維持每天贈診街症三小時，病人每天數以萬計。同年霍亂肆虐，根據醫務處的報告，截至 1940 年 9 月，已錄得 763 宗霍亂個案，因霍亂致死計 499 宗，死亡率為 65%。在此背景下，時任東華三院主席李耀祥倡議編出《驗方集》，以節省配煎藥的時間和開支。[7]

　　1941 年備戰之時，港英政府已徵用了東華東院作陸軍醫院，英軍投降後，日軍又隨即佔用了東華東院，同樣作陸軍醫院之用，因此戰時為市民提供醫療服務的東華三院，僅剩東華醫院及廣華醫院兩間。順帶一提，根據關禮雄的記錄，當時香港有規模的醫院大約只有十間，[8] 市民普遍都會到東華三院及那打素醫院診治。作為一個慈善組織，難民、醫療及戰火的威脅，可說是東華三院的「戰難」，沉重的經濟負擔令東華三院在那幾年幾乎每天朝不保夕。[9] 由於中藥價格日益昂貴，加上日本軍政府認為中藥煎煮服食需時，不及西藥便於攜帶及

7　見第二篇「合無為東華三院 —— 廢除中醫」一節。

8　包括瑪麗醫院、西區傳染病醫院、西營盤醫院、精神病院、贊育產院、西區麻瘋病院、九龍醫院及荔枝角醫院。參考關禮雄，《日佔時期的香港（增訂版）》，香港：三聯書店（香港）有限公司，2015 年，頁 178。

9　有關東華三院在香港淪陷前直至戰時的狀況，可參考劉潤和，〈戰時東華 —— 考驗與超越〉。冼玉儀、劉潤和主編：《益善行道—東華三院 135 週年紀念專題文集》，香港：三聯書店（香港）有限公司，2006 年，頁 162-181。

貯藏等，故下令東華三院取消中醫，[10] 因此，經濟負擔沉重的東華三院不得不在 1944 年通過停止中醫贈醫施藥，只保留西醫。

　　1940 年，除了霍亂肆虐，難民湧港和戰亂亦為香港帶來嚴重的糧食問題，導致大量市民死於營養不良，由於過度缺乏營養及脂肪，當時香港市民普遍患上玉蜀黍疹，流行病則普遍有腸熱症（又稱傷寒病）、痢疾和瘧疾等，均皆因營養不足所致。其中玉蜀黍疹即糙皮病（又稱癩皮病），主要是缺乏維他命 B3（煙酸）和蛋白質所誘發，病症包括皮炎、腹瀉、癡呆，嚴重亦可導致死亡。根據謝永光的記述，對於這些戰時香港人的通病，曾有一張食療偏方流傳：「用白皮白心甘薯連皮煮食，食時和以甜醋，連服數日即可見功……按照中醫的說法，甘薯有健脾養胃，補虛增力之功。」[11] 又謂日本人自江戶時代 [12] 起已有食用甘薯的習慣，因此少有腳氣病，而在戰亂時期，此一食法倒是簡便的營養配方。一九三〇年代香港出版日醫湯本求真的《皇漢醫學》，可見中醫（或稱漢醫）在日本已有一段歷史，因此，日軍侵佔香港之後，其對中醫的態度，跟英國人最初對香港實行殖民統治時絕不可同日而語。

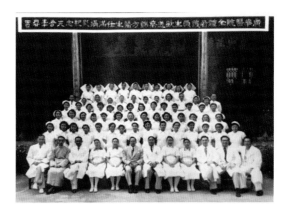

• 1950 年廣華醫院看護員合照

10　謝永光，《香港中醫藥史話》，香港：三聯書店（香港）有限公司，1998 年，頁 40。

11　謝永光，《香港中醫藥史話》，香港：三聯書店（香港）有限公司，1998 年，頁 37-38。

12　又稱德川時代，1603-1867 年。

III 中醫名家湧現

　　一九三〇年代香港出現了一批頗有名氣的醫家，如張簡齋、費子彬、譚寶鈞、范兆津、譚述渠、陳存仁、丁濟萬、莊兆祥等，四十年代日本侵華時期有張天驥、余匯、尹民（以跌打聞名，其子尹澤信也承傳其跌打醫術）、黃炳安（人稱黃二伯，專醫瘡科）、李有山（武術名家）等人。他們學識豐富，醫術精湛，一邊著書立說、傳授學問，一邊懸壺濟世，救治世人。其中陳存仁、丁濟萬、費子彬等人是傳承「孟河醫派」的。「孟河醫派」是著名的中醫流派之一，其形成可追溯至東漢三國時期，起源於江蘇常州孟河。孟河地區歷代名醫輩出，最具代表性的是明末清初「費」、「馬」、「巢」、「丁」四大家，特別以「費」家影響最大。費伯雄是「孟河醫派」的奠基人，費家祖孫五代薪火相傳，家族中費伯雄、費繩甫、費子彬三人對中醫藥文化貢獻良多。費氏家族素以善治內科雜病著稱，對婦科疾病亦甚精通。憑着豐富的臨牀經驗和傳承，在中醫藥發展進程中佔有重要的地位。當年，費伯雄、馬培之、巢渭芳、丁甘仁等相繼走出孟河向外發展，東行上海開業授徒。「孟河醫派」主要在雜病和外科方面突出，其理念是「以治脾為主，次則固腎。」其用藥特點在於和緩。和者，調和生命，不在治療上走極端。緩者，治病不追求快速，避免折騰病人。江一葦、謝秉忠、謝利恆等人亦是師承「孟河醫派」，「孟河醫派」在香港得以傳承發揚，可謂光芒四射。

張簡齋

張簡齋（1880- 1950），南京人，為江南名醫，祖籍安徽桐城，世居南京城南鞍彎坊，父親和祖輩都是以醫為業，是一個中醫世家。四十年代末期偕同家人移居香港，於 1949 年 5 月在港島皇后大道中懸壺，終年 70 歲。張簡齋是一個「儒醫」，除了對中醫學有較精深的研究之外，文史方面的知識也很淵博。他在重慶時曾籌備過「陪都中

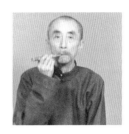

• 張簡齋

醫院」，並在南京籌辦過中醫學校，七十年代初期，香港求實出版社刊行過《張簡齋醫案》一書。八十年代後，其南京門人王祖雄編輯《南京名醫張簡齋經驗處方集》一書行世。1983 年，南京江浦縣中醫院鄒偉俊根據張簡齋晚年的 500 多例醫案，重新整理成《張簡齋醫案》一書並刊行問世。

陳郁

陳郁（1888- ？）生於一個中醫傳統之家，曾在中國內地通過朝考成為京官。1929 年，中國內地掀起了「廢止中醫案」風波時，陳郁棄官全力為中醫的存亡奔走抗爭，還利用在官職時與立法委員的關係積極推動中醫立法，並參與組建中國製藥廠研製中成藥的工作。陳郁在 1949 年移居香港開設醫館行醫，在診餘時間為香港中

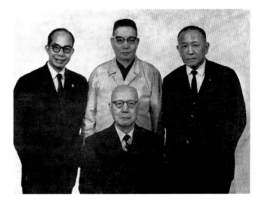

• 陳郁（前排）與弟子譚寶鈞（左）、楊日超（中）、陳養吾（右）

國醫學院、菁華中醫學院、王道中醫學院教授中醫課程，一生致力培養中醫人材。陳郁專注研究古方治療癌症、糖尿病、高血壓等病，在老年時編著中醫書籍，將自已的中醫經驗保存傳世。

費子彬

費子彬（1891-1981）字保彥，祖籍江蘇省武進縣孟河鎮，是「孟河派」醫學後人。曾祖父是清代名醫費伯雄，為《醫醇賸義》、《醫方論》、《怪疾奇方》等書著者。費子彬清末肆業常州府中學堂，與後來成為史學大師的錢穆為先後期同學。後入南京兩江法政學堂，攻讀政治經濟，未卒業而民國建立。早年與文化政學界人士丁福保、吳稚暉有交往，青年時期曾在北洋政府任職政務。1926年秋，費子彬南旋上海，棄宦從醫，繼承家學，於靜安寺路

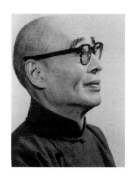

• 費子彬

鳴玉坊，創設孟河費氏醫院。廿餘年間，院譽隆高，醫名大振。著《瀛海回春錄》記述在上海行醫心得，徐相任、丁福保為之序。

1949年春，費子彬由上海南下香港，懸壺濟世，交遊多是文人雅士，與張大千、溥心畬等皆稔熟。費子彬醫術精良，以孟河醫術平淡出神奇，享譽香江。1952年4月，錢穆赴台北淡江文理學院新落成之驚聲堂講演，因禮堂屋頂大塊水泥墜落受傷，經醫院醫治後仍常覺頭部不適，後由費於彬治癒。林語堂曾患奇病，一見友好，即潸然淚下，經錢穆介紹由台灣來香港求治於費子彬，服中藥兩三劑即霍然而癒。費子彬的妻子侯碧漪跟張大千習畫，一次張大千在香港腹部忽然腫痛，費子彬謂：「一帖可痊，不會耽誤你上飛機時日。」港人故譽稱「費一帖」。

1966年，香港中文大學開辦中醫校外課程，由費子彬擔任主講。費子彬

曾在很長時間內為《星島日報》撰寫中醫知識專欄「孟河醫費子彬」，廣為香港人熟悉，早期著作有《四橋隨筆》、《善後會議史》、《結婚論》、《食養療法》，1956 年在香港出版《青年與保健》，1966 年著有《食療與健康》、《古玉紅樓詩存》等。費子彬身故後，侯碧漪於 1984 年為其刊行《費子彬全集》作紀念。

勞英羣

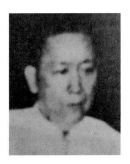

• 勞英羣

勞英羣（1898-1977）原籍廣東南海，其先翁勞子開在清末民初是香港有名的中醫師。勞英羣少時在港就讀官立皇仁書院，與香港紳士何東兒子何世禮屬同窗。畢業後任職《工商日報》醫事顧問，經常在《工商日報》發表一些中醫藥心得，受到社會人士矚目。勞氏家傳中醫，1927 年開業行醫，極負盛名，戰前受聘於東華三院，擔任中醫顧問及中醫主試之職，當年潘詩憲、蘇兆清獲聘三院醫席也是勞氏主試取錄。勞氏也曾任戰前廣東中醫專門學校名譽教授及董事。1950 年後，勞英羣歷任港九中醫師公會附設醫師研究所導師。

包天白

包天白（1901-1986），福建上杭人，祖上三代為醫，1912 年隨父親包識生赴上海定居。父在上海懸壺，包天白在上海神州醫藥專門學校就讀，畢業後跟隨父習診，父子倆皆是上海傷寒名家。包天白歷任上海中國醫學院教授、新中國醫學院教務主任、新中國醫學院研究院院長，1939 年擔任上海中醫教育界組成的新中醫課本編審委員會成員，編審委會成員有秦伯未、章次公、許半龍、黃文東等多位名醫。1949 年，包天白移居香港，在港時比較淡名利，診

朱鶴皋

朱鶴皋（1903-1995），江蘇省南通市人，為朱南山次
子。內科造詣精深，尤擅婦科，認為婦女月經病在治療上
應着重調理肝脾，對婦女不孕症須重視腎氣的調補和兼
治氣血為主。1929 年，朱鶴皋任上海中國醫學院教授，
亦在當年組織中醫團體赴南京請願，反對國民黨政府廢
止中醫，3 月 17 日請願成功，後來此日定為國醫節。

• 朱鶴皋

1936 年，朱鶴皋創辦新中國醫學院，其父朱南山任
院長，自己和兒子朱小南任副院長，培養中醫畢業生逾千
人。1937 年抗日戰爭爆發，朱鶴皋動員師生赴前線參加戰地救護工作。朱氏
1945 年任上海市第一屆中醫諮詢委員會主任委員，1946 年任南京考試院中醫
考試委員，1949 年來香港業中醫。1983 年，朱鶴皋任中國人民政治協商會議
全國委員會委員，同年任上海中醫學院醫學顧問，1987 年任香港新華中醫中
藥促進會永遠會長和廣州中醫學院名譽教授。

1989 年，朱鶴皋以八十七高齡任副團長，於 1 月 13 日赴穗請願，反對香
港基本法草案中刪去文字「促進中西醫藥的發展」，經業界極力爭取，《基本
法》第 138 條當中的內容，得到合理修正，改為「香港特別行政區政府自行制
定發展中西醫藥和促進醫療衞生政策」。使香港中醫藥業迎來光明前途。朱鶴
皋一生著有《症治精華》、《中醫科學化講義》及《朱氏女科》等中醫書籍，享譽
杏林。

丁濟萬

丁濟萬（1903-1963）是「孟河派」名醫丁甘仁的長孫，自小便得到丁甘仁的真傳，十餘歲能獨立應診，長大後在祖父丁甘仁創辦的上海中醫專門學校就讀，畢業後擔任校長，並將中醫專科學校改為「上海中醫學院」。1949年，丁濟萬來港定居，在香港擔任港九中醫師公會榮譽會長和香港中醫師公會理事長。晚年的丁濟萬認為中醫各家門戶林立太多，各執己見、故步自封是中醫發展的

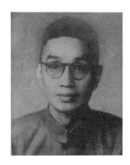

• 丁濟萬

障礙，提出中醫需反思，呼籲業界要團結及綜合發展才會進步。丁濟萬的看法得到不少人的認同，在香港中醫界產生了一定的影響。

梁永亨

梁永亨（1904-1974），廣東省台山縣人，精武術和傷科，自小跟隨名拳師林世榮習武，得其真傳奧秘。任鏢師期間，走遍湘、桂、豫、贛、鄂等各省。得鄂北資源鏢局楊漢傑老鏢師授與久秘不宣之鏢藥製法和家傳之武功，後與雲南白藥之創製人曲煥章交遊，運用傷寒方藥治跌打，稱之為療傷正道和漢代遺方。

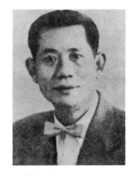

• 梁永亨

梁永亨在香港時曾就讀中央國醫館立案香港華南國醫學院，曾在黃飛鴻電影中擔任武術指導。一生中著有《蛇貓鶴混形拳》和與黎錦鏞合著的《食療本草新解》等書在晶報連載。梁永亨創辦了嶺南傷科學院和嶺南武藝學院，培育傷科及武術人才桃李滿門。1953年菁華中醫學院成立，梁氏任院務主任及傷科、瘡瘍學教授，是港九中醫師公會創辦人之一。

張公讓

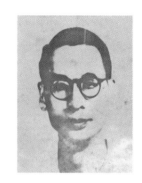

• 張公讓

　　張公讓（1904-1981），客籍著名醫學，廣東梅縣桃堯鎮大塘美村人，父親張國臣是遠近聞名的中醫。張公讓 1922 年考入南京暨南學校，1923 年考入北京大學，1924 年遵從父命由北京大學轉入北京協和醫學學院攻讀醫學。因協和醫學院功課繁重，他勤苦力學，一年後染肺結核病咯血，需要休學回鄉養病。他回到故鄉大塘美村，在父親開的「百歲堂」藥舖幫忙。他認為憑自己所學祖傳醫道和在大學學習的醫學知識，採用中西結合治療，有信心能夠把病治好。他在家養病期間，攻讀古今中外醫學書籍，用中西醫結合方法摸索實踐取得了一定成效。1926 年秋，他的肺結核病終於治癒，帶着健康的身體轉學廣州中山大學醫學院。1931 年他獲中山大學醫學士學位，《肺病自醫記》為其畢業論文。

　　張公讓畢業後回鄉隨父親張國臣研習中醫三年，深得祖上五代相傳之中醫秘奧。1935 年在廣州市衛生局取得執業內科資格，1936 年到紫金縣醫院工作。1938 年 10 月日軍入侵廣州後，返回梅縣任松口鎮，在平民醫院當了七年院長。抗戰期間，西藥來源困難，磺胺及抗菌藥奇缺，張公讓便以中草藥為主研製各種中成藥代替西藥。他先後製成了痢疾丸、百沙丸等數種中草藥藥丸和藥膏，療效奇好，使當時許多傷寒、痢疾、霍亂、腦膜炎病人獲救。他醫德高尚，為鄉間民眾治病不分晝夜，有時徒步或騎自行車數十里出診救人，從不求謝，更不以風雨推辭，深得民眾愛戴。張公讓還在松江中學兼課教授學生醫藥衛生知識，1940 年起陸續出版有《中西醫典》、《中西藥典》、《肺病自醫記》等著作，積極發掘數千年中醫中藥寶貴經驗，提倡中西醫結合，是促進中西醫結合的先驅者。

抗日戰爭勝利後，張公讓於 1947 年受友人邀請遷廣州市行醫，舉辦中西醫師進修班培養新人。他曾任李宗仁總統府特約醫師、國史館醫事顧問、中央党部醫事顧問、兩廣考銓處中醫考試委員會專科顧問兼醫事顧問、廣東日報醫事顧問等職。診所設在廣州市廣大路 32 號 23 樓，其時正值國民党政權風雨飄搖，解放戰爭勝利在即，有人邀他去台灣，被他嚴詞拒絕。1949 年 7 月，張公讓舉家遷往香港九龍執業行醫，為更好地培養新一代有志於中醫學的青年，他創辦了中國新醫藥研究院並兼院長。研究院主要是函授課程，學員多是東南亞華僑，面授則設中西醫學講習班以及招收臨牀弟子。

張公讓在香港著書很多，主編了《中國新醫藥雜誌》及《醫藥文摘》，另撰寫了《傷寒金匱評注》、《醫案醫話治醫雜記》、《醫藥雜談》、《楊氏兒科經驗述要評注》、《公讓選方第一、二、三集》、《新醫學實在易》、《癌》、《辯証與論治》、《食色論》等書，並常在各報章雜誌發表文章，一生著作超過 500 萬字，為醫學提供了重要論著，是當代醫界寶貴的遺產。他在論著中預言：「中醫將來必經過科學的洗禮，將其有價值的保存之，無價值的廢棄之。中西醫合流後，所產生的果實必然更光輝更燦爛」。1981 年 10 月 31 日，張公讓在香港病逝，終年 77 歲。

徐子真

徐子真（1907-1999），廣東省寶安縣人，畢業於陳濟民的王道國醫學院，在香港行醫六十餘年，擅以嶺南草藥治療跌打傷患、皮膚頑疾及內科雜症。他認為疱疹、濕疹及風疹之類凶急纏綿疾病，都是「腸胃濕毒」引致，用錦地蘿、土銀花、土茯苓等清理腸胃多能見效。而內科多發善變之雜症病，則多與痰瘀有關，處方必用細泡勒根、雞屎藤滌痰活血，每收奇功。

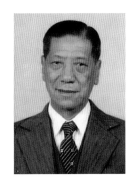

• 徐子真

　　徐子真歷任漢英體育會、傑志體育會等多間社團之小型足球隊隊醫，時時隨隊治理賽員之筋骨傷患。所創辦之萬應堂藥行有「卑巴桶廿四味涼茶」及「萬應跌打風濕藥酒」等多種成藥。徐氏為港九中醫師公會創會人之一，在理事會中屢任要職，並應聘該會醫師研究所之草藥學教授達三十年之久。又創立「徐子真草藥採研班」，培訓中醫藥人才。著有《生草藥實用撮要》，為香港早期研習草藥之參考書籍。徐氏亦曾多次積極推動舉辦中草藥展覽及「夏季贈醫施藥」等活動，為香港普及和發展中醫藥作出了很大的貢獻。

李子飛

　　李子飛 (1908-1977)，廣東增城人，其父李周玉為傷科醫師，民初在香港大笪地江湖賣藝。李子飛、李子雲兄弟承傳父親傷科，以駁骨治傷聞名於時。抗戰期間，國軍空軍大隊長蔣其炎、劉保生與日軍周旋時傷胸碎骨，李子飛赴南京親手治癒，載譽歸港。李氏是戰後三十年間香港有名望的傷科醫家，為香港最早以西醫 X 光透視骨傷以助診斷的中醫之一，其曾擔任中醫學院特約教授，歷任工商、學校、體育、社團的醫事顧問。

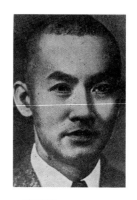

• 李子飛

陳存仁

　　陳存仁 (1908-1990) 為「海派」中醫知名人物。他曾在南洋醫科大學攻讀西醫，後再考入上海中醫專門學校，師從「孟河」名醫丁甘仁、丁仲英。1929年南京國民政府通過「廢止舊醫案」時，陳存仁積極參與「三‧一七」反對廢除中醫的全國性抗爭運動，被推選為「赴南京請願團」的五位代表之一。1949

年，陳存仁舉家移居香港，在九龍彌敦道和香港銅鑼灣開診所行醫，1951 年至 1953 年先後數次赴日本、埃及、歐洲宣傳中國的傳統醫學知識。他一邊行醫濟世，一邊用空餘時間編寫了不少中醫藥書籍，是個多產的作家。他編寫的書籍有《存仁醫學叢刊》、《我的醫務生涯》、《健康生活》、《津津有味譚‧食療卷》、《中醫師手冊》、《食補療養書》等等。當年香港《星島日報》為他開設的中醫知識專欄「津津有味譚」長達十七年之久，他憑藉自己扎

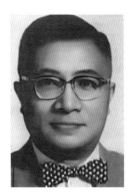

• 陳存仁

實的中醫學知識和豐富的中醫臨牀經驗吸引了很多讀者和「中醫迷」。陳存仁在香港五十年代中開辦了香港中國針灸學院和存仁醫學院，培養了許多中醫人才。八十年代初他入選東華三院成為董事，1985 年宣告隱退移居美國加州洛杉磯安度晚年，1990 年 9 月 9 日因腦溢血逝世，終年 82 歲。陳存仁從未停止過參與中醫藥的發展工作，他一生都在為祖國醫學的發展搖旗吶喊。

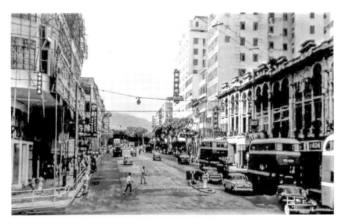

• 1959 年的陳存仁醫館

譚述渠

譚述渠（1910-1987）曾拜名醫陳伯壇為師，是陳伯壇之姪女婿，抗戰前來港，自設佛濟堂懸壺濟世。他一生疏財仗義，熱心公益，曾擔任五邑工商總會副理事長，油麻地街坊福利會名譽會長，港九中華熟藥商會理事長，九龍中醫師公會永遠榮譽會長。1957 年，為挽救中國醫藥文化，譚述渠集港台及海外華僑之中醫藥同業，籌組「中醫藥出版社」並出任社長一職。經過大家一番努力，屬於香

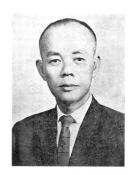

● 譚述渠

港的《中醫藥年鑑》終於在 1957 年 10 月 10 日出版。《中醫藥年鑑》除了發表宣揚中國醫學歷史文化，以及刊登業界知名人士駁斥破壞中國醫藥之謊謬言論外，並收集國內外中醫藥界名人的學術研究論文，作業界的經驗交流。亦有很多中國醫藥文獻及國內外中醫藥近況報道，此書並附設有關中醫藥問答和衛生常識等欄目，而且清楚地例出了在 1957 年，香港人口已經有 250 萬，百分之八十信賴中醫。那時候的中藥店就有一千多間，中醫師有三千多人。《中醫藥年鑑》內容非常詳盡豐富，成為現今不可多得及相當珍貴的香港中醫藥歷史資料。

陳養吾

陳養吾（1910-1987）出身在江蘇一個很顯赫的中醫世家，其先祖為皇室御醫，他曾拜師湖南名醫陳樹修學中醫 3 年多，抗戰勝利後，參加全國十三區中醫高考獲得醫師資格。陳養吾先後在上海、南京、廣州行醫，1949 年遷居香港，繼續在港懸壺濟世，並在港開設了養吾堂藥廠。他曾治癒「國畫泰斗」張大千的膽結石，在香港一時傳為佳話。陳養吾除了日常診務工作，亦積極參與中醫藥活動，是港九中醫師公會常務監事和香港中醫師公會監事兼審查部主任，擔任香港菁華中醫學院特約教授、港九中華熟藥商會顧問等職務。

彭幹

彭幹（1910-1979），廣東南海人，17 歲就學於香港名校官立漢文中學（金文泰中學前身），中英文均有很高的造詣。彭幹熟讀經史，詩、詞、書、畫，醫藥，科學哲理，以至英、日、德、俄各國語文，皆有涉及。壯年曾患病，因誤於醫而臥病月餘，後由名醫謝培初診治，經年而癒，期間得聞中醫之道而習醫。其後入讀華南國醫學院深造，得院長黃焯南先生親導實習，畢業後執業於香港，醫績

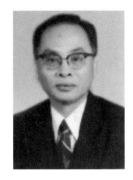

• 彭幹

卓著，尤以治溫病及肺病見稱。香港淪陷之日，彭幹輾轉返韶，中途入清遠小江避敵，同行者多患惡性瘧疾。因旅途中藥物短缺，彭氏以草藥療理，並深入研究，終得其法。抵韶後，以學識高廣、善治瘧疾而醫道大行。翌年，韶關霍亂流行，彭氏奔走救治，往往終夜不眠，後為韶關人士稱許。1946 年，彭幹國府考試院特種中醫考試優等及格，名列全國第二名，粵、桂、閩區第一名。其後，彭氏目睹內地日漸沉淪，乃回港業醫，並先後獲聘為港九中醫師公會及菁華國醫學院教授，主講《傷寒論》等科目。彭氏以易理闡釋陰陽五行之義，以真知卓見辯證前人着述之是非，簡明精當，譽滿杏林。日本漢醫界慕名來港請益醫學者，年有數宗。德國醫生許迷特來港研究中醫學術，全港醫藥界開會歡迎，彭氏當時主持內經組接待。彭幹為人剛直不屈，富國家民族思想。日軍入侵，廣州、香港先後淪陷，彭氏滿腔熱血，誓不作順民，於是捐棄所業返韶。三年後，醫務正蓬勃發展，他毅然參加國府高等考試，及格後即到廣東省地方行政幹部訓練團受訓。甫畢業韶關陷敵，彭幹當即參加地下工作，其後，轉入中央軍事委員會廣東特派員公署，任中校秘書兼軍醫，隨李福林將軍工作，深入敵後，在東江一帶進行策反任務。光復後，彭幹轉任南海縣政府地方行政幹部訓練所訓導長。後以國事日非，黯然回港隱於醫。晚年，彭幹日間診療病人，業餘先後任教於各中醫學院、中學、書院，後更設帳授徒，又在大會堂講學。

彭氏教學授徒，莫不因材施教，諄諄不倦，以孔子學說為宗，不論學經、學史、學詩、學文，以至於學為醫之道，畢生均致力於學問。彭幹生平著述頗多，包括所編著的《尚德編》、《勸學編》、《哀時十首》、《還鄉辭》、《大學講義》及《傷寒論講義》等。

楊日超

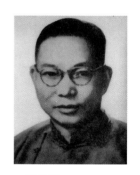

楊日超（1911- ？），廣東龍川人，幼時已習醫，十七歲便熟讀中醫常用湯頭及藥性賦，初時從事新聞工作，抗日戰爭在重慶工作並兼讀衞生署與中國醫藥教育社主辦的中醫高級研究班，抗戰勝利後返穗懸壺，1947 年赴台，1950 年抵港。楊日超曾任中國醫藥學會理事長，歷任中國國醫學院教授及教務主任、現代中醫藥研究所教授、港九中醫研究所導師、香港上海中國醫學研究院導師。主要

• 楊日超

講授傷寒學、溫病學、醫史學、兒科學、內科學、方劑學、病理學等科，教學皆有出色表現，生平富辯才善文章，為同業所佩服，八十年代移民美國繼續診症行醫。著有《僑港醫藥論文選集》、《傷寒論剖析》等中醫書籍，在美國仙逝。

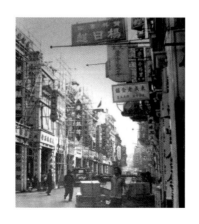

• 1950 年位於皇后大道中的楊日超醫館

蘇天佑

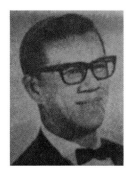

蘇天佑（1911-2000），廣東陽江人，原為基督教會傳道人，1939 年入讀曾天治在香港舉辦的科學針灸醫學院，掌握針灸運用現代醫學解剖基礎取穴的入門途徑。蘇氏承傳了曾天治的針灸天資及教學方法，一邊臨證治病，一邊設班授徒。香港淪陷後，蘇天佑避難遠走廣東及廣西鄉鎮為人治病，戰後返港，在九龍旺區懸壺。他專以針灸治病，在港重開針灸專科學院招生，課程悉以曾氏療法為藍

• 蘇天佑

本，晚上並受聘於多家中醫學院教授針灸科。當年針灸只是個別研習，人數不多且易失傳，蘇氏在香港大事宣傳教授針灸，與同期而稍晚的梁覺玄均具名望。蘇氏特色是用粗針、直接灸，著有《針灸實錄》、《針灸醫案搜奇錄》（共兩部）。蘇氏因傳教工作關係，經常遠赴東南亞順道針灸治病。1969 年蘇天佑移民美國，在美國臨證及教學。1975 年受聘為美國紐英崙針灸學校首席教授，1986 年獲美國麻省針灸學會頒授「針灸之父」美譽，為中醫針灸走向世界作出了傑出的貢獻。

潘詩憲

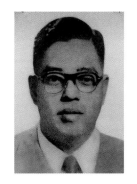

潘詩憲（1912-1956），廣東南海人，畢業於廣東中醫專門學校。抗日戰爭爆發後，廣州失陷，潘詩憲避居香港，受聘東華醫院為中醫師，其後升為東華三院中醫長，1941 年香港被日軍攻陷後，輾轉逃難至粵北開業。抗戰勝利後返回廣州任職廣東中醫專門學校校長、廣東中醫院院長、兩廣考銓處中醫檢核委員，數年後重返香港執業。1950 年應聘為港九中醫研究所首任所長，1956 年心

• 潘詩憲

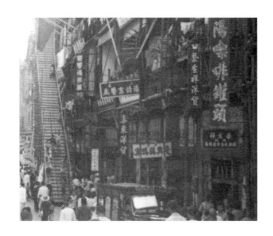

• 四十年代潘詩憲醫寓，旁邊臨時所搭的大竹棚是當時的殯葬特色，棺木經大陽台由杵工通過竹棚搬下，再移至殯儀車

臟病發，英年早逝，年僅 44 歲。潘氏學博識廣，名重醫林，著有《勉耕齋詩存》未刊本，醫稿散見於《現代中醫藥》月刊。

陳太義

陳太義（1917-1996），江蘇興化縣人，因外公行醫，故自幼頗受影響，年十六時就隨師習醫，長大後曾從事文化工作，抗日戰爭結束後在南京懸壺並任國醫館秘書，1950 年移居香港。陳太義留港廿五年，在診症之餘還開辦中華中醫學院。陳氏文化根基深厚，擅針灸方藥，浸淫《內經》有年，是一個沒接受中醫大學培訓而靠自學勤修有成的中醫人。自六十年代起著《東方醫學範疇》、《內經的科學境界》及《穴體解剖意象圖》等中醫書籍，1975 年獲聘台灣中國醫藥學院教授和附設中醫研究所所長、中醫基礎學科主任、台中市附設醫院副院長等職務，至 1995 年退休返香港。在任中醫院院長時，陳太義全力培養學生成

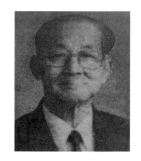

• 陳太義

為中西臨牀之現代化中醫。教學期間，在中醫部設有中西合作的腎功能科研小組，中西合作的高血壓科研小組，中西合作的脾胃科研小組，以及中西合作的腫瘤科研小組，陳太義的理念是希望中西醫一元化。陳氏歷任台灣國民政府考試院中醫師特考典試委員、衛生署中醫藥委員會委員、香港中醫師公會名譽會長，晚年著有《內臟集合觀圖稿》、《深淺樹穴圖說》。

譚寶鈞

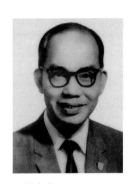

　　譚寶鈞（1918-1998），廣東中山人，早年畢業於南京中央國醫館（今南京中醫藥大學）特別研究班，師承陳修園第七代孫金陵名醫陳遜齋。精通醫理，擅治奇難雜病，有香港嶺南學派「杏林聖手」的美譽。譚寶鈞於二十世紀四十年代來港，1949年秋創辦了香港戰後最早的中醫學校 —— 香港中國國醫學院，並擔任院長多年，辦校之初，不惜將私宅作為教學之用，該校具備完整的中醫科目和

• 譚寶鈞

完善的教學制度，學子遍佈社會各階層和世界各地。該中醫學院最初由十幾個學生發展到百多個學生，為香港中醫學的傳承事業貢獻良多。譚寶鈞是香港最早期的學會中國醫藥學會創會註冊人，並曾任《中國醫藥學報》主編，是中醫業界的知名人士，論著有《傷寒論講義》、《金匱講義》、《咳嗽證治之研究》、《胃痛之中藥療法》、《眩暈之中藥療法》等。譚寶鈞一生為振興中醫藥、培養中醫人材而盡心盡力，備受同業敬重。

勞天庇

勞天庇（1918-1995）原名仲晃，廣東南海人，早年攻讀廣東光漢中醫專門學校，戰後曾任廣州廣東中醫專門學校教授。勞天庇雅好文藝詩詞且不落俗套，少時喜與同輩潘詩憲、陳永梁、陳居霖一起吟詩作對。移居香港後改名天庇，每星期都在《星島晚報》發表醫學文章，六、七十年代在《快報》每天寫一篇醫藥專欄，通俗風趣引得讀者爭誦，故此醫名傳播，醫務日隆。勞氏雖是中醫，相比中醫團體，診餘更喜與文士來往，詩酒風流。九十年代初移民加拿大頤養天年，著有《漫談神經衰弱》、《在山堂詩》及《在山堂詩續》等書籍。

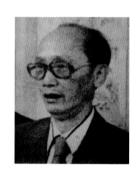

• 勞天庇

李文侶

李文侶（1918-1996），祖籍不詳，畢業於中央國醫館立案香港華南國醫學院，考試院檢覈及格中醫師，曾任廣東省醫事人員訓練班講師，廣東省衛生實驗院醫師，廣東省雲浮縣衛生院院長，中國國醫學院總務主任兼教授。1953年，李文侶協助范兆津創辦菁華中醫學院，任秘書長兼教授，教授方劑學、婦科學等近四十年，在香港為中醫教育事業貢獻良多。

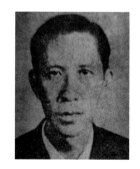

• 李文侶

范兆津

　　范兆津（1919-2008），祖籍廣東三水，出生於廣州，父親范國金是粵港著名中醫師。范兆津少年入讀廣州青年會中學，受基督教思想薰陶，對「非以役人，乃役於人」校訓終身不忘。他幼承庭訓，有志學醫，1939 年進入華南國醫學院修讀中醫，與黎錦鏞、梁永亨、林君溥和李文侶為同學。范兆津在該校甲班考獲第一名畢業，被范國

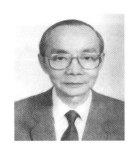

• 范兆津

金認為是可造之材。修畢正統中醫教育後，范兆津並不急於懸壺，有志攻讀西醫，比較中、西醫學之異同，故於 1940 年遠赴上海，獲引薦考入上海同德醫學院學習西醫。1946 年范兆津西醫畢業時的論文，是在王世偉教授指導下，以「中醫傷寒論的現代觀點」為題目撰寫，而且在全國中醫特種考試名列榜首。畢業後返回廣州，父親已移居香港執業。由於中國內地政局不穩，范兆津遂遵父命，於 1947 年攜眷抵港，執業中醫並開設「菁華藥行」。1953 年在范國金的鼓勵和資助下創辦了香港菁華中醫學院，費用達一萬多港元，在當年是一筆可觀的金額。范兆津與梁永亨、林君溥、李文侶、黎錦鏞等一班畢業於華南國醫學院的志同道合的同學一起，兢兢業業，只計耕耘，不計收穫，負起將中醫藥學術在香港發揚光大的重任，在香港培養了過千名中醫人才。菁華中醫學院於 2003 年香港大學、香港浸會大學、香港中文大學開辦全日制中醫學士學位課程後正式結業。范兆津亦是香港中國醫藥學會的創會會員和第三屆理事長，為推動中醫藥發展不遺餘力。港英政府於 1995 年 4 月成立香港中醫藥發展籌備委員會，范兆津獲邀出任委員兼中醫專責小組副主席，負責就如何促進發展及規管中醫藥，向政府提供意見。由於診所及學院工作忙碌，加上中醫藥發展委員會之事務繁重，在心力交瘁下，范兆津於 1996 年底中風，自此，他逐漸淡出中醫藥工作，深居簡出。1997 年 2 月，范兆津獲政府頒發嘉許獎狀，彰表功勞。

中醫藥團體湧現

　　中醫藥團體在戰前已經有業界人士組織，除了以中藥參茸商人及商號為主成立的商會外，此時期也出現不少中醫團體。如香港中醫師公會、九龍中醫師公會、港九中醫師公會等，與早期成立的僑港中醫公會活躍於業界，且一直營運至今。香港在戰後至五十年代的中醫發展，有賴民間中醫的取態及行動，業界成立的中醫團體，加強了行業間的聯繫，便於進行各種工作和為會員提供服務。以下就各主要中醫師公會背景略作介紹。

（1）香港中醫師公會

　　香港中華國醫學會在戰時陷入會務停頓狀態，戰後又因創傷太深而未能即時復會，根據謝永光的記述，「1945 年 8 月和平重光後……由盧覺非、陳濟民、盧梓登、譚寶鈞等倡議組織『香港國醫公會』，以該會[13] 之會員為當然會員，會址仍設在該會之內」。[14] 此組織一方面恢復國醫學會的的會務，同時籌備恢復國醫研究所，並於 1946 年 12 月，根據國民政府頒佈的《醫師法》，將香港中華國醫學會及香港國醫公會合併，改組為香港中醫師公會。國民政府的《醫師法》於 1944 年頒佈，最初制定 40 條法例，其中關於公會的條文位於《醫師法》的第五章「公會」，包括十一條條文，香港國醫公會參照的許是其中的一條（總第二十九條）：「醫師公會之區域，依現有之行政區域，在同一之區域內同級之公會以一個為限，但中醫得另組醫師公會。」[15] 香港中醫師公會隨即加入廣東省中醫師公會聯合會，以及全國中醫師公會，[16] 可見公會當時已為（國民）政府法定的醫師公會。

13　筆者按：香港中華國醫學會。

14　謝永光，《香港中醫藥史話》，香港：三聯書店（香港）有限公司，1998 年，頁 337。

15　《醫師法》（民國 32 年），第二十九條。

16　謝永光，《香港中醫藥史話》，香港：三聯書店（香港）有限公司，1998 年，頁 337-338。

（2）九龍中醫師公會

香港中醫師公會起初倡議在九龍區設立九龍分會，惟未能成功，許是根據《醫師法》中制定的條文，醫師公會的區域為依當時的行政區域，分為省級公會及市縣級公會，而行政區域中亦只可得一個醫師公會，九龍與香港並非有行政區域上的劃分，因此未能設立九龍分會。可是，《醫師法》中同時表明，中醫師可以另組醫師公會，[17] 因此，1946 年初，當香港中醫師公會籌備復會之同時，鄧鶴年、尹民等就倡議籌組九龍中醫師公會。經過申請註冊手續後，九龍中醫師公會於 1947 年 10 月正式成立。

（3）港九中醫師公會

港九中醫師公會的成立，是香港中醫師團體發展史上的第一次大組合。當時香港中醫師公會並不是唯一的中醫師團體，同期仍有不少中醫團體散佈在港島和九龍，各自為政，雖曾有人提出團結，但初時不得要領，直至 1948 年，時任國民大會中醫師公會代表的賴少魂醫師[18] 途經香港，倡議各界醫師團體團結，與各醫師團體的主持人聯絡，並四處尋找贊助。有人認為中醫師團體「各自為政，有如一盤散沙」，[19] 而從當時即將加入組成新的醫師公會的公會成員，以及後來的一些事端，可見這種說法亦非無的放矢，當時經由賴少魂牽線而加入新公會的成員，茲見表 3.1。

這些醫師聚集起來後，議決成立「港九華僑中醫師公會整理委員會」，由賴少魂擔任主任委員。這個委員會的成立，目的是取消原有五個中醫團體的名義，並創立一個統一機構。經過磋商之後，此委員會成立為「港九華僑中醫師公會」，根據謝永光的記述，此公會按照程式向當時的華民政務司署備案，惟當

17　《醫師法》（民國 32 年），第二十九條。

18　賴少魂（1905-1971），廣東大埔人，曾任廣東省中醫公會理事長，廣州中醫師公會理事，著有《針灸學歌訣》、《賴氏醫案》及《中國醫藥診斷與治療》等。

19　謝永光，《香港中醫藥史話》，香港：三聯書店（香港）有限公司，1998 年，頁 340。

中港九中醫師公會作為一個團結的組合，成立之初就為業界做了一件重要工作，自 1949 年 4 月 9 日正式開幕後，於同年 5 月 25 日便制定劃一診金，其公會會員醫師門診一律收費三元。[30] 制定劃一診金的同時，公會亦議決會員福利一併公佈：「該會[31] 又進行辦福利帛金，每一會員在加入後不幸仙逝，可領帛金約五百元之譜，會員或因貧病交迫，福利組負責贈予醫藥，並酌贈生活費若干。」[32] 此報道亦表明，公會會持續招收新會員，希望業界團結，全港中醫在同一機構內，爭取中醫的合法地位，據報道，當工會成立此不足兩個月，會員已超過三百人。可見工會的首要工作，在於上述的第一點，即整合業界網絡。直至一九五〇年代，每逢 3 月 17 日的國醫節，各個公會依然維持舉辦慶祝活動，以二十世紀初內地響起廢除中醫的聲音起，重提國醫節的由來，呼籲中醫師團結自強。[33]

另一比較有代表性的團體，是香港工會聯合會（以下簡稱「工聯會」）工人醫療所。

---

30 《華僑日報》，1949 年 5 月 25 日。

31 編按：港九中醫師公會。

32 《華僑日報》，1949 年 5 月 25 日。

33 見 1952-1954 年 3 月 17-19 日的《華僑日報》或《工商日報》。

香港工會聯合會工人醫療所

　　香港工會聯合會工人醫療所是香港工會聯合會屬下的福利服務機構。1948 年 4 月 17 日，港九工會聯合會成立（即其後的「香港工會聯合會」，下稱「工聯會」），為緩解當時工人家庭在醫療上的困難，以「辦好福利，擴大團結」為方針，在黃雯及李崧兩位醫生支持下，藉用勞工教育促進會半間所址，於 1950 年 7 月 3 日建立第一工人醫療所，提供西醫服務，1955 年開辦中醫服務，是本港中醫服務的先導者之一。時至今日，工人醫療所有 10 間中醫診所及 4 部流動中醫醫療車，2021 年中醫服務人次逾 55 萬，為本港基層醫療服務作出了重要的貢獻。1991 年 10 月，香港工會聯合會工人醫療所根據《稅務條例》第 88 條註冊。

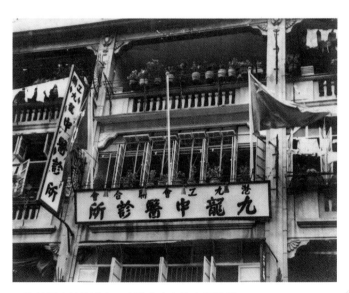

• 位於深水埗的港九工會聯合會九龍中醫診所

　　工人醫療所成立之後逐步發展，於 1952 年設立 X 光檢驗所、留產所，1955 年 5 月 29 日在深水埗長沙灣道建立首間中醫診所「九龍中醫診所」（1955–1991）。工人醫療所的中醫診所以西醫模式設計診室，設有登記處、配藥處。此外，考慮當時工人居住環境擠迫，一室多伙普遍共用廚廁，煎煮中藥不易，工人醫療所除提供傳統中藥飲片

外，還有廣州星羣藥廠研製的中藥複方及單味提煉劑供病人選擇。其後，工人醫療所獲得該廠大力支持，培訓藥劑人員配製「中藥水」，方便工人服用之餘，價格亦較為低廉，大大減輕工人的負擔。為方便各區居民，工人醫療所其後於不同地區開辦中醫診所，包括香港中醫診所（1958，灣仔駱克道，現已遷址銅鑼灣利園山道）、荃灣（1959）、慈雲山（1970—1979）、觀塘（1971）、佐敦（1987，現已遷址旺角彌敦道）等。過去由於交通不便，工人醫療所亦定期組織中醫醫療隊到大嶼山、坪洲等偏遠地區贈醫施藥。至八、九十年代，工人醫療所亦在新市鎮拓展中醫服務，在大埔（1988）、屯門（1989）、筲箕灣（1992）、沙田（1995）設立中醫診所。不少著名祖傳中醫或畢業自中國內地著名院校的醫師，均曾在工人醫療所駐診，包括林益泉、林家榮父子，李毓禎、李月雲父女，曾時春、曾定中父子，葉如亭、吳鍾能（佛山骨傷名家李廣海之弟子）、吳少雄（畢業於佛山中醫學院）、胡錦貞（畢業於廣州中醫學院，畢業後派廣東省中醫院眼科）、王如躍（現任香港中醫藥管理委員會中醫組主席）、陳英彬、陳維華等。為不斷提升服務素質，工人醫療所於 1991 年改用一次性的消毒針灸針，確保安全衛生，又於 1999 年引進通過國家 GMP 認証之單味中藥配方顆粒沖劑。1999 年 8 月 14 日，工人醫療所舉行成立 49 週年酒會，時任行政長官董建華及新華社副社長鄭國雄蒞臨主禮，並參觀旺角中醫診所，了解中醫藥在基層醫療的發展。工人醫療所的中醫服務廣為病者傳誦，

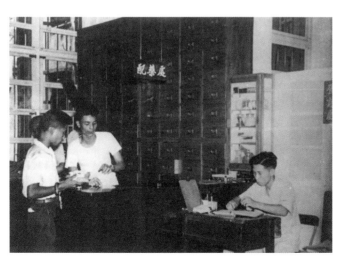

• 工人醫療所中醫診所的配藥處及登記處

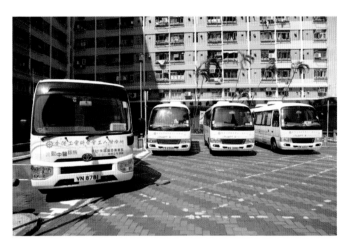

• 流動中醫醫療車

深受市民歡迎。2001 年 2 月 19 日，時任醫院管理局副行政總裁高永文醫生，聯同衛生福利局首席助理局長陸綺華小姐、衛生署副署長林秉恩醫生、衛生署助理署長梁挺雄醫生等一行六人，到工人醫療所沙田中醫分所訪問交流，了解和諮詢社會上中醫服務的概況。

　　進入二十一世紀，工人醫療所的中醫診所於 2005 年推行中醫電子病歷電腦系統，以 VPN 技術及實時模式運作，強化日常運作的中央監管。中醫部從完全人手操作順利過渡至中醫電子病歷電腦系統，標誌着服務邁向新的里程。為配合社會經濟轉型、就業人口變化的需求，工人醫療所擴展不同層次的服務，2007 年在中環工商業地區成立工聯醫療服務中心，提供中醫服務、X 光化驗及健康檢查。此外，特區政府自 2003 年起，分階段開設公營中醫診所，推動本港中醫藥的發展。工人醫療所於 2008 年 3 月與醫院管理局、香港浸會大學三方協作成立「工聯會工人醫療所 — 香港浸會大學粉嶺中醫教研中心」。[34] 該中心集合中醫、培訓及科研於一體，為市民提供優質現代化中醫服務，為年青中醫師提供臨牀培訓機會。自 2008 年成立至 2021 年，該中心已培訓近 80 位「進修中醫師」，個別更留任工作至今，成為高級中醫師，參與診所日常管理及發展

34　配合政府新服務模式，該中心自 2020 年 3 月更名為「工聯會工人醫療所 - 香港浸會大學中醫診所暨教研中心（北區）」。

策劃。在朱國基先生的慷慨捐助下，工人醫療所在 2011 年 3 月開展流動中醫醫療車服務。醫療車設有候診區、診症室、針灸牀椅及輪椅升降台，備有超過 100 種符合 GMP 規範的高素質濃縮中藥配方顆粒，滿足不同病人需要。現時 4 部醫療車每週到港九新界共 21 個屋苑，靈活為社區提供優質而收費低廉的中醫服務，廣受社區居民歡迎。

2003 年，香港爆發「非典型肺炎」疫情，工人醫療所於同年 4 月撥款港幣 50 萬元開展抗炎大行動，包括送贈「強肺清熱」中藥沖劑（特約經國家藥品監督管理局確定的製藥公司，按國家中醫藥管理局制定的非典型肺炎中醫藥防治處方製作）、「避疫散」藥袋（按北京專家改良之中藥古方「避疫散」配伍製作）及保護衣，受惠對象包括醫管局及醫療系統工會前線職員、疫情嚴重地區之居民及各區獨居長者等。2020 年，新冠疫情擴散，工人醫療所為長者機構及地區團體製作清補涼湯包及中藥香囊，協助社區居民抗疫。「工聯會工人醫療所 — 香港浸會大學中醫診所暨教研中心（北區）」積極參與抗疫工作，包括自 2020 年 4 月參與醫管局「中醫門診特別診療服務」，為康復出院的新冠病人提供免費的中醫內科門診復康治療。該中心自 2021 年 1 月起更參與醫管局「住院病人中醫特別診療服務」，派出專責醫師為亞洲國際博覽館社區治療設施及北大嶼山醫院香港感染控制中心的確診病人提供中醫診療服務，為應對疫情盡一分力。此外，工人醫療所流動醫療車自 2021 年起提供中醫義診服務，每個駐點每月首次駐診提供內科義診名額予 60 歲或以上合資格人士，參加者可獲醫師免費診症及兩劑中藥（顆粒沖劑）。2022 年醫療車繼續提供義診服務，並不設年齡限制，擴大受眾範圍，讓所有社區居民都能受惠。為推廣健康訊息，工人醫療所長期恆常參與各類社區健康宣傳工作，派出註冊中醫師到各社區主講中醫藥健康講座，提供中醫諮詢或義診服務等；透過提升市民對中醫藥認知，促進市民主動參與健康管理，深受居民歡迎。

另外，政府於 1995 年 4 月成立香港中醫藥發展籌備委員會，其時工人醫療所資深主管何發恰、醫師吳鍾能獲邀擔任成員；1999 年 9 月，香港中醫藥管理委員會成立，何發恰及醫師林家榮、吳鍾能、陳英斌及陳維華獲委任為成員，資深主管趙贊安、張向基、洪遠霞、黃秀云亦先後獲委任為成員，趙贊安曾擔任教育統籌局「醫療護理業技能提升計劃」行業小組委員。此外，工人醫療所多位醫師曾擔任香港中醫藥管理委員會中醫註冊審核試主考，為中醫藥規管作出貢獻。為培訓中藥配劑人才，工人醫療所積極與學術機構聯繫合作。自 2001 年起，工人醫療所為香港大學專業進修學院「中藥配劑

證書」學員提供實習場地，近年亦成為社福機構舉辦之「中醫診所助理基礎證書」課程學員參觀的診所。診所資深主管帶領學員了解中藥房常規擺設、百子柜藥物分佈規律、認識常用中藥及其炮製方法，配劑過程及發藥常規等。工人醫療所亦曾在香港中文大學醫學院學生中醫旁診選址，安排該院四年級醫學生到中醫分所進行旁診觀察，亦曾安排一年級醫學生到中醫分所參觀，各組西醫學生藉此了解中醫臨牀應用及服務流程。此外，自 2017–2018 學年起，工人醫療所為香港中文大學中醫學院學位及碩士學生提供觀察西醫診症機會，藉此了解香港的基層醫療服務。工人醫療所的創辦，為不少工人和家屬解決了醫療困難，誠如一些工友所言，工人醫療所「溫暖了好幾代人的心」。經歷 71 年的發展，工人醫療所現已成為一具規模的綜合性醫療服務機構，其中有賴眾多專業醫護人員長期的支持，加上自身不斷的鞏固和發展，故在競爭激烈的醫療市場中確立定位和發展方向。

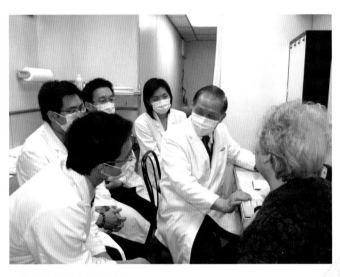

• 醫學生觀察中醫師診症

中醫教育的組織和形式

　　香港重光至一九五〇年代，醫師個人或團體（公會）除了一般診病治療之外，辦教育是必定實行的工作，既是為了壯大業界，又推廣了中醫藥學術文化，同時可以確保社團有收入。此舉由來已久，1929 年有何佩瑜醫師的求新中醫學校，一九三〇年代更有伯壇中醫專科學校、保元中醫專科學校，及針灸學院等，戰後各團體對此更是不遺餘力。在辛亥革命後，中醫潘陸仙在其威靈頓街診所招收門徒；陳慶保亦設立中醫夜校，修讀三年畢業；此外，名醫陳伯壇曾設中醫夜學院於文咸街文華里 47 號；其餘設中醫學院授徒的有阮君實、鄧鐵濤與康北海、何佩瑜等人；曾任東華醫院中醫長的潘詩憲亦曾培育過中醫專材。1938 年 10 月，廣州淪陷，廣州漢興中醫學院遷往澳門。廣東中醫專門學校則遷港復課，校長先後有陳任枚、李植文、譚穎才，講師有呂夢白、羅元愷、朱愚齋等，均為中醫界的俊傑，學生約有 200 多人。1941 年日軍攻陷香港，學校才告停課。二戰後，先後在香港開辦的中醫學校有譚寶鈞的香港中國國醫學院、范兆津的香港菁華中醫學院、馬麗江的嶺南國醫學校。香港的民間

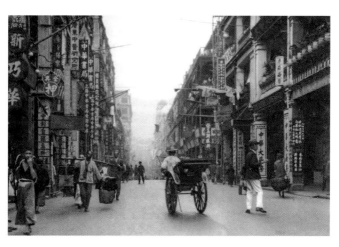

・ 1935 年位於中環皇后大道中的廣東中醫研究所

中醫教育，行的是崎嶇艱苦的辦學之路，培育了無數中醫專材，為香港培養了一代又一代的中醫人，在香港中醫教育史創下了光輝的一頁。

（1）國醫研究所

如上述，香港中醫師公會在籌備復會時，同時準備恢復國醫研究所，1946年12月公會正式復會後，便立刻籌備辦學事宜，兩個月之間，香港中醫師公會附設的國醫研究所於1947年2月宣告成立，並於開幕典禮上進行第一次學術演講，由何甘棠講述毒春瘟（腦脊髓膜炎）良方，自此，這種學術演講會每兩星期舉辦一次，根據記錄，國醫研究所的醫師教師可謂陣容鼎盛，各教職及分科講師茲見表3.3。[35]

從表3.3可見，國醫研究所對於中醫的傳播已有一定的藍圖，因為早於戰前，國醫研究所經已成立，由盧覺愚擔任首任所長，而戰後復辦後，第二屆所長由蘇二天擔任，第三屆所長為劉雲帆。國醫研究所舉辦的中醫學術講座，一直到持續到七十年代，並與政府市政局圖書館合作，在中區大會堂及市政局灣仔圖書館作講座場地，國醫研究所則廣邀醫師主講，對象為廣大市民。

國醫研究所舉辦此種學術講座，對業界內的資訊流通起到一定作用，而且每兩星期辦一次講座，對一班醫師來說有如定期聚會，這對鞏固業界、擴大中醫藥的影響也有正面的作用。

（2）中醫研究院

香港九龍中醫師公會於1949年經「組合」而成後，亦開始籌辦教學，於1950年9月籌設中醫研究所，並成立學務委員會，委員包括蘇二天、陳柳一、伍卓琪、鄒復初、林金湯、劉雲帆、黎健公、徐子真、廖本良、陳居霖、陳濟

---

35 謝永光，《香港中醫藥史話》，香港：三聯書店（香港）有限公司，1998年，頁338。

培養健全中醫人才。甫創立之初,即制定三年全科學制,分基礎、應用及臨牀三部分,編訂系統教材。院長由范兆津擔任,梁永亨任院務主任、黎錦健任教務主任,林君溥任訓導主任。根據范兆津在《香港菁華中醫學院四十八週年紀念特刊》[37] 中所記,學院在基礎醫學方面,將生理、病理、診斷及治療,以內經為基本理論依據,並用現代醫學作引證,作中西醫學結合的基礎;應用醫學方面,則是內科學以研究疾病為主,編排不同疾病作深入研究,以辯證施治為主要運用原則,分別引證傷寒、金匱及溫病學說;至於臨牀醫學,被形容為「活的課程」,因為其以個別醫案為研究對象,並有實習機會,學員可以學以致用,整個學習過程完成,就完成了全科的訓練。

菁華中醫學院成立早期,困難重重,范兆津堅定不移,全力以赴,雖承受沉重經濟負擔,仍帶領學院同寅,本着「只問耕耘,不計收穫」的精神,貫徹全科學制和系統教材的宗旨,以實事求是的態度,向弘揚中醫中藥之途邁進。學院於 1955 年增設義診服務,提供學員實習機會,贈診之餘,菁華藥行更免費施藥,以濟貧苦大眾。1961 年增設研究院,強調與時並進,以病論證,以證論病,將傳統中醫藥學說納入現代醫學。1996 年底范兆津中風,健康大不如前,故在 2001 年,學院 48 週年時院務正式結束。

菁華中醫學院經歷半世紀的艱苦經營,培養不少優秀中醫人材及師資,學院畢業之學生,在本港以至海外執業者,均以母校為榮,並持守「醫術醫德並重」之優良傳統。菁華中醫學院強調自創辦以來沒有收過政府資助,甚至未獲政府承認為合資格的中醫學院,[38] 但堅持辦學數十年,實為香港中醫界一道特殊的風景。

(5)香港中國國醫學院

香港中國國醫學院 1947 年由譚寶鈞創立,早期設兩年學制。雖然早於

---

37 范兆津,〈發刊詞〉,《香港菁華中醫學院四十八週年紀念特刊》,2002 年。
38 謝永光,《香港中醫藥史話》,香港:三聯書店(香港)有限公司,1998 年,頁 109。

一九二○年代香港已有中醫學院，但都是實行類似師徒制的形式授課，譚寶鈞可說是香港第一個系統化處理中醫課程的醫師。香港中國國醫學院原本租借一所中學作為校舍，可譚寶鈞有感學院若要長遠發展，必得有自己的教學地點，於是捐出自己位於山林道的私人宅邸，邀請本地名醫到來授課，包括伍卓琪（兼任教務長）、楊日超、李雨亭、賴永和及莊兆祥等。

除了硬件上的發展，譚寶鈞同時研發一套中醫的學制，1949 年起實行固定的學制與科目，採用本科生三年，研究生四年的學習模式，分基礎與應用學科，理論與實踐兼備，在教授中醫藥實用課程的同時學習西洋醫學的理論，之後更於港九分別設立三間診所，讓學員有臨牀實習的機會。

辦學有方的譚寶鈞，經營香港中國國醫學院一直至 1998 年，浸會大學中醫藥學院成立時，譚寶鈞有感中醫已經納入公共教育體系，私立的中醫學院已經完成歷史任務，於是宣佈光榮結束。[39]

由上述五個例子可見，戰後香港的中醫可說百花齊放，由成立醫師公會起，到醫師公會辦學，甚至私人辦學，中醫可說是一個相當活躍的羣體，根據一些記錄，當時私人開辦的中醫學院更是不乏於市，不過，由於資料多已散迭，或者學院結束營運後沒有留下相關記錄，因此於今只可得知當時的概況，甚至不少中醫學院的成立年份均無從稽考。可是，由譚寶鈞等人建立起來的中醫教育，亦是中醫在香港這個地方，才有數十年之久的特殊教育模式，這除了鞏固本地的中醫水準外，亦開始有機會邁向國際，對於香港中醫的國際交流，及中醫課程納入公共教育體系，也有着莫大的幫助。有關戰後 1945 年至 1959 年間不同的中醫辦學團體，茲見表 3.4。[40]

39　陳永光，〈香港中醫在回歸前的教育狀況與傳承撮要〉，《香港中醫雜誌》，2015 年第十卷第四期。

40　表 4.4 根據的資料包括：謝永光，《香港中醫藥史話》，香港：三聯書店（香港）有限公司，1998 年。以及陳永光，〈香港中醫在回歸前的教育狀況與傳承撮要〉，《香港中醫雜誌》，2015 年第十卷第四期。

表 3.4　戰後至五十年代香港的中醫學院

年份	學院	創辦人／團體／院長
1947	國醫研究所	香港中醫師公會
	嶺南中醫學校	馬麗江
	香港中國國醫學院	譚寶鈞
1953	香港菁華中醫學院	范兆津
1959	中醫研究院（1971 年前稱作中醫研究所）	香港九龍中醫師工會
年份不詳	九龍中醫學院	九龍中醫師公會
	王道中醫學院	陳存仁創辦／陳濟民院長
	存仁中醫學院	陳存仁
	現代中醫藥學院	陳居霖院長
	復旦中醫學院	謝禮卿
	上海中國醫學院	朱鶴皋
	漢興中醫學院	方德華
	中國新醫藥研究院	張公讓
	香港中醫學院	伍卓琪創辦／梁翰芝院長
	僑港中醫學院	僑港中醫師公會／徐漢屏院長
	中華中醫學院	陳太羲
	東方中醫學院	羅世民
	嶺南傷科研究院	梁永亨
	健民國醫學院	潘茂容
	國際中醫藥研究院	國際中醫中藥總會
	新華中醫學院	新華中醫中藥促進會
	香港中醫學會會立中醫學院	香港中醫學會
	中國中醫藥研究院	中國醫藥學會
	香港針灸專科學院	蘇天佑
	鄧昆明針灸學院	鄧昆明
	廣州中醫學院	鄧悟隱

V　中草藥與涼茶文化盛行

　　中醫藥學歷史源遠流長，而醫的產生和起源，基本認定是從巫者與巫術而來，[41] 歷經數一千多年的發展與流變，形成一種集大成的理論學說。中醫藥學有宗可溯，有根可尋，強調辯證和整體觀，其變化多端，並非一成不變，可根據個人的體質決定用藥及作出針對性的治療。除了因時間衍生針對不同病症的治療方法，也可因不同地域（包括不同氣候和不同生態的動植物及礦物）引致不同的疾病而產生迥異的療法及用藥。民間有不少極具地方特色的醫療或飲食的習俗，例如閩粵地區氣候濕熱，當地人士會多喝湯水和涼茶，並在茶湯中加入適量的涼性藥材，以起袪濕清熱的作用。四川地區人士飲食喜麻辣，亦與當地天氣寒濕有關，辛辣食物有助袪風除濕。可是，當換到北方地區，辣食又易導致「上火」，對身體造成不良影響。不同的飲食習慣，代表了不同地區氣候對人體所帶來的影響，亦顯示了當地的普遍需要，從而發展出一套適用於當地的用藥及飲食理論。[42] 香港位於中國陸地最南端，東濱南海，低緯度與南嶺山脈的屏障形成了「天氣炎熱，土地卑濕」的環境氣候。居民日常飲食偏愛海鮮野味，烹調多用煎炸、炒焗、燒烤等方法，佐料則多用薑、蒜、蔥、椒鹽等辛溫燥熱之物。故發病以燥熱、濕滯症狀為多見，治病常採用具有袪濕利水、清熱解毒等功效的中草藥。香港盛產草藥，涼茶飲食文化歷史悠久。「涼茶」之稱約於清代出現，何夢溪在《醫碥七卷》中記載：「按薛立齋治一老人腎虛，火不歸精

41　根據史書如《莊子》、《呂氏春秋》等，都有巫咸及巫彭二人作醫的記載，其他史書記載的巫咸，雖然其身世、出沒地域及時代等都眾說紛紜，但共通點都指向此巫是一名醫者。杜正勝等：《中國史新論：醫療史分冊》，台北：聯經出版公司，2015 年。

42　王明強等：《中國中醫文化傳播史》，北京：中國中醫藥出版社，2015 年。

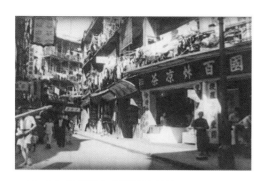
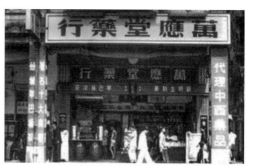

• 1948 年位於港島的百草涼茶舖　　　　　　• 1949 年徐子真創辦的萬應堂藥行售賣涼茶

……或時喉間如煙火上沖，急飲涼茶少解。」《醫碥七卷》成書於乾隆十六年，即西元 1751 年，所以至少在 1751 年之前就有了涼茶，清道光八年 (1828)，王澤邦就始創了「王老吉涼茶」。

　　1938 年，廣州淪陷，大量內地人士遷港，同時，多家內地藥廠藥店在港落地生根開設中藥舖涼茶店。三十至五十年代比較有名的中藥涼茶店除了荷李活道的一樂軒、永樂街的啟安堂、灣仔皇后大道東的「人之初」以及九龍上海街的「單眼佬涼茶」、春和堂外，還有回春堂，孖鯉魚、洗大聲公、曾安堂、曾保安堂、唐崇山氏、關贊育、透心涼、有天知、大有益、萬應堂、益記八寶茶、恭和堂，以及連鎖店的黃碧山、百吉等。至於王老吉，亦在港九兩地設有多間分店。這些中藥涼茶店店多集中在太平山區的上環及西營盤一帶，可用「五步一樓、十步一閣」來形容。當時涼茶亦有稱為「良茶」、「共和茶」、「免病茶」等名稱。有一些涼茶店以「廿四味」或「十八味」作標榜，主要成分有中草藥金櫻子、崗梅根、黃連、苦梗皮、榕樹鬚、甘草等，亦有加入苦瓜乾或水翁花的，每家涼茶店皆有自己的「獨門秘方」。在深水埗南昌街另有一間叫「益記八寶茶」的涼茶舖，老闆是從廣東台山移居香港，後來推出活絡油成功品牌的黃道益先生。

VI　中成藥商號與品牌

　　三十至四十年代中成藥備受歡迎，中成藥商號和品牌日益增多，較為盛行的商號與品牌包括白花油、香港崇佛氏藥行太保安胎丸、陳家園馬騮肉疳積散、香港兩儀軒藥廠三蛇膽川貝末、潘高壽、宏興藥房鷓鴣菜、蜆殼胃散、梁培基、靈芝藥廠十靈丹等。

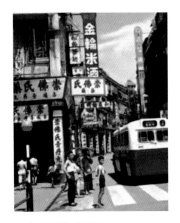

• 中環崇佛氏藥行

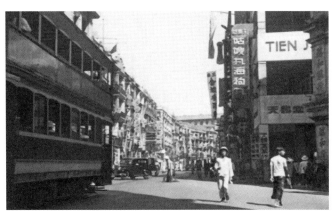

• 1935 年設於中環德輔道中的中成藥廣告招牌

靈芝藥廠十靈丹

　　靈芝藥廠由創辦人劉卓凡於 1920 年在廣州開設。劉卓凡的家族原是經營布匹生意，他的弟弟是西醫，曾擔任軍醫，退伍後，發覺西藥昂貴，普羅大眾難以購買。於是兩兄弟設立藥廠生產止痛退熱的十靈丹，後來生產十靈油和其他藥品。售價比進口西藥便宜，深受市民大眾歡迎。十靈丹、十靈油是靈芝藥廠的馳名藥品。

泉昌

　　泉昌成立於 1931 年，由來自福建的菲律賓華僑領袖黃世仙於香港創辦，並於 1937 年重組成泉昌有限公司，自二十世紀五十年代起，主要經營中成藥、食品、茶葉等商品進出口及批發業務，是新中國成立後第一批國貨經銷商。

　　1949 年，泉昌跟北京同仁堂前身樂家舖子簽約，將其中成藥引入香港，並轉口東南亞及歐美國家等地區，開創北藥南賣，與北京同仁堂建立起長達超過半個世紀的業務關係。一直以來是北京同仁堂的傳統產品在香港市場的獨家代理，70 多年來雙方緊密合作從未間斷。

　　九七金融風暴後，香港經濟下滑，零售業萎縮，當時的泉昌第三代掌舵人黃光漢，出任香港華豐國貨公司董事長之職，帶領華豐走過艱難時期，而黃光漢正是華豐國貨公司創辦人之一周公甫的女婿。

　　泉昌有限公司積極與北京同仁堂配合，大力拓展國內外中藥銷售市場，先後合資成立北京同仁堂泉昌企業管理諮詢有限公司、北京同仁堂福建藥業連鎖有限公司。2000 年，雙方合作開設門市，於北京崇文門外大街開設同仁堂大型藥店，四層高的藥店營業面積逾 4000 平方米，經營產品數千種，為全國規摸最大的藥店之一，北京同仁堂的門市自此遍佈全國。於 2001 年起擴展至加拿大，在溫哥華地區設立同仁堂藥店。

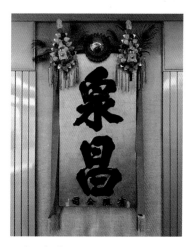

• 泉昌招牌

　　此外，由泉昌有限公司及北京同仁堂合資成立的北京同仁堂製藥有限公司於 2006 年初正式投入生產，工廠位於北京市大興區，生產五個劑型，包括 30 多款品種。為配合長遠的業務發展，泉昌有限公司在香港港島區自置廠房及倉庫，2010 年投入使用，以加強對中成藥及雙囍牌、金杏牌食品的質量控制。同時，為了令業務更趨多元化，泉昌有限公司投資開設廈門瑞豐製麵有限公司，麵廠於 2011 年投入生產，產品分銷歐美市場。近年，泉昌有限公司亦擴展業務至個人護理洗滌產品。

　　泉昌有限公司創立至今已有 90 多年歷史，在本港已傳至第 4 代，現由黃楚恆掌舵。泉昌一直保持「老字號」穩健的企業形象，經營產品接近 400 款，當中不少產品是 60 後、70 後港人的集體回憶，例如蜂花牌檀香皂、蝴蝶牌面霜等。近年熱賣的保健藥品牛黃解毒片、板藍根，都是泉昌代理的王牌產品，不過最多人吃過的，可能要數送苦茶少不了的向陽花牌山楂餅。

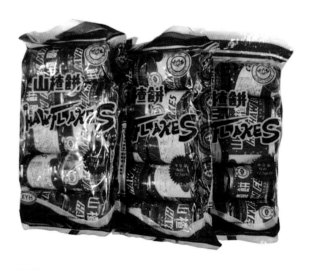

• 山楂餅

和興白花油

　　1927 年，馬來亞檳城白花油公司始創人顏玉瑩研製出一種可供塗擦用的藥油，由於療效顯著，極受親朋戚友歡迎，因此，顏氏決定大量生產這種藥油，並推向市場，並

於 1935 年在新加坡成立第一家藥廠。因為藥油的氣味很像水仙花，即當時南洋人所稱的「白花」，而且顏玉瑩的夫人顏劉崑珠也很喜歡此花，於是顏玉瑩把藥油命名為「白花油」。因為白花油對各種日常小疾病都有效，故繼而冠以「萬應」二字，全名稱為「萬應白花油」，寓「萬應萬靈和帶有白花香味的藥油」之意，並於 1935 年在檳城及新加坡註冊「萬應白花油」商標。在檳城及新加坡獲得成功後，顏氏將注意力轉移到其他地方，1950 年，他看中香港特殊的地理優勢，在香港正式設立和興白花油廠，作為萬應白花油的新生產基地。香港藥廠投產後，新加坡廠房的業務也正式結束。一九六〇年代，白花油公司發展成為新加坡、中國香港及中國台灣等地的跨國企業。一九七〇年代，香港政府認為藥名的「萬應」二字及其藥單形容可「食抹兼用」的語句，具有誤導成分，後來訂正為「外用忌食」。「白花油」更名為「和興白花油」。1991 年，香港白花油藥廠在香港聯合交易所上市。除白花油外，藥廠亦致力以「和興」、「萬應」品牌作擴展產品系列，繼「活絡油」、「白花膏」後，還推出「福仔」商品。和興白花油藥廠有限公司之生產設施皆取得澳洲治療用品管理局及香港中醫藥管理委員會的 GMP 認證。此外，相關品質監控系統亦取得 ISO 認證。

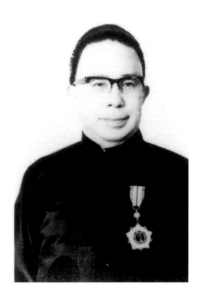

• 顏玉瑩

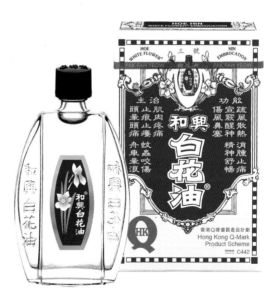

• 和興白花油

潘高壽

　　1890 年，廣東開平潘百世、潘應世兄弟在廣州高第街開設「長春洞」藥舖。至 1935 年至 1936 年左右，潘百世的四子潘鬱生創製止咳化痰的新藥，定名為「潘高壽川貝枇杷露」。此後潘鬱生正式使用潘高壽藥行的招牌，專營枇杷露。1945 年，日本戰敗投降後，潘鬱生以潘高壽藥行取代「長春洞」，專營川貝枇杷露，又在西關杉木欄路擴張開新店大量生產。一九五〇年代初，廣州潘高壽藥行轉移到香港。1956 年，廣州原有的廠房被公私合營，潘高壽藥行與大同成藥社、中華成藥社合併，組成公私合營潘高壽聯合製藥廠，以川貝枇杷露為主體產品，及保留「潘高壽」作為產品名稱。1964 年，潘高壽藥廠被劃入廣州市化工局屬下的中藥總廠，工廠的產、供、銷由中藥總廠統一計劃安排。翌年 4 月，位於和平西路的星羣藥廠的中藥提煉車間也併入潘高壽。現時，港澳台及海外商標由香港潘高壽藥廠擁有，內地商標由廣藥集團旗下子公司廣州潘高壽藥業股份有限公司擁有。

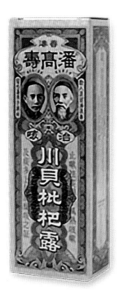

• 潘高壽川貝枇杷露

VII　贈醫施藥

　　自東華醫院於 1875 年成立以來，作為一個官方的慈善團體，已有中醫贈醫施藥的做法，戰後人口急劇增長，解決糧食問題之餘，亦需恢復醫療服務，加上戰時流通的軍票頓變廢紙，大部分市民即時陷入經濟苦況。面對各方面的龐大需求，單靠政府難以於短時間滿足市民所需，於是民間自發的救援工作應運而生。戰後的贈醫施藥團體，所見最早發起的並非中醫藥團體，卻是 1946 年的道教組織通善壇。[43] 根據通善壇的記載，1946 年 3 月，得到呂祖先師降示：「大軍之後，必有凶年，將見疫癘降臨，蔓延迅速，倘染者而不治，容易。」通善壇的弟子聽訓後，即時成立慈善部統籌善業工作，並向先師承示藥方製藥，得藥名「霍亂痧嘔肚痛散」，製藥需時一天，之後各地始見有市民染上類似霍亂的症狀，並謂服用通善壇的藥散後迅速治癒，[44] 並派贈該壇特製的跌打丸。當年通善壇慈善部的發展工作，可謂頗見成效，他們通常請數十位醫師為通善壇義務贈診，善信只要憑通善壇發出的贈醫券前往求診，一律不收診金。因此，通善壇大概是最早在戰後香港進行贈醫施藥服務的團體，其時各中醫團體亦正籌辦復會，直至 1948 年起，通善壇每年定期發起夏季贈醫贈藥的善舉，至今從未間斷。

　　贈醫施藥乃慈善工作，主辦一方見市民有此需要，在條件許可的情況下，決定每年都辦此善舉。從現今資料可見，自 1948 年起開始，香港有每年定期

43　二十世紀初，幾個廣東南海茶山慶雲洞的弟子在香港經商，為方便修行，最初在中環一私邸中供奉呂祖先師，名曰「羣賢壇」。至 1938 年，以「茶山慶雲洞駐港通善壇」名義，正式在香港設壇，至 1965 年改名為通善壇有限公司，2007 年正名為通善壇，此名為呂祖所占賜，意取「廣度善人」之意。

44　翻查 1946 年的報章及事記，該年沒有霍亂的報道，但當年 4 月，港英政府在 17 個注射站替市民免費打針預防霍亂，並於同月修改《防止霍亂條例》，禁售 6 種食品。

的贈醫施藥服務，根據謝永光記述一篇題為《醫藥界合辦夏季贈醫施藥緣起》（羅少如撰）一文中提到，1948 年初夏，羅少如與劉雲帆（時任香港中醫師公會常務理事）及伍卓琪會面時，提到醫藥界都只贈醫而不施藥，對於貧病大眾的成效並不顯著，於是想到聯絡藥商，羅少如文中詳細描述了當時的網絡，因文中記綠了當時參與的醫藥業界人士芳名，茲摘錄如下：

> （劉雲帆、伍卓琪及羅少如三人談話間），忽憶及潘兄仲瑜……尤與各大藥商有密切聯絡。少如與潘兄接鄰，先與之商，由潘兄商之藥界名宿李植之先生，隨由李先生商之麥伯寬、黃世河、郭實卿、伍於笛、蘇子衡、何輝庭、何忠全各位藥行鉅商。僉以事屬善舉義不容辭，慨然捐助藥物，植公（李植之）復親往各行業勸捐，奔走不遺餘力，遂即着手籌備。[45]

贈醫施藥的主張可謂一呼百應，得到各界的認同及參與後，業界就成立了中醫藥界合辦贈醫施藥委員會，成員包括：蘇兆清（主任委員）、潘仲瑜（副主任委員）、李植之、劉雲帆、伍卓琪、羅少如等，通善壇三位主持蘇劍流、周植庭及鄧義文協辦，答應借出場地予贈醫活動。因此，除以往東華醫院的官方贈醫贈藥，及一些零散的醫師贈醫活動外，[46] 中醫藥界合辦的贈醫施藥活動，可說由 1948 年正式展開。由於 1948 年的活動頗受歡迎，1949 年，香港中醫師公會任少農等人與通善壇商議再度合辦夏季贈醫施藥，並廣招醫師加入，自此成為每年舉辦的慈善活動。港九中醫師公會於 1949 年正式開幕成立，作為一個組合各個中醫團體的公會，港九中醫師公會亦於 1950 年舉辦贈醫施藥活

45　謝永光，《香港中醫藥史話》，香港：三聯書店（香港）有限公司，1998 年，頁 154。

46　如 1949 年 4 月 9 的《華僑日報》中提到，譚寶鈞創辦的中國國醫學院，亦於「每年夏季，必在港九各區分設贈醫贈藥站。」每日早上八時開始派籌，九時應診，由李雨亭應診。

動，並聯同三個中藥商會的團體，即南北藥材行以義堂、香港中藥聯商會及參茸行寶壽堂，組織贈醫施藥委員會。[47] 身為委員會主任委員的潘仲瑜在《贈醫施藥辦理經過》中記述，醫師界發起贈醫施藥活動，跟香港的氣候及居住環境有關：「況本港地狹人稠，一室之中，居者常達數十人，日受穢氣之薰陶，又無衛生之設備，加以溽暑侵人，炎威肆虐，其不癘疾叢生，日與藥罐茶爐為伍者幾希」。[48] 活動決議在港島東西兩區進行，東區的地點是告士打道港九中醫師公會內，西區則於德輔道西雲泉仙館，醫師熱烈響應，參與義診的內外科醫師合共 64 人，當年的報章亦有報道此盛況。[49]

如通善壇最初自行發起一樣，贈醫施藥活動並非中醫師公會及中藥商會所獨有，雖然醫師公會和中藥商會能統合業界網絡共襄善舉，畢竟活動限於個別地方，即使求診市民者眾，對於某些地區而言自是鞭長莫及，因此在一九五〇年代起，自發舉辦贈醫施藥的團體可說遍地開花，例如 1950 年《華僑日報》中有報道，西區街坊福利會亦有在區內舉辦贈醫施藥，並積極籌款救濟遠於調景嶺的難民。[50] 如果單靠中醫藥團體及宗教組織，對於善舉的宣傳成效始終有限，因此透過街坊福利會的協助，就可使更多民眾受惠，亦是中醫藥業界能夠深入社區的一個絕佳途徑。有說中醫的執業是靠市民「搜購醫生」，[51] 醫師是被動地

47　根據謝永光的記述，此委員成立後命名為「港九中醫師公會香港南北藥材行以義堂香港中藥聯商會香港參茸行寶壽堂合辦 1950 年夏季贈醫施藥委員會」，但此名實在過於冗長，只是仍得考慮到合辦團體的名義，盡量簡化後得名「港九中醫師公會香港中藥商會三團體合辦夏季贈醫施藥委員會」。此委員會陣容頗為鼎盛，計主任由潘仲瑜及黃世河二人擔任，蘇兆清、李奈祖、郭寶卿、伍於笛為副主任委員，其他委員包括有林金湯、阮逸雄、梁大彬、伍卓琪、鄒復初、劉雲帆、雲人、李植之、徐子真、潘詩憲、唐天寶、陳柳一、張簡齋、賴少魂、羅少如、勞英羣、黎健公、梁百和、蘇二天、丁濟萬、黃石公、鄧鶴年、馮安民、弘守仁、耿德海及黎翰庭等人。謝永光，《香港中醫藥史話》，香港：三聯書店（香港）有限公司，1998 年，頁 155-156。

48　謝永光，《香港中醫藥史話》，香港：三聯書店（香港）有限公司，1998 年，頁 157。

49　《工商晚報》，1950 年 9 月 11 日。此報道有刊載照片。而參與義診的醫師包括黎健公（眼科）、阮榮貴、曾保安、張伯常及鄒復初等。

50　《華僑日報》，1950 年 6 月 25 日。

51　余秋良中醫師訪問，訪問日期為 2018 年 8 月 23 日。

等待抱病市民前來求診，贈醫施藥則可說是由中醫師「主動出擊」。於是，短短兩年間，到 1951 年，合辦夏季贈醫施藥的團體增至六個，除之前的港九中醫師公會及三大中藥商會外，灣仔區街坊福利事務促進會及九龍道德會龍慶佛堂也加入合辦，活動地點位於港島西區、灣仔及九龍。[52]

五十年代，贈醫施藥的活動頻繁，不論醫師公會或是個別團體，均各自舉辦此活動，[53] 更有中醫學院為讓學生有臨牀的實習機會，會自行開設診所提供義診服務。[54] 其中較為普遍的是，此活動向來於夏季舉行，因香港夏季氣候炎熱潮濕，故不論有病與否，人體內也有清熱祛濕解毒之需要，對於治未病的中醫學說，夏季贈醫施藥亦是一項為市民調理身子的善舉。雖然二戰之後抗生素的出現為中醫帶來巨大的衝擊，甚至有醫師如張公讓、謝永光等亦認為抗生素出現後，香港的中西醫是「西長中消」，而且消長情況迅急，可是，從民間自發的贈醫施藥活動，其持久性及市民的反應中可見，即使中醫中藥面對極大危機，如抗生素興起及中藥藥價急劇上漲等，香港市民普遍仍然對中醫有一定需求，[55] 而且贈醫施藥是免費的慈善活動，目標對象多為貧病大眾，對中醫中藥的理解亦一直有「有病醫病，無病強身」的信念，而在因此贈醫施藥廣受市民歡迎的同時，中醫藥界此舉亦補足了政府醫療制度的不足，貧病大眾或負擔不起昂貴的西醫西藥費用，而且五十年代亦算是戰後恢復的時候，面對洶湧來港的人口，重建社會、制定政策及恢復公營設施需時，中醫藥業界的自發行為，無疑是替政府在市民健康這一方面把關。

---

52 謝永光，《香港中醫藥史話》，香港：三聯書店（香港）有限公司，1998 年，頁 159。

53 如《華僑日報》1956 年 7 月 17 日報導，天德聖教忠一善堂亦有以「救濟貧病大眾」的目的，特組夏季贈醫施藥活動。

54 如譚寶鈞的中國國醫學院，及范兆津的香港菁華中醫學院的診所。

55 此需求可按贈醫施藥所開出的藥帖反映，根據謝永光的記錄，如 1951 年六大團體合辦的贈醫施藥中，內科義診施出藥劑超過 3 萬帖，外科求醫者亦近萬人。

第壹籤：「修德自然可修身　為善何須君與臣　敬信吾符晨每食　勿藥將來病遠奔　例求三枝籤如求得此籤毋庸服藥矣　其餘兩枝籤雖有藥方亦不必檢服」

第貳籤：「勿憂勿懼勿擔煩　靜坐猶如穩泰山　三七自可離其疾　何用勞心已說難」

第拾三：「息怒壹錢　去煩心貳錢　喜靜養八分　戒酒色壹兩　常服　例求三枝籤如求得此籤無庸服藥　其餘兩枝籤雖有藥方亦不必檢服」

第拾玖：「破故紙貳錢酒蒸為末　胡桃肉三錢去皮研爛　以蜜糖開滾水沖服」

第三拾壹：「煎服　羌活八分　獨活八分　防風七分」

第肆拾捌：「煎服　風寒偶感　遍體不舒　加符砂服　二三自如　正化州橘紅皮七分　幹竹茹貳錢（羌汁炒）　取簷前滴水處砂七粒同煎加符壹度化灰沖服」

第伍拾捌：「煎服　天然天然　到此神仙　你病脾肺　養靜安然　白扁豆皮錢半　香薷壹錢　川厚撲八分　苓茯壹錢　川木瓜壹錢　甘草五分」

　　跟黃大仙藥籤最基本的分別是，廣成仙師藥籤並不分科，全套藥籤共有一百五十枝，當中亦鮮有為求問者正式「辯證」，只載有藥方，很多籤文的藥方更只有一味藥材，例如第伍拾肆的「煎服　蔓荊子七分」，求問者只要誠心祈求，得籤後按照指示服藥就可，當然，此套藥籤亦包含心理療法，如上述的第一、二及十三籤所言，人只要靜下心來，勿怒勿煩，疾病自會遠離，而當善信求得藥籤而需要煎服藥者，則可到大埔草堂附近的特約藥店配藥。[60]

---

60 游子安：〈博濟仙方—清末以來嶺南地區仙方、善書與呂祖信仰〉，《中國科技史雜誌贈刊第 32 卷贈刊 1》，2011 年 8 月。

　　省躬草堂除了藥籤治療外，另外有兩種療法，分別為寶筆施法及符咒療法，均是以符章為主要治療的工具，由草堂的道長及弟子執行。至於以上提到關於草堂的丹水、丹酒及藥茶等，則是由乩手一邊進行扶乩，一邊用硃砂筆對茶、水或酒施以符咒而製；而在製丹方面，則是以指定藥材加上符咒合煉，由祖師指示製藥日期，弟子親自執行，其製丹方法，均有在《省躬錄》中記載。[61]

呂祖仙方靈籤

　　香港多有道觀主要供奉呂祖，呂祖本有「百發百中萬應經驗良方」，針對不同疾病而有呂祖降乩指示處方，例如「咳症第一良方」，藥材為「南杏四錢、北杏五錢、甜蒟五錢、蜜棗十個、川烏藥三錢、製法夏三錢、陳皮五分、款冬花四錢　水三碗煎服」，並示謂「無論何種咳症三服即好」；亦有「行軍發冷症第一良方」，藥材為北黃芪一錢半、常山梗三錢、白尖檳貳錢、黑烏梅貳個、大烏棗四個、山楂片三錢、草棗一錢半、製法夏一錢，並謂「水三碗煎服　要預早服方效」及「食藥後要嘔為好」，有些更有用籤「指示」，例如「婦女小便不通良方」，藥方及服法為「牛膝五錢　煎服一服即通三服痊癒」，但指明是「中西醫無效後求仙聖乩示良方獨一味藥」，另有針對頭痛、小腸氣、跌打、痧症、婦女子宮脱落、生橫丫腸及乾濕腳氣症（外治內服）等藥方及服法，餘不一一。

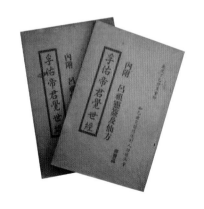

61　志賀市子：〈近代廣州的道堂 —— 省躬草堂的醫藥事業以及其適應戰略〉，黎志添主編：《香港及華南道教研究》，中華書局（香港）有限公司，2005 年，頁 316。

呂祖信仰中亦有乩示而得藥籤一套，跟黃大仙藥籤相似，藥籤分男、婦、兒、外及眼五科，除眼科乩示得五十三枝籤外，其餘四科均有一百枝藥籤，總數為四百五十三枝。茲錄數枝如下：

男科

第四方：「　闢月不焚香　急時問老仙　回當自修省　病患免纏綿」

第二十二方：「病已遲治　名醫難瘳　急宜自問　事有前由　候三日另求方」

第六十七方：「遠年白菜　日久陳皮　豬肺七兩　煎服最宜」

第八十九：「病因傷寒　飲食不節　發表攻裏　除寒退熱　柴胡二錢　酒芍錢半　酒芩一錢　枳殼錢半　乾葛二錢　川樸八分　全歸一錢　川芎一錢　煎服」

婦科

第四方：「時運不就　凶星纏擾　先祀灶神　再來求藥」

第七方：「血亦行　肝氣鬱　飲童便　患漸失」

第十二方：「脾經已傷　胃氣凝滯　治幸尚早　行脾調胃　春砂花一錢　米黨二錢　雲苓二錢　於朮二錢　炙甘草一錢　青皮七分　加生薑一片為引」

第五十一方：「去歲端午符　茶中暗化之　密與病人服邪凶立刻離」

兒科

第一方：「神符一度　賜下嬰兒　將為身佩　惡病遠離　硃砂新筆　黃紙照寫」

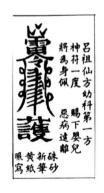

第九方：「此病由驚嚇　先宜禱社王　再來求妙藥　回春別有方」

第三十九方：「貳錢金錢草　加味款冬花　杏仁與把葉　專能治肺家」

第四十二方：「科場蠟燭　臨睡照之　午前子後　法最相宜」

外科

第七方：「筋絡火毒結　氣血復不充　內託此邪出　後用苦寒攻
北芪三錢　歸身三錢　黨參三錢　茅根二錢　白朮三錢　銀花五錢　連
翹二錢　水煎服」

第十七方：「翻翻覆覆　氣運所促　必請良醫　壽或可續」

第六十七方：「笑語嘻嘻　無心禱祈　神雖感格　自省其非　無方」

第九十三方：「燥火發作　宜服清涼　旱蓮草　白菜乾　煲水豆腐食」

眼科

第四方：「目視好邪　心多不正　急淨心田　求方乃應　下朝再求」

第八方：「肝虛風動　腎元不堅　蒙花三錢　防風錢半　芥穗二錢
杞子二錢　白菊二錢　薄荷七分　蒺藜二錢　蟬退錢半　水煎服」

第五十方：「以水制火　自然之理　外用樸硝浸水　日出向東洗
日落向西洗」

第五十二方：「自作自受　神亦難救　悔過遷善　別日再求　無方」

　　呂祖仙方的特點是，籤上有藥方同時有「診症」，例如籤文會告訴求問者
「痰火內鬱」、「陰陽不和、寒熱不調」或「肝木搖動、中有餘風」等等，相比起
黃大仙或廣成子的藥籤系統，呂祖仙方用藥亦較多。如表 3.5 所列，香港不少
著名的道觀都供奉呂祖，所以呂祖藥籤在香港可說較為普遍，例如蓬瀛仙館、
雲泉仙館、金蘭觀及青松觀等等。

表 3.5　呂祖仙方藥藥籤分類簡表

《呂祖仙方》	男科	婦科	兒科	外科	眼科	總籤數
方劑 / 療法	84	82	84	88	46	384
修養品德	7	10	7	5	6	35
符	0	1	3	0	0	4
其他（安心 / 不予 / 祭祀）	9	7	6	7	1	30
總籤數	100	100	100	100	53	453

飛雁洞佛道社

　　飛雁洞佛道社於 1980 年創辦，屬道教全真龍門派，總壇設在觀塘，在旺角設有稱作「醫壇」的分壇。醫壇內供奉的醫藥神靈包括消災延壽藥師如來古佛、神農氏藥王、扁鵲大神醫、張仲景醫聖、華佗神醫、皇甫謐聖醫、葛洪大聖醫、陶弘景聖醫、孫思邈醫王及李時珍醫聖，是香港唯一供奉多位醫藥神的道場。飛雁洞除了有呂祖仙方藥籤外，亦有恭請神靈在醫壇降乩，指示預防疾病之說，例如 2011 年，該壇得藥王孫思邈降乩指示，需以葫蘆涼水預防疫症，其乩文如下：

> 藥王孫思邈真人賜示
> 辛卯年五月廿一日（2011 年 6 月 22 日）
>
> 疫疾行其道　　禍及在人身　　今來早準備
> 寶誥來持誦　　護體望身安　　靈藥來賜上
> 葫蘆涼水飲　　解病消疾困　　今來作批示
> 仙湯今日飲　　眾眾來求問　　大眾亦如是
> 今日結此緣　　叩問作禮稟

當中所謂「葫蘆涼水」為何物，外人自是不得而知，但善信既然相信涼水
為「仙湯」，飲之但求心安理得亦無傷大雅。

表 3.6　三部藥籤版本及籤數統計表

藥籤版本 / 療治科目	男科		婦科		兒科		外科		眼科	總籤數
《呂祖仙方》	100		100		100		100		53	453
《黃大仙仙方》	100		100		100		100		100	500
藥籤版本 / 療治科目	無方	單味	雙味	三味	四味	五味	六味	其他		總籤數
《廣成子祖師靈方》	5	23	47	50	16	2	6	1		100

其他道觀及醫療服務

香港的道醫中，除了上述提到的乩示仙方、藥
籤及自製丸藥外，蓋因修道者本身多略懂醫術，或
因為信仰中濟世度人的教義，加上香港沒有明顯的
城郊之分，故修道者即使自闢道堂，也不至於隱世
山林，當信仰發展日盛，善信數目增多，修道者多
會有貢獻社會的舉動，例如前文討論中醫在香港的
發展中，就有通善壇於一九四○年代開始贈醫，後
來港九中醫師公會經商討後，更聯同藥商合作，舉
辦成效較佳的贈醫施藥活動，其他宮觀或道教團體
亦相繼在社區內舉辦同類活動，規模不一。

求神問籤、祝禱或符咒等，均是求問者自身疾
病的「已然」，中醫一直有「治未病」的調理觀，即

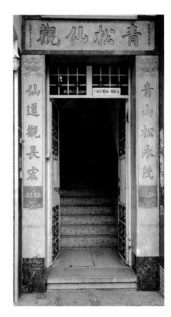

• 青松觀中醫藥贈診所

有「未然」的預防疾病方法。道教既然講求養生，道醫自然也有防患未然的方

法，例如氣功養生（或治療）、辟穀或靜功（內視）等等，香港不同宮觀有提供相關課程，視作濟世和傳教的方法。

表 3.7 香港醫藥神靈信俗簡表

醫藥神靈	功能及信俗	供奉地點
華佗	醫藥神 藥籤	大澳天后廟、油麻地天后廟、觀塘三山國王廟、觀塘飛雁洞、新蒲崗仙師壇、深水埗三太子廟、元朗墟大王廟、坪洲金花廟、赤柱天后廟、灣仔洪聖古廟、上環文武廟、筲箕灣雲鶴山房、旺角松蔭園佛道社、灣仔玉虛宮等
神農（炎帝）	醫藥神	善慶古洞、粉嶺軒轅廟、東華醫院禮堂、觀塘飛雁洞、九龍城侯王廟、中藥聯商會會所、嗇色園黃大仙祠等
醫靈大帝	醫藥神	油麻地天后廟、深水埗三太子廟、九龍城侯王廟、三約觀音廟、大澳華光廟、省善真堂、塔門天后廟等
廣成子	醫藥神 藥籤、符章	大埔省躬草堂
張仲景	醫藥神	粉嶺南涌天后宮、觀塘飛雁洞
陶弘景	醫藥神	屯門青雲觀、觀塘飛雁洞
扁鵲	醫藥神	觀塘飛雁洞
皇甫謐	醫藥神	觀塘飛雁洞
葛洪（抱朴子）	醫藥神	觀塘飛雁洞
孫思邈	醫藥神	觀塘飛雁洞
李時珍	醫藥神	觀塘飛雁洞
藥師佛	健康、消災	九龍志蓮淨苑、觀塘飛雁洞、灣仔玉虛宮（三寶殿）、西環道慈佛社、荃灣東普陀、九龍塘修明佛堂等
金花娘娘	生育	深水埗三太子廟、油麻地觀音樓、油麻地觀音社、三約觀音廟、茶果嶺天后廟、坪洲金花廟、香港仔五華師母廟、灣仔洪聖廟、上環文武廟、筲箕灣譚公廟、赤柱天后廟、佛堂門天后廟、坪源天后廟等
黃大仙	普濟 扶乩、藥籤、符章	嗇色園黃大仙祠、龍翔道黃大仙祠、旺角水月宮、赤柱天后廟、大角咀洪聖廟、筲箕灣譚公廟、深水埗關帝廟、九龍城濟原堂、上環天后三元宮等

醫藥神靈	功能及信俗	供奉地點
保生大帝	醫藥神	油麻地觀音社、北角保泉宮
朱立大仙	醫藥、驅瘟	大澳龍巖寺、深水埗關帝廟、香港仔漁市場
十二奶娘	照顧小兒	油麻地天后廟、坪洲金花廟、上環文武廟、屯子圍三聖宮、青龍頭天后廟、深水埗三太子廟、梅窩桃園洞等
呂祖	扶乩、藥籤、符章	雲泉仙館、青松觀、金蘭觀、筲箕灣雲鶴山房、蓬瀛仙館、上環文武廟、上水虎地坑呂祖壇、圓玄學院、省善真堂、青雲觀、竹林仙館、香海慈航、大埔萬德苑、大埔蓬萊閬苑、大嶼山鹿湖精舍、梅窩正善精舍、荔枝角天真佛堂、西環六合聖室、石澳蓮鶴仙觀、元朗明善學院、中環玉壺仙洞、旺角萬德至善社、旺角玉清別館、中環通善壇、西環純陽仙洞、太子華松仙館、牛池灣賓霞洞、觀塘飛雁洞、荃灣乾元洞、北角抱道堂、旺角翠柏仙洞、灣仔智玄精舍、觀塘善濟佛道堂、太子慧玄精舍、深水埗普善佛堂、荃灣玉霞洞、旺角松蔭園佛道社、深水埗信善壇、沙田暢林園、北河街道教九龍別院、油麻地明元仙觀、深水埗龍慶堂、旺角竹隱長春洞、大埔聖道正壇、彌敦道道教聯誼會、粉嶺藏霞精舍等
註生娘娘	生育及照顧小兒	銅鑼灣天后廟
珍珠娘娘	照顧小兒（天花）	佐敦谷福德古廟
車公	驅疫	沙田車公廟、蠔涌車公廟、橫洲二聖宮、廈村楊侯廟等
李道明	驅疫	荃灣玉霞經、省善真堂、金蘭觀、秀茂坪觀音廟等
驪山老母	驅疫	樂富天后廟、藍田玄天廟、茜草灣三山國王廟等
綏靖伯	驅疫	上環廣福義祠
龍寶太子	驅疫	荃灣龍母佛堂
林七娘	驅疫	坪洲龍母廟、西環純陽仙洞
哪吒三太子	驅疫	深水埗三太子廟、布袋澳洪聖廟、荃灣天后廟、雞寮大王爺廟、安達臣大聖佛堂等
濟公	驅疫	廣福義祠、荃灣玉霞宮、福德念佛社、秀茂坪觀音廟、筲箕灣譚公廟等
五華師母	驅疫	香港仔五華師母廟
包公	驅疫	大角咀洪聖廟、深水埗關帝廟、深水埗天后廟、深水埗三太子廟、上環文武廟、榕樹頭天后廟、灣仔玉墟宮、銅鑼灣天后廟、土瓜灣北帝廟、坑口天后廟、灣仔洪聖廟、上環廣福義祠、青山寺、南安坊福德廟、上環天后三元宮、灣仔玉虛宮等

道醫與中醫

根據前文三套藥籤，可歸納出幾項特點：

一、 求取藥方方式分「單項藥方」及「藥材組合」兩類。而「單項藥方」所列藥
品數量由單味至十五味藥材不等，尤以六至八味最為普遍；至於「藥材組
合」，其藥籤開列的藥材介乎單味至六味之間，以單味至三味合計佔達百
分之七十五，以此推算，善信每次抽三枝藥籤，其所求得之「藥材組合」
藥方最高可得十八味藥材，取其平均數則約為六味藥材，較符合貧苦大
眾對醫療疾病所能負擔的能力。

二、 無論是何種方式求取藥籤，其治療方法可歸納為四類：

1. 治療方法：主要是以湯藥及食療，或以各種外敷技術作療治，例如：
洗浸、拔罐、敷貼、按壓等方法。

2. 品德修養：即藥籤沒有刊列藥方，而是指示信徒作品德修養，藉端正
身心、自省、祝禱、放生、讀經等消除災病之「成因」。

3. 符章：即指示信徒以特定之符章作佩帶或焚服，以達到治療效果。

4. 其他：藥籤指出病痛成因源自流年氣運、鬼魅作祟等，因此只需按法
拜祀神靈，無須服食藥物。

三、 考三套藥籤所開列之藥方，不乏廣東地道藥材及食品入藥，例如，陳皮、
春砂仁、清遠茶、何首烏、藿香、滑石、石菖蒲、橘紅花、石決明、薏仁、
玉竹、沉香、牡蠣等。尤其《呂祖仙方》及《黃大仙仙方》應用地道藥材
最為廣泛，反映該等藥籤有強列的在地適應性。

四、 觀察藥籤內容，除了藥方或藥材外，部分亦列有疾病之成因，歸納則有：
四時寒暑，濕燥寒熱之氣候症；個人因素則有積勞虛弱、小病拖延或不
良習慣引致；亦有因不修品德、行為不檢、風流放盪而損耗身心；當然

亦有沖犯神煞、鬼魅侵擾等信俗因素，這亦顯映藥籤與純粹醫理醫藥的明顯分野。

　　香港道教的特色在於提供社會福利服務，當中包括醫療、教育、安老、文化等事業，尤以「道醫服務」最能闡發道教教理意義。所謂「道醫」，可理解為道教醫藥、哲學、宗教與慈善的「道教生命觀」與公眾服務。蓋生命體分為物質身（命）與精神（性）兩部分，然生命的維持與康健既須自身身心的保養，亦受外在環境氣候所影響。然則，道醫是依照先賢對天地萬物運行規律與性質的辯證經驗，並付諸實踐，以達致養生保健，性命兼修，以此資養身心，作長修真成聖之基礎。是以道醫包含環保、生物物理、精神修養、醫藥養生、宗教行持各方面，具有完整教理體系。

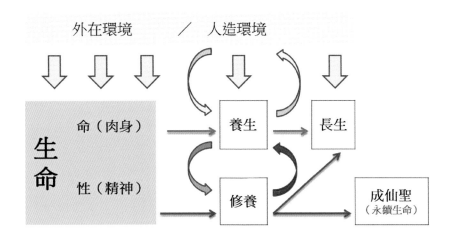

　　香港道教團體透過社會服務展現道醫精神。在精神照顧方面即提供宗教教化和活動，如宮觀主辦的道學班或修持活動等；肉體照顧方面則提供醫藥診療、安老保健、康樂活動等。該等服務雖由宮觀主動提供，是對當時中港國情與社會需要的實在回應。這時，中國社會動盪，國人紛紛逃港避禍，而他們客寄香港時的困境莫過於保命、醫藥和尋覓親友音信。在難民惶恐無靠的情況

下，本地宮觀道場提供扶乩問事及醫藥義診服務，正好彌補他們現實與心靈的需要。

過去香港宮觀普遍設有開乩服務，信眾除求問憂疑外，亦可就久醫未癒等事請求仙聖賜示藥方。更有宮觀將仙方分類整理成男科、婦科、兒科、眼科及外科之藥籤，供廣大信眾以求籤方式求取，這種心靈與醫藥結合的特殊服務正好彌補本地醫療福利的不足，此亦是本地道教之一大特色。隨着社會經濟力起飛，政府亦承擔公共醫療服務，市民得到基本醫療保障，宮觀的藥籤服務已無急切需要，便轉移發展中醫、西醫、骨傷、眼科、牙科等服務。

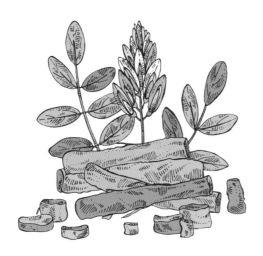

X　1931 年—1950 年中醫藥發展大事記

年代	1931 年—1950 年中醫藥發展大事記	出處 / 備忘
1931	3 月，本港國醫學會宣佈「中央國醫館」定於本月十五日開籌備成立會。	19310309 華字 _ 中央國醫館
	陳李濟藥丸店李寶祥代表出席中央國醫館發起人籌備會。	19310312 華字 _ 中央國醫館消息
	5 月，香港中華國醫學會出版《國醫雜誌》第四期。	19310512 華字 _ 國醫雜誌第四期
	8 月 15 日，中央國醫館正式成立。到第二屆理事選出，香港中醫藥界有 3 人當選，包括香港中華國醫學會的何瑜、香港中藥聯商會的劉麗堂、香港參茸行藥材商會的伍耀廷。	
	九一八事變，香港中藥聯商會發起救亡工作，購買「公債」。	香港中藥聯商會金禧紀念中藥展覽特刊
	12 月 17 日，「中央國醫館」焦易堂及廣州醫學衛生社潘茂林訪港，香港中華國醫學會設宴招待。	
	12 月，香港「白喉症」流行，到 12 月 29 日共發現 72 宗，最近發現的 24 宗，沒有一個是中國人，醫生很注重此事，曾徹底追查根源。經研究證明，是由香港牛奶供應而引起。	
	東華醫院、廣華醫院及東華東院統一由一個董事局管理，統稱「東華三院」。	東華三院網頁/ 關於我們/ 歷史/ 發展史簡表　http://www.tungwah.org.hk/about/milestones/
1932	1 月 17 日，廣東國醫分館成立，香港中醫界尤列、何佩瑜、黎琴石、梁朝浦、陳秩雲、廖孟培、林繼枝、江松石等 8 人被聘為分館名譽理事。	
	灣仔貧民醫院加聘中醫贈診。	19320521 工商 _ 灣仔貧民醫院加聘中醫贈診

（續前表）

年代	1931 年—1950 年中醫藥發展大事記	出處／備忘
1932	8 月 2 日，香港中華國醫學會提出本地醫師及藥店應向中央國醫館登記註冊，以維護業界自身利益。	19320808 工晚 _ 中央國醫館中醫登記
1933	12 月，僑港中華國醫學會力爭中央國醫館一切權限。	19331231 工商 _ 力爭中央國醫館一切權限
1934	5 月，實用針灸學社成立，由盧覺愚開辦。盧氏主持的針灸講座主張中西醫並重。此前，盧覺愚曾於 2 月發表《突眼性甲狀腺腫病針效之研究》，刊於江蘇《針灸雜誌》，這是香港針灸界公開發表的第一篇學術論文。	
1935	2 月，研究瘋疾委員會報告書，獻議政府在新界創辦瘋人院，指出瘋疾非行症亦非風土病或傳染病，現頒行之瘋例須修改，使得通融辦理。	19350216 工商 _ 研究瘋疾委員會報告書
	為惠及貧病，某中醫獻議中醫學會，公決各中醫減收診金。	19350705 天光 _ 減收診金
	12 月，中央國醫館設立處方鑒定會，以便對應法院遇有發生處方訴訟案件。	19351207 工商 _ 國醫館設立處方鑒定會
1936	市政局成立（前身潔淨局）。	
	蔣介石提倡中醫。	19360211 華字 _ 蔣介石提倡中醫
	3 月 16 日，廣東省國醫分館委託香港中華國醫學會為「廣東省國醫分館香港代理事務處」，處理本地醫師及藥店向中央登記事務。	
	3 月 21 日，香港中華國醫學會改名「中國國醫館香港分館」。	
	7 月，中醫要求對於國民代表大會選舉法其附表內，關於自由職業團體、醫師藥劑師八人之規定，有關中西醫法律地位平等事項獲得解釋。	19360712 華字 _ 使與西醫地位平等
1937	七七事變，抗日戰爭全面爆發。	
	抗日戰爭期間，國民政府發行救國公債及郵政儲蓄，香港參茸藥材寶壽堂商會也義不容辭，傾囊認購，數目乃當年全港第二位，國民政府其後贈由蔣委員長中正先生厚題「為國節儲」一幅予商會留念，以資嘉獎。	香港參茸藥材寶壽堂商會 105 週年紀念特刊

年代	1931 年—1950 年中醫藥發展大事記	出處 / 備忘
1937	7 月，天氣酷熱，霍亂肆虐港九。九龍城區首先發現霍亂，隨即迅速蔓延，旺角、深水埗、油麻地等區先後發現疫情。其時，正值許多難民避難香港，其中亦有感染發病者。由於露宿街頭者甚多，致使霍亂又在香港區內傳染開來。香港居民整日提心吊膽，惟恐傳染上此疫。幸而，當年天氣涼得早，特別是 9 月初那次颱風，雖給香港帶來了巨大災難，但同時卻驅散了酷暑，淨化了環境。中秋過後，那令人聞之色變的疫症逐漸遁跡。此次霍亂，共奪走了一千多人的生命。	
1938	2 月，痘症流行仍劇，拾獲遺屍四十餘具，死者多患「天花症」。	19380213 工晚 _ 痘症流行仍劇
	3 月，天花蔓延，死亡逾千人，港府通告指示免費種痘。由於難民大量來港，居住環境惡劣，衛生條件惡化，使天花、霍亂流行，共發生疫症 2327 宗，1834 人死亡。	
	廣東中醫藥專門學校在香港跑馬地禮頓山道 37 號復課，周仲房任教務主任。附設函授，曾出版數期校刊。	
	曾天治創辦科學針灸醫學院。	
	東華三院應香港政府要求成立醫務委員會，自此全面受政府津貼醫療服務經費及監管，亦標示着東華三院被納入政府的體制中。	東華三院網頁/ 關於我們/ 歷史/ 發展史簡表 http://www.tungwah.org.hk/about/milestones/
1939	8 月 13 日，日軍切斷中國軍隊補給線，令第十八師團順珠江集結虎門，準備進攻深圳，並通知港英政府勿礙日軍行動。	
	8 月 20 日，香港中藥聯商會同人「八一三」獻金成績。	19390820 華字 _ 香港中藥聯商會八一三獻金
1940	受日本侵華影響，大量中國內地難民湧入，香港人口超過 150 萬，香港中醫藥業達巔峯，當時東華醫院駐院中醫 16 人，每日贈診街症 3 小時，病人數以萬計。	
	霍亂流行，死亡率高。據醫務處 10 月初的報告，今年來香港發生霍亂症共 763 宗，死亡 499 宗，其比率為 65%。霍亂病的流行區域，以九龍城為最多，計為 460 宗。經政府實施各項有效辦法，竭力撲滅後，霍亂疫情得到控制。	

（續前表）

年代	1931 年—1950 年中醫藥發展大事記	出處 / 備忘
1940	為了應付繁重工作，當時東院主席李耀祥倡議把藥方編成《驗方集》，將各藥方編成固定號碼，並將藥劑改為研磨成粉末，病人不用煎藥，改用藥散吞服。由於藥末所需分量比煎藥少，亦可節省醫院開支。	
	李耀祥在報章發表《改進中醫藥方宣言》。	
	11 月，漸入寒冬，冬季時症如天花、白喉開始流行，居民應速種痘。	19401116 天光_居民應速種痘
1941	2 月 23 日，港九生草藥涼業商聯總會成立。	
	香港戰役爆發，12 月 25 日，日軍佔領香港，開始香港日治時期。	
	東華東院先後被英軍及日軍徵用為陸軍醫院，東華及廣華提供有限度服務。	東華三院網頁/ 關於我們/ 歷史/ 發展史簡表 http://www.tungwah.org.hk/about/milestones/
1942	日軍佔領香港後，7 月成立「總督部香港中醫學會」，訂定中醫資格標準，辦理中醫登記，容許中醫繼續行醫。	
	日軍認為中藥煎煮手續煩瑣，不適合戰時所需，下令取消東華醫院中醫。	
	日本稱中藥為漢藥，日佔初期成立「香港漢藥組合」，後由官方明令解散，指令以三行為首（包括南北行以義堂、寶壽堂、中藥聯商會），重新組織「香港中藥組合」。	
	香港中藥組合成員包括南北行藥材批發商、參茸行、生草藥行、熟藥行、膏丹丸散（成藥）行業等五個行頭，共三百餘商號、藥廠參加。	
	二次大戰期間，抗生素發明，進一步加強西醫優勢。	19510303 工商_盤尼西林撤銷公價
1944	淪陷後期，東華三院經費緊絀，只能提供有限度醫療服務。面對財困，東華三院董事局一度商討停辦問題，至 12 月東華三院董事局決定停止中醫贈醫施藥。	東華三院網頁/ 關於我們/ 歷史/ 發展史簡表 http://www.tungwah.org.hk/about/milestones/
1945	日本戰敗投降，香港重光。	

年代	1931 年—1950 年中醫藥發展大事記	出處 / 備忘
1946	8 月，衛生署建議，貧民住區舉行大掃除，殘破樓宇橫街小巷一律清掃。	19460826 工商 _ 貧民住區大掃除
	10 月，天氣轉涼，天花症增加。	19461009 工晚 _ 天花症上週增加
1947	1 月，宣佈去年天花症死亡率達 65%。	19470112 工晚 _ 天花症
	南北行公所討論政府「徵收新稅」問題，戰時商業損失未補，希望政府收回成命。	19470314 工商 _ 政府新稅徵收會議
	3 月，在各行業反對「所得稅」開徵聲中，英倫藥商致函本港輔政司，應撤銷「成藥稅」。	19470314 工商 _ 英倫藥商請撤銷成藥稅
	譚寶鈞辦香港中國國醫學院，設在尖沙咀山林道 17 號 2 樓，後遷立信大廈。	
	註冊醫師簽發「衛生証明書」等不實不盡者，將由醫務局註冊除名。	19470314 工商 _ 濫發証書將予除名
	6 月，「香港參茸藥材行寶壽堂商會」正式向香港政府登記，並由伍于笛先生、羅偉鈞先生出任第一屆理監事長，會員共 61 位。	香港參茸藥材寶壽堂商會 105 週年紀念特刊
	7 月，居民種痘達百餘萬，天花症威脅解除，醫務部報告種痘成績良好。	19470714 工晚 _ 天花症威脅解除
1948	社會福利署成立。	
	南北行大受走私者打擊，私梟集團有潛勢力，海關緝私武裝需要加強。	19480303 工商 _ 打擊走私
	6 月 27 日，制立法案，修正 1935 年第 35 號危險藥物（毒藥）條例，6 月 30 日通過施行。	19490000 年鑑 _ 修正危險藥物條例
	9 月 26 日，職業社團註冊，當局限期九月底截止。	19480926 工商 _ 職業社團註冊限期僅五天
	中醫藥界聯合舉辦夏季贈醫施藥，量逾萬劑。	
1949	10 月，性病數字驚人，性病治療工作進行甚為積極。	19481012 工晚 _ 性病數字驚人
	港九中醫師公會於冬天成立。	
	中華人民共和國成立。	

（續前表）

年代	1931 年—1950 年中醫藥發展大事記	出處 / 備忘
1949	1949 年，香港南北藥材行以義堂商會與內地外貿公司「德信行」建立密切業務關係，德信行成為香港內地中藥總代理，當年凡經銷中國藥材、成藥或藥酒之商行，均必為「以義堂」會員。	
	南北行關切與華北貿易恢復問題。	19490215 工商 _ 與華北貿易恢復問題
	3 月，港九中醫師公會於 3 月 15 日舉行第一次同人大會，三醫師公會（香港中醫師公會、香港九龍中醫師公會、九龍中醫師公會）來函報社，指報道與事實不符，指出三會均為港府註冊之合法團體。	19490317 華僑 _ 三醫師公會來函
	4 月，中國醫學院舉辦夏季贈醫贈藥。	19490409 華僑 _ 中國醫學院贈醫贈藥
	4 月 9 日，「港九中醫師公會」正式開幕，指為本港各中醫會聯合組織之統一機構，已獲香港政府批准立案，並經奉國民政府僑務委員會核定。	19490409 華僑 _ 港九中醫師公會
	5 月，本港開展防癆會募捐運動。	19490525 華僑 _ 防癆募捐
	鐵肺膠提防成癆之治症。	19490922 華僑 _ 鐵肺膠
	港九中醫師公會訂劃一診例，門診一律收費三元。	19490525 華僑 _ 訂劃一診例
	8 月，香港中醫師公會及通善壇舉辦夏季暑期贈醫贈藥。	19490831 華僑 _ 暑期贈醫贈藥
	利源東西街各小販義賣長生果助三院賑災。	19490831 華僑 _ 義賣長生果
	東華三院指定專款添置病牀被褥，三個月來門診（中、西醫）不下六萬人。	19490922 華僑__專款添置病牀被褥
	港九中醫師公會辦理會員福利。	19490922 華僑 _ 辦理會員福利
	9 月，馬鐵達、國殤紀念兩家醫院合併，易名為「馬鐵達國殤紀念醫院」。	19490922 華僑 _ 馬鐵達國殤紀念醫院
	11 月，中央人民政府成立「衛生部」。	19491009 華僑 _ 北平診所

年代	1931 年—1950 年中醫藥發展大事記	出處 / 備忘
1949	京派中醫張簡齋	19490922 華僑 _ 張簡齋
	上海肺腎專家陳養吾	19490922 華僑 _ 陳養吾
	上海國醫丁濟萬	19490922 華僑 _ 丁濟萬
	上海中醫朱鶴皋	19490922 華僑 _ 朱鶴皋
	註冊中醫師范國金	19490922 華僑 _ 范國金
	五十年代起，以義堂與中國內地外貿公司德信行建立密切業務關係。中華人民共和國成立後，德信行成為香港中醫藥總代理。當年凡經銷中國藥材、成藥或藥酒之行號均必為以義堂會員。	香港南北藥材行以義堂商會 90 週年會慶紀念特刊
	港府於 1949 年度修訂 1935 年所訂定之法例，凡在港執業之西醫師，除經政府核准發給執照者，始得執業外（中醫除外），其餘不得擅用醫師或醫務所之名義執業，及中醫用西醫等。	19500000 年鑑 _ 醫務條例嚴格執行
1950	1 月 21 日，衛生局舉辦醫務工作者登記，第二期登記者為中醫師。	19500127 工晚 _ 中醫登記內容
	5 月 22 日，港九中醫師公會、香港中藥聯商會、香港南北藥材行以義堂、香港參茸藥材行寶壽堂聯合舉行夏季贈醫施藥，翌年出版特刊。	
	中醫中藥兩團體於夏季贈醫施藥，函請中區福利會合作辦理。	19500613 華僑 _ 夏季贈醫施藥
	西區街坊福利會贈醫施藥，籌款救濟調景嶺難民。	19500625 華僑 _ 西區街坊福利會贈醫施藥
	6 月，隔離治療成為防止肺癆蔓延最佳方法，並呼籲市民盡防癆任務，捐資多建隔離病所。	19500625 華僑 _ 隔離治療
	7 月，名中醫張簡齋逝世，各方紛電慰唁。	19500702 華僑 _ 張簡齋逝世
	首席中醫張簡齋	20170417 杏林 _ 民國首席中醫張簡齋
	9 月，本港市面發現偽製西藥。	19500911 工晚 _ 偽製西藥
	港九中醫師公會贈醫贈藥。	19500911 工晚 _ 港九中醫師公會贈醫贈藥

第四章

平穩發展　海外揚帆

（一九五一年至一九七〇年）

　　五十年代中醫藥已經發展成為一個比較興旺的行業，當時的發展可分作內部鞏固及服務社會兩方面，一方面為爭取同業利益，業界開始辦學、義診、贈藥，發揚中華傳統文化，另一方面不斷將中醫推向國際交流的層面。五十年代初期，中國內地著名中醫學者大批湧到香港定居，南北人材薈萃，是香港中醫人才的鼎盛時期。1953 年間，香港中醫界首次與國際東方醫學者展開交往，第一位外國醫生來港交流的，是西德針灸學會副會長許米特博士，其後印度的巴霖（AD. Edal Behram）等人訪港，形成一股國外學者訪港的風氣。五十年代中期，香港針灸界邀請日本針灸名家谷義雄博士一行十人來港講學，為兩地學術交流奠下基礎。而在中醫學院學習的，有來自日本、美國及澳洲等地的學生，另也有中醫師應邀到日本講學，[1] 此後香港的中醫界不斷組團到外地展開交流活動，到了六十年代，這些工作一直在有序進行着。

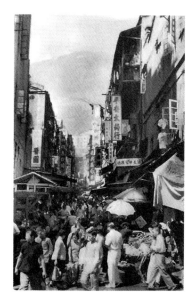

• 一九五〇年代嘉咸街平安大藥行

1　陳永光，《香港中醫在回歸前的教育狀況與傳承撮要》，《香港中醫雜誌》，2015 年第十卷第四期。

　　縱使民間中醫非常專業，辦學辦得有聲有色，中醫始終沒有認可的專業資格。有人提出創立聯合國醫院，亦有人倡議在大學設立中醫學系，不過，因不同原因而未能成事。五十年代末一場「禁止醫眼」的風波，重新提起了香港中醫社會地位的問題，政府的醫務總監對中醫業界亦只是表面上的尊重，實際上要施行政策時，根本不會考慮維護中醫的利益。不論是醫眼事件帶來的回響及將中醫提升至大專教育的建議，均直接牽涉到將中醫納入正式的醫療及教育系統的問題，這正是香港中醫發展的重要議題，可惜這時期的港英政府對此全無反應。

　　五十年代中醫藥對維護香港居民的健康作出了不少積極的貢獻。最突出的一次是 1957 年流行性感冒在香港肆虐，當時居民近三分之一人染病，中西醫診所同時出現看病的人龍。西醫治療雖然退熱快，但不能抑制流感，反而中醫藥顯示了很好的療效。五十年代也是香港中草藥最為盛行的時期。在長期治療疾病與預防保健的過程中，以中醫理論為指導，結合本地中草藥應運而生的中草藥及涼茶飲食文化，在香港地區可謂盛極一時。同時，中成藥在香港也是百花齊放，因品種繁多、藥效快、信譽佳、口碑好、歷史悠久，廣受華人社會歡迎，行銷世界各地。中成藥品牌的崛起和興旺，也成為了香港當時的主要產業之一。

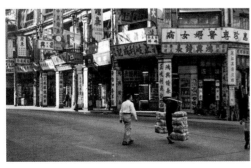

● 1950 年京滬粵港劉惠珍婦科

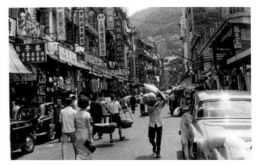

● 一九五〇年代中環皇后大道中林子英中醫

　　以下與中醫藥相關的圖文，讓我們可以了解到當時香港的社會面貌，以及香港島、九龍、新界各區居民的生活境況，某程度上也反映出市民對中醫藥的依賴，中醫藥與民眾的日常生活密不可分，同時也顯示出五、六十年代香港中醫人才鼎盛和中醫藥發展蓬勃，在社會上擔當着極其重要的角色。

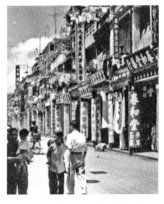

- 1953 年油麻地避風塘春和堂藥行（單眼老涼茶），後期搬遷到廟街

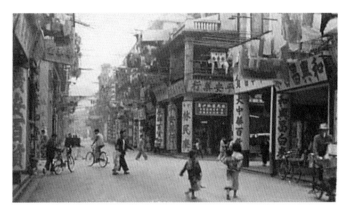

- 一九五〇年代九龍上海街、西貢街口平安藥行

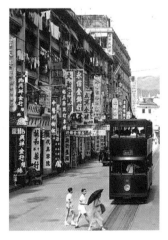

- 五十年代灣仔莊士敦道金舖林立，中醫內科跌打在二樓診症，用大招牌推介

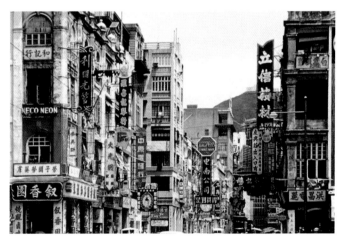

- 五十年代皇后大道中勞子開中醫師的診所

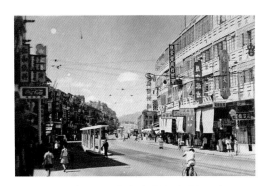

- 五十年代陳景雲醫師任東華醫院跌打主任

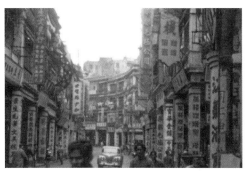

- 1952 年位於皇后大道中的著名兒科中醫羅少如的診所，羅少如曾於多間中醫社團之學院教學，其父也是著名兒科中醫

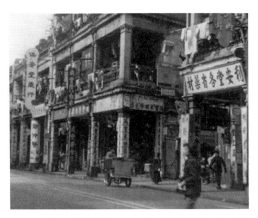

- 1957 年香港灣仔街景，圖左側是保安堂藥行鄧仲賢中醫師，圖右側是利安堂各省藥材劉治修中醫師

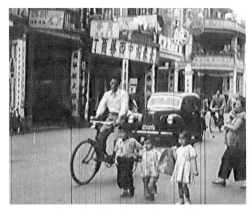

- 五十年代九龍城城南道 15 號長春閣藥店

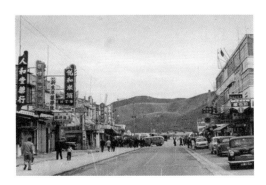

- 1950 年位於荃灣青山公路與眾安街交界處的人和堂藥行

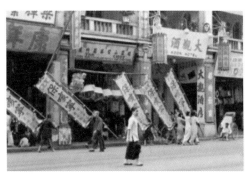

- 五十年代皇后大道中的商品宣傳大巡遊

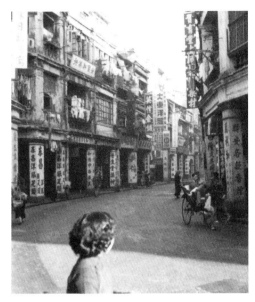

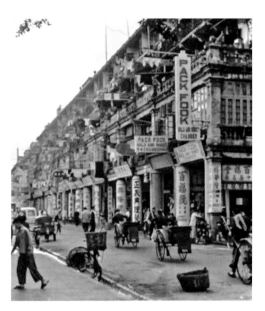

- 1952 年的皇后大道西，右側是贊育堂參茸藥材
  （見右下角石柱躉），對面是普生堂藥材

- 1953 年尖沙咀北京道保元藥局、百福堂中西藥

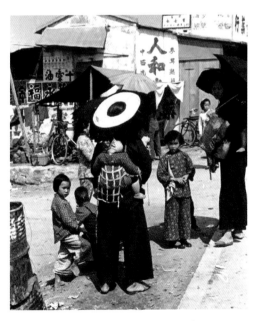

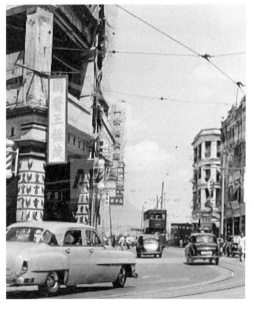

- 五十年代筲箕灣海邊簡陋棚屋中藥店
  為漁民服務

- 1955 年德輔道西國醫王德茂

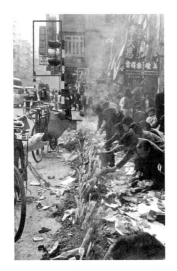

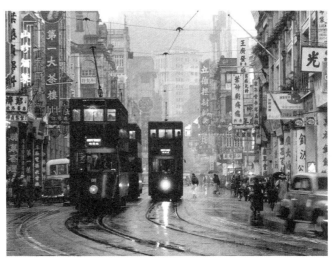

- 1958 年農曆七月十四日盂蘭節，民眾在英京戲院旁燒街衣，可以看見李大恩跌打廣告版

- 1959 年德輔道中葉仲衡痔漏

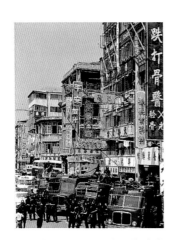

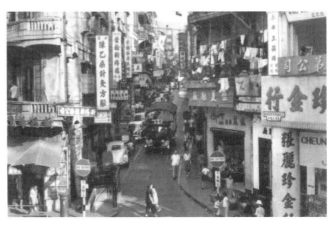

- 六十年代旺角亞皆老街火警照片，拍下當年祁少雄跌打骨醫長招牌，以 X 光驗骨作招徠，當年政府還未監管中醫作 X 光檢驗

- 一九六〇年代威靈頓街皇后大道中交界中醫陳乙燊

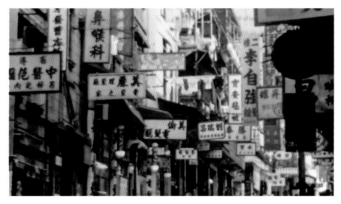

• 1965 年，正值中國內地文化大革命時期，眾多中西醫護南來香港

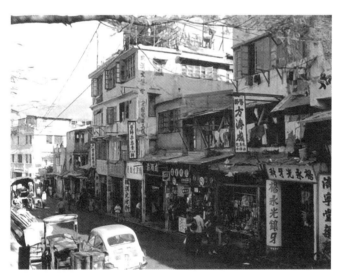

• 1963 年東頭村道方濤成醫師

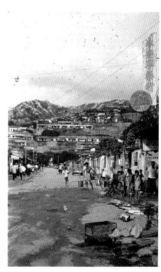

• 1960 年何文田貧民區，楠
道（後改為公主道）与培正道
交界点，可見中葯堂永安寧
葯行及正在服務市民的駐診
中醫劉永德，永安寧葯行於
一九七〇年代遷拆

I　中醫執業狀況

　　五十年代，戰亂過後，香港社會趨向穩定，各行各業都有發展空間。由於 1945 年後的數年，內地局勢持續動盪，因此很多醫師南移到香港定居，這些南來的醫師，當中不乏名家，而且也不限於廣東地區，如前文所提民國時期「四大名醫之首」之稱的京派名醫張簡齋落戶西環、[2] 上海肺腎病研究專家陳養吾、上海中醫朱鶴皋、國醫丁濟萬等。[3] 當時更有中醫穿梭中港兩地，據 1949 年 9 月 22 日的《華僑日報》所載，一位名叫涂全福的中醫師，專治腎病、毒症及淋症，而其應診的地址，就分別在廣州教育路鹽運西九曜坊四十六號和九龍佐敦道油麻地炮台街廿七號，[4] 至 1950 年，報章上可見涂全福已完全落戶香港應診，其著作《腎臟醫話》亦已出版至第三版。[5] 另有不少頗有名氣的中醫活躍於港九新界，如創立現代中醫學院的陳居霖，他曾為莊兆祥發行《增訂嶺南採藥錄》，並創立了香港第一本中醫雜誌《現代中醫藥》，遠銷新加坡、馬來西亞、印尼等東南亞國家，在中醫界有一定的影響力；還有在軒尼詩道執業的張伯常，薄扶林道的跌打醫師趙醒楠，灣仔柯布連道中藥館的何樸川，太子區界限街的馬麗江，深水埗區的梁財信和古哲夫，九龍城區的鍾伯明和蔡兆盤，土瓜灣北帝街的謝雨田，旺角孟河醫派江一葦，香港菁華中醫院跌打傷科教授弘守仁、自創拳術「蛇鶴貓混形拳」的洪拳師傅梁永亨，猴拳的代表人物耿德海，跌打名醫夏國璋、尹民以及內科名家蔡如淵、兒科汪寶林等。

2　《華僑日報》，1949 年 9 月 22 日。

3　《華僑日報》，1949 年 9 月 22 日。

4　《華僑日報》，1949 年 9 月 22 日。涂全福中醫師除應診及製藥外，亦曾出版《腎臟醫話》及《腎毒寶庫》等書。

5　《華僑日報》，1950 年 1 月 9 日。

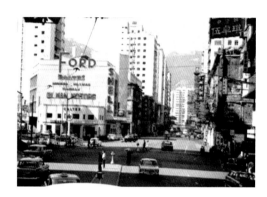

• 1960 年位於灣仔的伍卓琪中醫診所

江一葦

　　江一葦 (1919-1999) 出生在廣東花縣，為溫病名家。
江一葦幼承師訓，自律甚嚴，就讀廣東中醫藥專門學校
時，被中央國醫館館長焦易堂選拔前往上海中醫學院進
修深造，曾拜「孟河派」後人丁濟萬和丁甘仁為師。他畢
業後活躍在廣州、佛山、香港三地，行醫濟世，傳揚國
粹，從事臨牀及教學等工作，1952 年來港開中醫診所。
江一葦曾任廣東佛山鎮禪山中醫院院長及廣東省中醫師

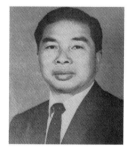

• 江一葦

公會常務理事。歷任香港國際中醫中藥總會副理事長、會長，國際中醫藥研究
學院院長，僑港中醫師公會會長，九龍中醫師公會監事長及會長，中華中醫師
公會副理事長，中華中醫藥學院副院長，中國國醫學院國藥常識科講師、菁華
中醫學院教授，九龍中醫學院副院長兼教授，香港中醫藥研究院教授，學生遍
佈世界各地。江一葦博覽羣書，尤對金元四大家等專著鑽研深邃，1986 年起
為星島晚報「家庭樂園」，週刊《新采家庭》、《家庭中醫釋疑》撰寫專欄，並有
《溫病學概要》、《中醫雜病學》、《組織療法》、《食療保健集》、《食療保健續集》、
《中醫藥常識彙編》等著作。

黎錦鏞

黎錦鏞（1920-1981），廣東省南海縣人，先後於廣東中醫藥專科學校、中央國醫館立案香港華南國醫學院畢業，為考試院檢覈及格中醫師，獲聘漢興中醫學院教授，港九中醫師公會醫師研究所特約講師，曾任中國醫藥學會學術部副主任，港九中醫師公會學術組副主任等職，與梁永亨合著的《食療本草新解》，曾在《晶報》連載。1953 年，黎錦鏞協助范兆津創辦菁華中醫學院，並任教務長及教授，教授藥物學、《傷寒論》，歷時廿八載，為中醫教育事業貢獻良多。

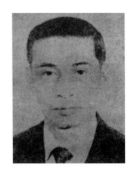

● 黎錦鏞

陳居霖

陳居霖（1921-1982），廣東清遠人，祖父精通醫學，家藏醫書甚豐，童年就能誦讀《傷寒論》。少年時陳居霖在廣州投詩家黃祝華門下，文士吳天任、畫家趙少昂為同期學友。陳氏乃廣東中醫專門學校教授及附屬醫院醫生陳永梁從兄之甥，常與潘詩憲來往，經常一齊論醫賦詩，相交甚篤。1938 年，廣州為日軍攻陷，他避難香港，與未婚妻在廣東中醫專門學校就讀中醫。1941 年香港淪陷後返

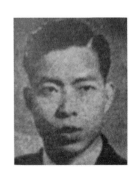

● 陳居霖

內地肇慶、梧州，戰後重返廣州時，正遇潘詩憲就任廣東中醫專門學校校長，故被邀任該校講席。1947 年，陳居霖再次來港時正值 27 歲，獲應聘為香港中醫師公會附設中醫研究所教授，1950 年任港九中醫研究所導師，同年自辦現代中醫藥研究所（後易名現代中醫學院），設有面授及函授課程，並創辦《現代中醫藥》月刊，揚名東南亞，對弘揚中醫有一定貢獻。陳氏天資甚高，學問皆從自學得來，著有《陳居霖論醫集》、《藥園詩話》及《中醫內科學》等中醫書籍。

陳志英

陳志英（1921-1987），廣東潮陽人，祖上以醫為業，幼承家學，對中醫興趣甚深。及後赴香港工作，仍不忘尋師習醫。在名醫潘茂容創辦之健民國醫學院學習多年，得其真傳。陳志英早年在香港灣仔軒尼詩道 361 號地下開設跌打傷科醫館。並在香港政府華員會、愉園體育會、南華體育會等當義務醫師，因其醫術精湛，醫德良好，體育界、工商界和學界等團體慕名聘為醫事顧問者不計其數。陳志英因求診者眾，醫館繼遷香港利園山道 15 號二

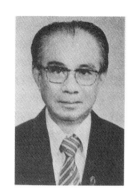

• 陳志英

樓，後再遷洛克道 410 號二樓，不久遷落至洛克道 420 號地舖，並以潮州跌打醫術及創製「萬應潮州油」馳譽港九及海內外。

1976 年，陳志英發起組織香港第一個熱愛祖國之中醫藥團體 —— 香港新華中醫中藥促進會，歷任理事長及永遠名譽會長。1985 年冬，與其妻黃佩羣醫師赴京，為中華全國中醫學會第二屆全國會員大會特邀嘉賓，並得到國家衛生部長崔月犁、副部長胡熙明等於燕京樓接待。陳志英為振興香港中醫藥事業

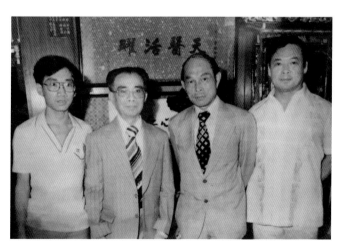

• 陳志英（左二）、兒子陳茂強（左一）與霍英東（左三）合照

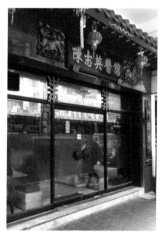

• 陳志英醫館

曾作出多方面的貢獻，1979 年 8 月邀請廣州兩醫院代表團訪港，開啟了港穗民間醫學三十年來之首次交流活動，此次交流活動訪港團由鄧鐵濤教授和侯樹藩教授率領，是當年的一大盛事。

　　陳志英因積勞成疾，不幸於 1987 年 9 月辭世。三名兒女中，其子茂強繼承父業，熱心社會公益，擔任新華通訊社香港分社區事務顧問，1998 年在海南省三亞市第八小學建「志英樓」扶助教育並紀念其父。海南省三亞市黨政領導極為讚譽，在三亞市第八小學立碑紀念陳志英，譽稱其「熱愛祖國，熱心社會公益，醫術高明，醫德高尚，服務社羣，譽滿香江」。

謝禮卿

　　謝禮卿（1922-1987），廣東清遠人，其父謝濟民在港島筲箕灣區設中醫診所懸壺，善治兒科。謝禮卿性格溫文儒雅，富文藝氣質，除從醫之外，亦有很深的書法造詣，曾出版中、小學生字帖十餘種，多次舉辦個人書法及國畫展覽。1941 年，謝禮卿投盧覺愚門下讀傷寒，五十年代創辦復旦中醫學院，以發揚仲景經方為宗旨。謝氏擅長內科虛勞之病，善用桂枝龍牡湯、小柴胡湯、苓桂朮甘湯之方為其特色，著有《經方驗錄》及《常見病的防治》等。

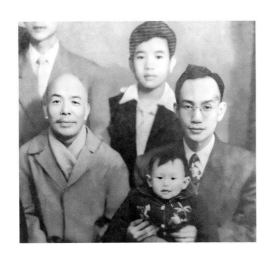

• 左一為謝濟民，右一為謝禮卿

梁覺玄

　　梁覺玄（1922-2013），廣東順德人，出生於中國傳統中醫世家。其父中年移居香港，在港執業中醫四十餘年，1949年以七十八歲高齡去世，二兄覺斯留學日本京都帝國大學，獲西方醫學博士。梁覺玄少時在家習醫，九歲開始背誦《醫學三字經》，《內經》讀至《靈樞九針篇》、《醫宗金鑑》，對針灸別具興趣，逐加入承淡安函授課程、天津楊醫亞函授課程。

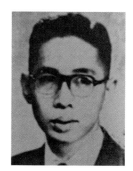

• 梁覺玄

　　戰後初期，梁覺玄以《內經》悟養性修心之學，繼其父傳之岐黃醫術。1951年應邀任教現代中醫藥學院試辦的針灸班，大受歡迎。後又應各中醫學院教授針灸，為戰後十年間香港針灸導師中之教學的表表者。1954年，梁覺玄任中國針灸學院講師，繼而任院長一職，同年創立中國針灸學會，1969年移民加拿大。二十年間梁覺玄培養了不少中醫針灸人材，推薦了很多學有所成的弟子任教中醫學院，為推動針灸學術風氣貢獻不少。梁氏在六十年代後期後移民北美，在美國繼續執業針灸。他在歐美各醫院、學院示範及講演中醫針灸治病之術，為傳揚中華文化不遺餘力。梁氏著有《梁氏針灸配穴法》，並主編了《針灸文摘》等書籍。

談靈鈞

　　談靈鈞（1926-2005），廣東新會人，1926年在香港出生。談靈鈞在馬麗江醫師創辦的香港嶺南國醫專門學院畢業，其後追隨名醫張熠馨先生多年。談氏遵循師訓勤學，並研習各家學說及吸收現代醫學知識。1950年自設中醫診所，並在香港多所中醫學院任教。又兼任《晶報》醫藥顧問，撰寫醫藥文章，每日答覆讀者來信三十年之久，撰

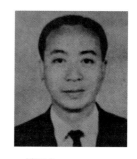

• 談靈鈞

述頗多，1973 年至 1977 年先後撰寫兩冊《杏林廣記》。談氏長期任香港新華中醫中藥促進會永遠會長兼理事長，並兼任會立新華中醫學院院長兼教授、廈門大學海外教育學院客座教授、香港中文大學中醫學院榮譽客座教授之職。

1986 年，香港成立基本法諮詢委員會，談靈鈞是委員之一，在香港有一定的社會地位。談氏為爭取香港中醫之專業資格及特區發展中西醫藥政策制定做了不少工作。1988 年，香港基本法起草委員會文教專題小組在對基本法草案徵求意見稿第 145 條進行修訂時，刪去其中「促進中西醫藥的發展」的字句，引致中醫藥界人士的極度不滿。談靈鈞在 1988 年 11 月 30 日大公報發表了致同業的公開信《因何刪除「促進中西醫藥發展」？》。

1990 年談靈鈞任香港中醫藥工作小組屬下之中醫藥專業諮詢委員會委員，1995 年至 1999 年任香港中醫藥發展籌委會委員兼中藥專責小組主席，在任內以勞績獲英女皇頒發榮譽獎章（1997 年 6 月 29 日由查理斯王子頒發），1996 年任香港特別行政區第一屆政府推選委員會委員，1997 年任香港特區第九屆全國人大代表選舉會議成員，1998 年任香港特區第一屆立法會選舉委員會委員（中醫界）。

鍾紹南

鍾紹南（1927-1998）原名鍾兆南，廣東新會人，香港出生。其父鍾景雲，號幹南，為香港著名之外科雜病醫生。鍾紹南父親早逝，遺下醫書得以研習。其後又在九龍嶺南國醫專門學院學習中醫全科，為第九屆畢業生。鍾紹南經常得到陳麗川前輩的指導，與雷英華醫師、謝永光醫師等均時有交流醫學共進。紹南之名字，冀其克紹箕裘之意是其先父之期望，綜觀鍾紹南生平事跡，只

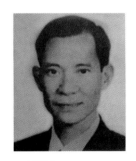

• 鍾紹南

有超越之而無不及。蓋因「南叔」之名，在香港家喻戶曉，源於鍾紹南出任九龍油麻地街坊福利會醫務主任多年，為街坊義務診病數十年，其醫術高、人緣

好，街坊皆以「南叔」稱之。鍾紹南擅長喉科及外科，又習內家拳，對龍子祥授之太極拳最有心得。他待人接物謙和有禮，一派儒者風範，從無疾言厲色對人。對學員循循善誘，講解明晰，特別是帶領學員上山採藥，既不畏崇山峻嶺長途跋涉，又對各種野生植物詳為敍述，使各學員每次採藥，收穫都甚為充實，所以他創辦的多屆生草藥班都額滿。

鍾紹南曾創辦華南中醫學院，自任院長教授。又在中華中醫藥學院、中國國醫學院、新華中醫學院、港九中醫研究院等教授中醫，亦被廈門大學海外教育學院、中華全國中醫學會廣州分會聘為顧問，歷任新華中醫中藥促進會秘書長、副理事長、永遠會長多年。1995 年，鍾紹南被委為香港中醫藥發展委員會中醫專責小組委員，為香港中醫註冊出謀獻策提供不少意見。1997 年 6 月，鍾紹南獲英女皇頒授社區服務榮譽獎章，以其為社區義務工作多年給予嘉獎。1998 年冬，鍾紹南因老年肺氣腫辭世，享年 71 歲。

馬菁驥

馬菁驥（1924-）在香港出生，年青時曾入職香港政府教育司署，任歷史系督學官，工作了一段很長的日子。戰後的香港，中醫並非令人嚮往的工作，在港英政府任高級職員的馬菁驥卻心向中醫，深信中醫的治療效果。1949年，上海中國國醫研究院的四大名醫朱鶴皋、丁仲英、丁濟萬、陳信齊輾轉來港，在九龍佐敦道的一間天台屋開辦國醫研究院傳教國醫文化，研究院的環境條件雖然非常艱

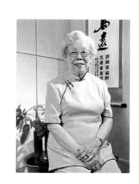

• 馬菁驥

苦，但卻有着最好的師資。當年學院收生比較嚴格，學生必須有中醫專業畢業證書才可入讀。馬菁驥進入國醫研究院學習中醫，深受四大名醫的薰陶，學成後於五十年代自設中醫診所行醫，診所位於香港禮頓道一座舊式樓宇的一個住宅單位內。馬菁驥自小在香港接受教育，英文很好，有很多外國人求診，包括

美國領使太太、美國銀行總裁的太太和女兒等。很多外國人深深體會到中醫特色的治療效果，要求向馬菁驤學習中醫，想將中醫的療法帶回自己的國家。於是馬菁驤除了診症，還開班向外國人教授中醫藥，而且一教就教了三十三年，學生遍及三十多個國家和地區，堪稱中醫界「六脈神手」的馬菁驤桃李滿天下。[6]

謝永光

謝永光（1928-1998），廣東東莞人，香港知名針灸醫師，也是資深新聞工作者。謝永光博學多才，曾長期主持《包教曉信箱》專欄。他少時得到世叔伯盧覺非、盧覺愚昆仲的鼓勵，解放前在香港參加江蘇承淡安的中國針灸學研究社研習，且學有所成，是嶺南地區發揚承氏針灸學術其中最得力之人。承氏逝世後，謝永光與其家人聯絡不輟，在報刊、雜誌經常宣揚承氏的成就。為了增

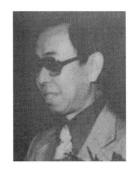

• 謝永光

加實踐機會，謝永光於 1953 年報讀香港漢興中醫學院王珩光講授的針灸班，鑽研醫學用力甚勤。謝永光因新聞工作關係，掌握的醫學資訊比別人多，五十年代末期已有文章發表於北京的《中醫雜誌》，是香港地區繼張公讓在此刊物發表醫稿之外的另一人。同時期他在香港的《中國新醫藥》月刊，長期發表關於世界各地的針灸發展狀況，後來結集成書《中國針灸傳海外》而備受注目，三十歲前已薄具聲名。1970 年，謝永光重組香港針灸學研究社並任社長，盧覺愚為名譽社長。該研究社曾出版《針灸醫學》會刊，並開設針灸專修班，至 1979 年，改名香港中國針灸協會。七十年代以後，謝永光從事專業針灸臨牀及教學十餘年，為當時期與國內外醫學界聯絡最多的第一人。他曾多次率領香港代表團出席世界針灸學術大會、中醫學術研討會。又曾應邀赴日本、韓國等

6　資料來源於《醫、藥、人》第 37 期之人物訪。

國講學，對促進國際醫學交流做過不少工作。謝永光歷任香港中國針灸協會會長、大韓針灸師協會顧問、美國針灸醫學會顧問、阿根廷中華針灸學會顧問、香港中醫學會顧問及各中醫學院名譽教授，門下弟子遍佈世界各地。內地出版的《中國科學家辭典》現代第五分冊、《現代針灸家的學術經驗》等專刊，亦將謝氏收編於內。謝永光著有《防癌飲食》、《家庭驗方選》、《香港中醫藥史話》等中醫書籍，也有《戰時日軍在香港的暴行》、《三年零八個月的苦難》、《日軍慰安婦內幕》、《香港戰後風雲錄》等歷史專著，頗受本港文教界重視。

李甯漢

　　李甯漢（1933-），廣東珠海市人，其父為名中醫師李少白，熟諳《傷寒論》。1967 年李甯漢畢業於香港菁華中醫學院，即留校任教，教授包括瘡瘍學、生藥學、內科學等科目。1969 年與吳權禮醫師等創辦香港中國醫學研究所，先後舉辦草藥班、針灸班等，1976 年起主編《香港中草藥》1-7 集，歷時廿多年，每集刊彩圖 100 幅，中英對照。李甯漢也為《實用痔瘻學》編著者之一，他認為

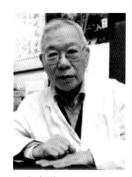

• 李甯漢

痔瘡紅腫出血，皆屬於燥熱，治療應以清熱通便、涼血止血為主。1988 年起，李甯漢擔任《中國本草圖錄》編輯顧問，校閱全書十二卷稿件，並擔任卷十一主編。《中國本草圖錄》全套刊印中草藥彩圖 6000 幅，榮獲 1998 年國家中醫藥管理局基礎研究成果一等獎，同時獲台灣立夫中醫藥著作獎。李氏先後在《新晚報》「中草藥漫談」，《晶報》「草藥新談」和《明報》「中藥通」專欄，發表介紹中醫藥文章，並與香港中國醫藥研究所同人，於 1987 年至 1988 年協助香港市政局動植物公園和香港政府漁農處（現稱「漁農自然護理署」）西貢自然教育中心義務建設兩個中草藥園，每藥園從郊外採掘三百多種逾千株草藥栽種於園中。1987 年起，該所參加香港市政局一年一度舉辦的「香港花卉展覽」，向市民介紹中草藥知識且頗受歡迎。

馬麗江

馬麗江（1900-1972）祖籍廣東新會，為六十年代香港名中醫。他曾任九龍中醫師公會永遠榮譽副會長，也是嶺南國醫學院的創辦人及學院院長，專長於內科、婦科和兒科，醫術了得，遠近聞名。每天向他求診的病人過百數，需要排隊取籌等候。馬麗江的診所顧用 3 個藥工抓藥，從早到晚忙不停手，兩個兒子馬威宗、馬威羣承繼他的衣缽，濟世行醫。馬威宗在嶺南國醫學院修讀內

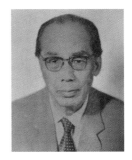

• 馬麗江

科、外科、脈學、眼科、生理解剖學、藥物湯劑學、婦科雜病學及兒科胎生學，並於 1962 年 6 月畢業，時年 19 歲，23 歲修業期滿於香港中國國醫學院，25 歲畢業九龍中醫師公會立九龍中醫學院。馬麗江多年來參加中醫公會活動不遺餘力，公會除了辦理會員福利事項，亦關心政府政策和業界發展，並開辦中醫學院以提拔新進，向市民提供贈醫施藥等公益活動。贈醫施藥活動除了為貧苦大眾提供免費醫療，亦是為學院畢業學員提供實習機會。在診症期間，畢業學員由導師陪同臨症實習，藉以嚴加考驗。馬威宗曾指出，昔日學習中醫學員人數較少，畢業後投身中醫行業較為容易。現今中醫學生面對較大競爭壓力，畢業後找工作不容易。馬威宗曾受聘為香港中國醫藥學會永遠名譽顧問，他在界限街父親的舊醫寓行醫直至 2019 年逝世。

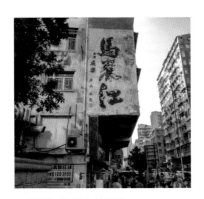

• 馬麗江診所外墻招牌

蘇二天

蘇二天（生卒不詳），香港著名中醫，傷寒名家及擅長內科，醫館設於九龍廣東道。蘇二天曾為香港九龍中醫師公會中醫研究所學務委員會委員及研究所第二任所長，1961 年編著九龍中醫學院脈學專科班教材《蘇氏脈學講義》。蘇二天認為人有疾病，脈象必定先顯示，「脈學者，憑脈而知病而知病因也」。蘇二天診脈有其獨特之處，稱之為五脈法：其一為平旦法，即在天明之時診脈。蘇氏認

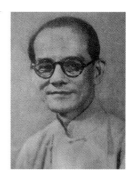

• 蘇二天

為此時之脈，陰氣未散，陽氣未動，飲食未進，血氣未亂，身體未被干擾也，故診有病之脈最合適；其二為平臂法，以病人平置其臂，坐直腕掌仰受診也；其三為平息法，強調病人之息未定不可診，醫者之息未定不可診。醫者和病人都要靜其志，凝其神，忘外慮，均呼吸才可診脈；其四為下指法，醫者先下中指取關脈，然下前後二指為寸為尺脈。手長者指按疏點，手短者指按密點；其五為運指法，醫師用單指法、雙指法、三指法、輾轉法、上下法、推究法、輕重法、久按法、托按法、直按法等手法去感覺脈象，以分析病人身體正氣的強弱和病情的浮沉深淺。蘇二天脈理精湛，斷病如神，其脈學對後世有一定的影響。

陽嫲婆

陽嫲婆（生卒不詳），民間中醫，元朗西裕涌人，懂得土法醫術，善醫奇難雜症。五十年代初期，陽嫲婆每天上山採草藥給人治病，而且習慣早上十一點半坐在元朗嘉成酒樓飲茶，讓有需要的人方便找她看病。陽嫲婆深受當地村民信賴，不論是傷風感冒、風濕痹痛、無名腫毒還是婦科雜病等，都會找她治療。她醫病不收錢，但村民一般都會隨心意給她一封利是，以作答謝及以求安心。陽嫲婆尤喜用艾火燒燙法為病人做急救，往往昏睡病人能即時蘇醒。陽嫲婆曾治療神志不清、全身抽搐、牙關緊閉的癲癇病人，她將匙羹放入病人口中，然

後用艾火快速燒燙近牙骹兩邊的位置，病人症狀即時消失及清醒過來，不過也因艾火燙傷皮膚而嘴角兩邊留下了疤痕。據陽嫲婆的孫女鄧女士憶述，元朗大旗嶺曾有個 70 多歲的老伯中風，經陽嫲婆醫治後能行走自如，而成為當地的一時佳話。

中醫學術發揚海外

值得一提的是，一些著名中醫師放眼世界，帶着中國醫學文化走出香港。縱使道路艱辛，他們依然無怨無悔，要讓世界上更多的人認識、接受中醫，他們深信中醫在人類健康事業上將會有更大的貢獻，在世界的地位會越來越高，越來越受世人的尊敬。針灸大師陸易公和孟河醫派名家丁景源就曾為中醫在美國合法行醫作出了卓越貢獻，對推動中醫藥的發展居功不少。

陸易公

陸易公（1913-2004），上海出名的針灸中醫師，將中醫藥推向世界的先驅者，美國人稱他為「東方醫學之父」。陸易公五十年代來港，曾加入香港中醫師公會和九龍中醫師公會，並參與很多公會教授中醫的工作。陸易公成功推動將中藥和針灸在美國內華達州合法化，允許沒有醫生執照的中醫專業人士申請針灸、中草藥和中醫執照，獲取專業資格，可以合法行醫，美國第一個中醫法

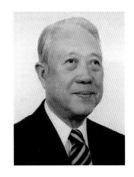

• 陸易公

於 1973 年 4 月 20 日在內華達州誕生。故事應該從美國的一個地產大亨斯坦勃（Arthur Steinberg）說起，斯坦勃是一位半退休的紐約律師，因為做地產生意賺了很多錢，買下了拉斯維加斯最大賭場的產業。斯坦勃的夫人畢阿（Bia）是一個華人，患偏頭痛多年，看過很多醫生也得不到有效的治療。在 1972 年夏天，

斯坦勃攜夫人到亞洲旅行，在香港拜訪了陸易公。陸易公用中藥和針灸替畢阿治療，斯坦勃親眼目睹了神奇療效很受感動，於是他在陸易公診所拍錄了 150分鐘的針灸治療各種病症的紀錄影片，在 1972 年 8 月帶回了美國。斯坦勃認為，中醫藥和針灸對美國一定有益，但是，美國的醫學會控制了醫療局面，斯坦勃帶來的中醫藥和針灸影片，美國的西醫們根本不屑一顧。斯坦勃很清楚地意識到，如果要將中醫和針灸在美國作為一種專業幫助美國的醫療，必須要拋開西醫的控制局面和立法。斯坦勃下了決心，一面爭取直接將中醫合法案交給立法機構通過，一面爭取邀請陸易公去美國在內華達州針灸示範的許可證。雖然當年陸易公已 61 歲高齡，但為了人類健康及提高中醫針灸的國際地位，他決定親赴內州爭取立法。退休老律師亞瑟‧斯坦勃為免陸易公在美國陷法律上的錯誤，一直陪伴同行。抵達內州後，陸易公人地生疏，幸經介紹得到初入公關公司服務的年輕人詹姆‧喬埃斯（Jim Joyes）協助，從此 3 人便聯手進行這一項極其艱巨的歷史性任務。3 人為爭取本地民眾支持，日夜奔走拜訪居民進行遊說，一時竟引起當地針灸熱潮，在很短時間內，得到了近 3 萬人贊同。見有此成績，3 人隨即趕赴立法院，申請立法准予中醫針灸在當地可合法行醫。立法院有很多議員都不相信有這麼多人的支持，於是 3 人連夜趕印詳細的簽名名單。立法院終於允許以 3 天為限特許陸易公臨時行醫，但 3 天限期太短，不能充分體驗針灸的療效，幾經磋商立法院才再批准 3 個星期示範。針灸示範就安排在卡森市最大的一間旅館賭場的 2 樓會議廳裏，距離州立法大樓只有一街之隔。所有病人均由各大醫院、政府團體介紹，而且帶備詳細的病歷。很多是在醫院做過開刀手術，甚至有 20 餘次手術後留下後遺症的病人。當地的電視台派員由早及晚現場直播治療經過，若有病人因針刺死亡和誤傷，或疼痛呼叫等情況即會成為最強的醫療事故證據。各大報社記者輪候追隨記述示範場面，還站有十數位醫學專家、政府要員在旁靜觀操作，而且約 20 分鐘換班 1 次，場面極之震撼。陸易公的自信與精湛醫術，給所有人留下了深刻的印象。有一

位老太太股骨骨折，做了兩次手術，已經有 7 個月不能走路，在 30 多位立法議員和電視、電台、報紙記者面前，陸易公在現場給老太太進行針灸治療，針後老太太即時就不用任何幫助可以起身行走；賓館主人的母親中風癱瘓，行動不便，坐着輪椅來接受針灸，經針灸後可以站起自推輪椅回去；一位當地出名的律師患神經性耳聾，因此影響了出庭為客辯護的工作，但經陸易公針灸 4 次而癒；有個患佝僂 20 餘年的小學教師，經針治一星期，駝背也直了很多。各種的療效奇跡不斷在人羣中傳播，民主黨參議員追庫里看在眼裏，忍不住也請求陸易公幫助治療他頑固的肩周炎，他的手臂已經多年舉不過肩了，而且活動時很痛很困擾。人們目賭追庫里身上被扎上銀針，第二天追庫里的手臂就可以舉高和解除疼痛。針灸的神奇療效吸引了內華達州的立法委員們，有 20 多個立法委員都忍不住同時接受了陸易公的針灸治療。針灸示範在內華達州引起極大轟動，美國《時代週刊》1973 年 4 月 23 日在首頁報道針灸療效猶似神跡，形容示範的賓館仿佛變成了法國小鎮（Lourdes）顯聖跡之地。示範於 3 月 19 日至 4 月 6 日止，近 500 名病人得到治療，結果令人相當滿意。

陸易公在美國內華達州的 3 週針灸示範仍未結束，他仍在旅館不停地為許多不請自來的病患者做針灸治療的時候，對面會議廳的立法會會議已在進行中，最後議員們以 20：0 的票數通過了中醫立法化提案。雖然當時美國醫學會極力施壓反對，但在內華達州 60 位議院立法委員中有一半人接受過陸易公的針灸治療而支持提案，1973 年 4 月 19 日，提案獲通過，州長正式簽署法案，並且立即成立中醫醫務局，執行州內一切中醫醫務行政、教育、執照及註冊等工作。內華達州中醫合法化在中醫史上寫下了極其重要的一頁，陸易公為此作出了不可磨滅的貢獻。隨後加州也於 1975 年 7 月通過了針灸職業合法化提案，規定 7 名中醫管委會委員中要有 5 名是中醫，西醫不能超過 2 人。美國紐約則在 1975 年 8 月通過針灸職業合法化提案，於 1976 年 4 月 1 日正式發出第一批針灸師執照。

　　美國的中醫執照主要是指針灸執照，各州均有各自的法律，因而各州針對針灸執照的規定也有不同。但大致有如下幾項必備要求：1、通過針灸專業考試：自 1985 年起，全國針灸和東方醫學委員會（NCCAOM）每年進行 2-3 次針灸師資格認定考試，美國目前有 34 個州承認 NCCAOM 的考試，作為申請各州針灸執照的必備條件之一。而有少數州如加州則自行命題考試；2、通過潔針訓練和考試：1991 年開始，每個執照申請者均必須經過潔針訓練和考試；3、接受正規中醫針灸教育；4、簽署遵守職業道德保證書，並有兩名推薦人。

　　在美國，儘管各州的針灸立法不盡相同，但總的來說，針灸已經逐漸被美國衛生行政部門所接受，並批准為公眾的合法的醫療保健手段。至 1984 年，除了俄克拉馬荷州和南達科他州不允許使用針灸外，其他各州均以不同形式允許使用針灸療法，其中有 10 個州允許針灸師獨立開業。1987 年，已有 25 個州允許針灸師單獨領取執照或註冊，1988 年的資料表明，已有 35 個州對醫生使用針刺無特殊要求，另外 15 個州則要求醫生在接受培訓後才能使用針刺，23 個州不允許非醫生針灸師使用針刺；允許非醫生針灸師使用針刺治療的 27 個州中，10 個州要求在醫生指導下進行針刺治療，10 個州要求經過培訓才能使用針刺，另外 7 個州則要求既需要培訓又必須在醫生指導下才能進行針刺。此外，各州已經不同程度地實施了針灸師資格考試制度和許可證發給制度。

丁景源

　　丁景源（1930-1995）出生於醫學世家，曾祖父丁甘仁是上海中醫藥大學的創始人，他先在香港開診，上世紀七十年代到美國。在美國的行醫之路困難重重，但丁景源以精湛的醫術贏得了市民的信任。他特別高瞻遠矚地讓美國有話語權的上流社會去感受中醫中藥的特別療效，義務替紐約州長、大法官、教育局長們看病，令這些接觸過中

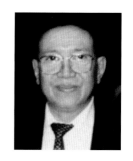

• 丁景源

醫的美國高層官員有了去中國訪問和想更深一步了解中醫的想法。為了向美國推廣中醫，丁景源動用了幾乎全部積蓄，差不多負擔了美國高層們訪華之行的所有費用，包括機票和一切接待使費。到了中國，他們訪問了衛生部長，走訪了多家醫院，看到有那麼多的病人接受中醫治療，很多醫院也在使用針灸、刮痧、拔罐這些傳統中醫療法。一切所見所聞，讓美國的高層官員意識到在這些看似不可思議的療法背後，有着堅實的東方醫學理論支持。丁景源和上海來的金鳴及一班中醫師每週一齊出來進行義診，對象不僅包括政府的議員和教育部門的官員，還包括西醫的普通醫生，那些醫生們有時遇到病人需要調理或者食療，也會讓中醫們提供一些中藥處方，或者做適當的針灸治療。為了能合法行醫，丁景源與當地許多中醫師一齊積極為中醫立法四處奔走，幾經艱辛，紐約州於 1975 年 8 月 9 日通過了針灸職業合法化，丁景源可說是當中居功不少。

香港中醫知識分子支援祖國建設

周明甫

　　周明甫（1911-1988）字輯熙，原籍廣東順德，出生於香港，12 歲跟父親周業衡學習中醫術，並曾學習兩年西醫，後在香港中華國醫學會附設醫師研究所就讀中醫，是該研究所的第一屆學生。抱着對中醫的熱愛，周明甫非常努力學習，在畢業試中考取了第一名，榮獲所長盧覺愚頒發「學者之冠」牌匾。周明甫畢業後在香港西貢（現西貢舊街市）開設廣善醫局，給病人治病的中草藥都

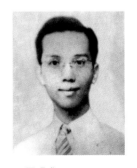

• 周明甫

是自己親自上山採摘，在醫局裏煉製膏藥和丸、丹、散備用，他亦自訂適時驗方，廣為民眾受用。周明甫對貧苦人家尤為同情，常親自為貧病者煎煮中草藥，深受民眾信任。1949 年中華人民共和國成立，戰後的中國滿目滄桑、百

中藥促進會，是香港第一個正式懸掛五星紅旗的中醫學會。1990 年，陳璧雄再與黃雅各、梅嶺昌、趙少萍等人創辦香港中醫學會，當年成立酒會和就職典禮在銅鑼灣利舞台舉行。香港中醫學會入會要求嚴格，會員一定要有內地的中醫學歷。陳璧雄的兒子陳日升畢業於廣州中醫藥大學，在廣州心腦血管醫院任副主任醫師。他於 1988 年返港，並在父親開設的中醫診所應診行醫。陳日升在內地曾進修中國文學，他其後受香港大學中醫學院聘請任教《醫古文》和《中醫經典著作》，並且在 1997 年正式受聘為全職香港大學中醫學院副教授。

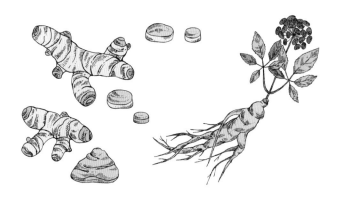

II　中醫教育

　　傳統中醫有自己獨特的治療手法和經驗方，為了傳承這些具有歷史價值和祖先遺留的中醫藥文化，繼續濟世懸壺，在香港一直以家傳和師傳形式，讓年青的學徒透過長時間的學習觀察，獲得得各種醫術和學問，包括「醫德」，這一點於傳統中醫尤為重要。進入私人創辦的傳統中醫學院學習，是五十年代初期學習中醫的另一重要途徑。大部分的中醫學校都以教授中醫學課程為主，小部分專門講授針灸學、生草藥學、推拿、跌打骨傷科等。此外還不少數學校開辦中醫進修班，供已有中醫學基礎訓練的人士進修，包括曾在中醫學校本科班畢業及現業中醫。香港中文大學中藥研究中心畢培議博士八十年代的調查報告指出，近 40 多年來先後在港開辦或掛名的中醫學校和研究院大約有 50 家，而專以針灸為主的學校則至少也有 16 家。當時在香港開辦中醫學院的有王道中醫學院（院長陳濟民）、現代中醫藥學院（院長陳居霖）、復旦中醫學院（院長謝禮卿）、漢興中醫學院（院長方德華）、中國新醫藥研究院（院長張公讓）、香港中醫學院（院長梁翰芝）、僑港中醫學院（院長徐漢屏）、嶺南國醫學院（院長馬麗江）、東方中醫學院（院長羅世民）、嶺南傷科研究院（院長梁永亨）、健民國醫學院（院長潘茂容）、中國醫學研究所（李甯漢）、香港中國針灸學會（謝永光）、香港針灸學會（盧明等）、香港針灸協會（嚴君行、陳乙燊、余永銳等），七十年代，許今棟及杜琛等也曾開班傳授跌打傷科。

III　中醫眼科風波

　　1953 年，有瞽目福利會調查全港盲人人口，原意旨在改善盲人的福利及教育工作，[7] 調查報告建議設立盲人福利會。[8] 當時的醫務衛生總監麥敬時醫生 [9] 在立法上匯報盲人調查報師時指出，當時香港的盲人中，有接近八成是原本並不致於失明，卻是在醫療過程中受到庸醫治理，表示香港大部分的盲人中，歸因於江湖醫生的不正當療法所致，當中更大部分是兒童，治療手法是匯報中特別針對的問題，例如醫師會用生銹的鋼針刺進眼疾者的眼眶，導致眼球刺痛、灼熱以致失明，或者醫師將不知名的藥水直接倒進患者眼中致盲，這些均是麥敬時當時在立法局上，就着盲人調查報告書而對坊間庸醫作出的批評，正因為此，他在立法局上動議《醫生註冊（修訂）法例》。[10]

　　雖說以「庸醫治理」等字眼，但提及到以鋼針刺進眼眶，這無疑是針對施以針灸的中醫而言。在有限的認知下，只要是非西醫西藥的治療，皆會被歸類為中醫。例如 1956 年 12 月一單新聞中，報道一名二十餘歲何姓男子受騙，行騙者指在路面可尋得一蟲豸類藥名「入地金龍」，可治癒何男的沙眼，何男信以為真，竟付騙子以六十元購入三條「入地金龍」，後來才發現該「入地金龍」只是普通蚯蚓，何男被硬生生騙去六十元云云。[11] 這種騙案，當然非關中醫，但其以蟲類當藥之說，難免在針對「庸醫」或「江湖醫生」的前提下，將中醫中藥也牽連進內。

7　《華僑日報》，1953 年 7 月 23 日。

8　《華僑日報》，1954 年 11 月 10 日。

9　麥敬時（Dr. D. J. M. Mackenzie）（1905-1994），1958 至 1963 年出任港英政府的醫務衛生總監，兼立法局官議員。

10　謝永光，《香港中醫藥史話》，香港：三聯書店（香港）有限公司，1998 年，頁 217-219。

11　《華僑日報》，1956 年 12 月 17 日。

當時的修訂法案為「如非為註冊醫生或已獲暫時註冊者，皆不得自稱具備資格、有能力或願意為人醫療眼科疾病，或提供眼科治療意見，但為人配製眼鏡或其他眼科儀器者，不在禁止之列。凡違犯此禁例者，得被處罰 2000 元及監禁 6 個月。」[12] 由於中醫一直沒能在政府的醫生名錄中註冊，即使有辦理登記的中醫，亦只是在各醫師公會中的登記，只能算作一份業界內部的名錄，港英政府的醫療體系中從來都沒有將中醫列為一部分，因此所謂「非為註冊醫生或已獲暫時註冊者」，基本上除沒註冊的西醫外，根本是直指中醫師而言。因此，中醫業界得悉此修訂法案後，均認為需要立即回應。

當法例在 1958 年 4 月 16 日通過首讀之後，各中醫中藥公會均立即商討對策，並表明中醫中藥治眼疾乃傳統之術，中華醫師會更於 4 月 26 日詳細列出三條意見立呈立法局：一、世界各民族，飲食起居各異，生活習慣不同，華人用中藥治療眼患，基於經驗累積，如用枸杞、豬肝湯之治虛眼，穀精、木賊之治熱眼，黃連、乳汁之敷眼起紅筋，均屬婦孺皆知的常識，而亦確具效力。該法案如通過執行，無形中使大多數人都會犯法，似當通融辦理；二、中國傳統醫學經驗累積已數千年，中醫本前賢遺法以治眼病，雖非凡眼疾皆能治癒，然眼疾經過中醫治療轉危為安者，亦非少數。就近年來各街坊福利會及社團醫會等贈醫，用中醫義診眼疾，成績亦十分可觀，若斷然通過逕行廢止經驗素久之中醫藥，使華人失其習慣，違其體質，廢其學術，黜其業務，在理或有不當，對社會民生頗多窒礙，尤恐華人深抱不安；三、立法本身，原欲取締不良庸醫，是否連帶經驗豐富用中藥治療眼患之中醫，亦在禁止之列？中醫在港執業，未開埠前已有，往者政府不令註冊，致有少數苟且之徒，藉此糊口。敝會全體會員，均遵守港府法令，早經領有營業牌照，與少數庸醫妄自宣傳者，截然不同。豈可因庸醫之過失，而致有經驗之中醫亦代其過？[13] 從此三點可見，中醫業界

12　謝永光，《香港中醫藥史話》，香港：三聯書店（香港）有限公司，1998 年，頁 218。

13　謝永光，《香港中醫藥史話》，香港：三聯書店（香港）有限公司，1998 年，頁 221。

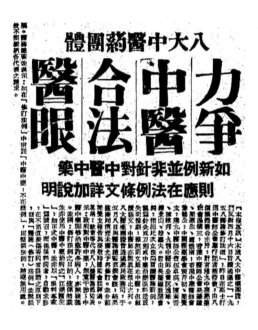

• 八大中醫藥團體力爭
中醫合法醫眼報道

對政府的修訂法例實是頗為震撼，強調中醫中藥治療眼疾乃適當治療自是不在話下，而當中所隱含的控訴亦甚是明顯：一、政府內的外籍人士未能明瞭華人的飲食生活習慣，但又強行干預；二、港英政府一直不肯承認中醫，未有給中醫註冊；三、政府此舉似將中醫與庸醫相提並論。

1958 年 5 月 17 日，中醫業界的八大團體於香港中醫師公會舉行記者招待會，此八大團體包括港九中華熟藥商會、香港中醫師公會、香港中華醫師會、中國醫藥學會、港九中醫師公會、九龍中醫師公會等，[14] 公會或團體代表曾透過華民政務司，與醫務總監麥敬時直接會談，表示此一法例若一通過，將對中醫有莫大影響。可是，政府的回應是中醫的確對社會有所貢獻，而修訂法例所針對者，是那些「並非使用中醫中藥治病之『江湖醫生』」，並謂根據該法例，若然中醫不以「眼科專家」為號召，而是病人主動求診治療眼疾，已與法例不

---

14 《工商日報》，1958 年 5 月 17 日。報道表明有「八大團體」，然內文只列出其中六個。

相抵觸，但同時又稱，如果在法例中表明「中醫中藥，不在禁例」的話，則整條法例又會變得毫無用處，最後更表明，政府對中醫中藥並無意干涉，但對修訂條例下對中醫造成的影響，則僅獲同情，而未可答允再修訂法例。[15]

　　顯而易見，即使醫務衛生總監願意跟中醫業界對話，其態度卻完全未有動搖。加上當時有香港眼科學會[16]發聲明支持政府修訂法案，支持管制醫眼，聲明中「詳述眼球眼病之複雜，非精於此道者斷不能濫竽充數」，並強調「無意攻擊某一部分人士，而只反對非科學之醫療原理與實際」，[17]結論為香港達 80% 失明人士，原本如能獲得適當治療，本可避免因醫療失誤致盲，通過修訂法案，就可避免同類事件持續發生。當時香港眼科學會的聲明，包括「不合資格」、「無道德」、「不懂治療學」、「不懂現代藥物的使用」及「不科學行醫」等字眼，難免予人有含沙射影的感覺。中醫業界如此「對號入座」也無可厚非，因此在修訂法案一事上，就形成一種政府及香港眼科學會與中醫業界對峙的局面。

　　中醫藥團體就着香港眼科學會的聲明，採取了逐一反駁的方法。先向當時立法局的華人非官守議員顏成坤、郭贊，以及華人代表周錫年及羅文惠等，詳細講述香港中西醫並存，以及本地人會同時向中西醫求診的習慣，普羅市民有醫療及健康的問題時，並不能將責任完全歸咎中醫，並指出當時一般市民的居住環境惡劣，衛生條件低下，經濟貧困，患眼疾而導致延醫、或誤信江湖醫生者，此實乃社會問題，而非中醫一手造成。另外，醫師團體更詳細列明，假若有眼疾患者求醫，中醫師一般來說是以內服藥調整體內機能，並不重視外敷眼部作治療，即使有外敷的療法，也是用黃連、菊花、生地、龍膽草或梔子等溫和及無毒之藥，如需要施針之患者，更斷不會直接將針刺進眼球。中醫業界對

---

15 《工商日報》，1958 年 5 月 17 日。

16 香港眼科學會（Hong Kong Ophthalmological Society），成立於 1954 年，首任會長為 Dr. Dansey Browning。

17 《華僑日報》，1958 年 5 月 11 日。

於眼疾的療法，自是有一套醫理，直接與庸醫及江湖醫生劃清界線。

針對香港眼科學會的聲明，八大中醫藥團體以公開的方式，發表了《中國醫藥學會為香港眼科學會主席聲明正告社會各界書》，對該會聲明中對中醫不利的字眼作出逐一反駁，為呈現當時的討論氣氛，現將謝永光記錄的駁斥要點抄錄如下：

一、所謂「不合資格」問題：醫生資格，自應以學驗為根據。中醫在中國境內，向可憑其學驗取得合法之資格行醫。在香港即曾受美、法、德、日各國西方醫學訓練之醫學者，又可能取得合法資格以行醫？該主席昧於此理，竟謂中醫為「不合資格」，其立論之幼稚與淺薄，可想而知。二、所謂「無道德」問題：中醫在本港執業，各公會雖有診金若干之規定，然大部分仍由病者量力給予；所處藥方任由病者向藥店配購，並不從中漁利。至於年來中醫藥界所舉辦之贈醫施藥，服務貧病，尤為社會人士所周知之事實，豈此皆為無道德之行為耶？當然，吾人不能保證中醫界絕無敗類，但不能偶因一二無道德之敗類，即謂全體中醫皆無道德者……三、所謂「不懂治療學」問題：世界任何醫學，皆有其獨特之治療法則。中醫乃綜合病者全體證候，並適應病者體質，及扶助病者之抗力，從而作為投藥施治之標準，此種整體療法實為東方醫學之優點。若將中醫療法與西方醫學學者所另創之同樣療法、自然療法校勘，中國傳統醫學治療法則，尤覺有特長之處……該香港眼科學會主席倘對世界醫學在近代上之演變認識清楚，當不致妄指中醫為不懂治療學也。四、所謂「不懂現代藥物的使用」問題：世界上每一種醫學，各有其治病藥物……且中醫有自己優良之藥物，根本無須使用所謂現代藥物。如謂中醫不懂現代藥物之使用，即不能治病；然則曾受科學訓練之西方醫學者，亦須懂同類療法之「加勢」藥物及中

藥，始能為人治病乎……五、所謂「不科學行醫」問題：在醫學而言科學，則凡屬屢經使用均能治癒疾病之醫藥，皆為合乎科學。就西藥言，據李煥燊博士云：「生物固與波皿異，人類亦與動物殊。氯黴素成為腸熱特效藥，亦因臨牀誤用而僥倖發明。據白鼠試驗，其治腸熱之效，為 7 種抗生素之最弱者；然在人類，則其他 6 種皆無功。樟腦及其相類之合成物，其強心作用早已徵驗於臨牀，而在動物實驗上迄無確據。606 殺梅毒螺旋體之力，在體外之效不彰，在人體血清中，則發揮偉大作用。吐根素之於阿米巴痢，奎寧之於瘧疾亦然。」可知藥效不能全靠科學實驗，而須從人體反覆使用，始能證其否。然舉世西方醫學者，對上述各藥皆憑臨牀經驗而使用，絕未因其在實驗室中獲效不彰，遂謂之不科學而予以拋棄。中國傳統醫學經數千年從人體反覆使用臨牀經驗而來，其治病功效，彰彰可考。似此，中醫使用中國「土藥」以治眼科疾病，又安得謂為「不科學」？今日所謂缺乏維他命 A 之眼病，中醫在唐代已使用肝臟配合藥物製劑以治療。今日科學上對維他命 A 之發現，不但可為中醫使用肝臟製劑之註釋，且更足證明中醫治療眼科疾病之合乎科學。該主席竟謂中醫治缺乏維他命 A 眼病，僅囑病人戒口，其對中醫學之認識寧非淺薄……至於中醫年來運用藥物或針灸治療角膜潰瘍、白內障、夜盲症、視網膜出血等病證，不下二百病例，醫學雜誌均有詳細報道。身為香港眼科學會主席之醫學者，對上述中國醫藥內容，毫無所知，即對中醫肆意抨擊，其立論之稚與見識之淺薄，可想而知。

總而言之，在今日談醫學之優劣，則東方與西方之醫學，皆未臻十全十美而能確保人類健康。若以現代與古老而定其科學與非科學，則更屬荒謬。例如氣癭（甲狀腺腫）之治療，1891 年摩雷氏始用甲狀腺，1917 年馬、金二氏始

用碘劑，而中醫則在千餘年前已用羊靨、海藻以治療該病。故今日臟器療法之發現，係有其科學根據。反觀自稱曾受科學訓練之香港眼科主席，所提出足以致盲之 5 項眼病，在預後之斷定上亦只能說「可能治癒」，且不敢保證絕對治癒。其不「可能治癒」者，豈非亦成盲人？足證在今日而欲判定中西醫學之孰優孰劣，則最高明之科學家亦難就今日之所知，而遽下斷語也。[18]

可見中醫業界的公開告界書明顯是針對香港眼科學會主席而來，對於其指摘憤憤不平，遂針對每個字眼逐一反駁，火藥味甚濃，當中不無意氣說話。事已至此，政府禁止「庸醫」或「江湖醫生」醫眼一事，已不限於影響中醫的執業位置，而是關乎到中西醫的爭執，所幸的是，五十年代末，中醫業界開始組織工會，以致當政府政策對中醫不利時，中醫師不至於勢孤力弱，整個業界都會提出抗議。

事實上，當時的傳媒亦發表了其他意見，例如認為可組織調查委員會，實地調查中西醫對醫眼的療法和情形，並謂如發現中醫療法有效，應當承認中醫地位，合法保障中醫的權益。雖然修訂修例沒有明文針對中醫，醫務衛生總監的回應亦明言沒有限制中醫醫眼之言，但此亦是一個業界為醫師爭取合法地位的好契機。

直至同年 6 月 10 日，八大中醫中藥團體已就醫眼一事召開第九次聯席會議，並商討展開簽名運動，反對限制中醫醫眼。[19] 聯會決定印製簽名冊，分發到各業社團、宗親會、街坊福利會、同鄉會、文化教育界與中醫同業，希望各界人士簽名支持，同時於中醫藥有關店號遍設簽名處，收集業界以外的大眾支援，簽署表格正名為「確認中醫藥能治癒眼疾者請署芳名」。當時醫務總監的態度實也相當明確：若然將「中醫中藥不在禁例」加在修訂條例之後的話，整

---

18 謝永光，《香港中醫藥史話》，香港：三聯書店（香港）有限公司，1998 年，頁 228-230。
19 《大公報》，1958 年 6 月 11 日。

條條例就會變得毫無用處。當然此說亦非毫無道理，當港英政府、西醫及一般市民對中西藥分別看得壁壘分明，而一般認知中亦只有中、西醫之分的時候，代表只要不是以西醫西藥療法，就可將之歸類為中醫，因此即使針對所謂「庸醫」或「江湖醫生」（而江湖醫生亦是一難以定義的名詞），只要否定其為西醫，矛頭就一定會完全指向中醫，在沒有中醫註冊的制度下，那些黃綠醫生亦可以中醫師的招牌為自身作掩護，因此在執法的層面上，如果中醫中藥不受限制的話，條例在字面上確實形同虛設。

　　不過，到 6 月 11 日，《醫生註冊（修訂）法例》案在醫務總監補充致詞後，就提出二讀三讀通過，完成立法程式，當中由中醫業界提出的加註中醫中藥不受限制的要求，仍然未被接納。可是，港英政府對中醫業界的要求亦非完全無視，強調政府立法並非禁止中醫醫眼，更非禁止患有眼疾的市民向中醫求診，更非禁止正式中醫執業，不過，若然有人刊登廣告，宣傳標榜自己有能力醫眼、處方或提供有關眼疾意見的，則將屬違法。中醫業界有見政府如此回應，認為至少沒有影響中醫執業，因此決定停止簽名運動，事件可謂終於告一段落。不過，這條條例的問題在於，雖然到最後只是禁止刊登廣告宣傳自己可以醫眼，沒有禁止「正統中醫」為患者治療眼疾，但到底何謂「正統中醫」，則難以明確下定義，因此，就如上述的「江湖醫生」是模糊的用語，只要一天沒有正式的中醫註冊制度，何謂「正統中醫」，事實上也難以定奪。謝永光舉了一個重要例子，就是在 1958 年 12 月 19 日，即條例修訂通過後半年，有一位名為陳錦泉的醫師在醫務所被警方拘捕，並帶走一部分藥物，陳錦泉繳交一千元保釋金，提堂之後，陳錦泉表明自己是香港中醫師公會會員，一直以中醫中藥替患者醫治眼疾，並無抵觸法律，因此在提堂後，警方最後撤銷控訴，陳錦泉無須答辯，一千元的保釋金同時發還。[20]

20　謝永光，《香港中醫藥史話》，香港：三聯書店（香港）有限公司，1998 年，頁 233-234。

總監鄧炳輝醫生宣佈雄黃已列入第二類毒藥管制條例。十大中醫藥團體代表不滿當局這種出爾反爾的做法，再度採取聯合行動，向港英政府提出交涉。原函摘錄如下：

年來歷二十餘任總督，均對華人傳統習慣上所信賴之中醫中藥，任其自由開業，自由使用，從未加以管制。茲者醫務處於五月十一日召集中醫藥團體代表舉行座談會時，主席鄧炳輝先生謂雄黃經列入第二類毒藥管制條例中，此言誠令各出席者不勝驚駭！

查雄黃一物，乃屬中國產品且為中國人民數千年來傳統習慣上使用之藥物。若將之劃入於西藥之毒藥管制條例範圍，不但為根本不尊重華人傳統習慣之表示，亦為違反大英帝國最高統治者之神聖諾言，及破壞香港政府百年來之傳統政策。倘因此而致引起不可預知之後果，試問此一責任究應誰負？

猶憶三月七日，醫務衛生總監麥收時先生在鈞署召集中醫藥團體代表舉行會議時，尚且有「醫務衛生總監對出席者保證政府府無意干預中醫治病之真正傳統習慣……」、「政府對有傳統性之中藥治病方法、至為尊重。」等諭示紀錄在卷，詎五月十一日副總監鄧炳輝先生又謂中藥雄黃已列入第二類毒藥管制條例中。所謂「無意干預」及「至為尊重」者，未悉作何解釋？

屬會等希望警務處在下次召集之座談會中，應以中國土產藥物依據「諾言」如何使用為基本商談之對象，而非商談雄黃應否列入毒藥類中。倘對此問題，能取得相互之了解，則雄黃事件自易獲得圓滿之解決也。屬會等除將此一意見具呈醫務衛生總監外，理合具呈鈞座察核，並請將屬會等此一意見轉達有關當局。

6 月 13 日，醫務衛生處再與中醫藥團體代表就雄黃問題舉行座談會。副總監鄧炳輝醫生重申港英政府對中國傳統醫藥無意干預的立場，保證不會再有檢控藏有雄黃的同類事件發生。由於藥房、毒藥條例將進行修訂，港府會聽取藥物委員會的意見作為參考。關於雄黃問題，建議向藥物委員會提供意見。

香港十大中醫藥團體代表認為雄黃不應列入西藥的毒藥管制範圍，決定再當向局提出意見，原函摘錄如下：

> 此次雄黃事件，荷蒙鈞署各長官俯順民情，指導協助……六月十三日座談會中，主席鄧炳輝醫生所指示：「關於藥房及毒藥條例第一三八章之修訂，對於政府所關懷之毒藥雄黃，有待藥物委員會所提供之意見，因此各代表應向該藥物委員會從速提供其意見」，屬會等自必依照指示，提出意見，呈送醫務署轉藥物委員會，惟藥物委員會各委員，皆為西方之藥物學專家，誠恐對此中國傳統習慣性使用之中藥雄黃有所誤解，為此再行聯呈鈞署，懇請本政府一貫俯順民情，維護華人傳統習慣之施政方針，將此次雄黃事件，在鈞署指導協助下之解決經過函知藥物委員會，俾藥物委員會在法例修訂提供意見時有所參考。庶期雄黃事件獲得徹底之解決，不勝感禱之至！

當雄黃事件發生之後，香港輿論界對中藥業界的聯合行動多表支持。3 月 5 日，《星島日報》發表以「從中藥雄黃談到華人民情」為題的社論，文中指出：「雄黃在中藥為解毒、散毒之藥，不特無毒，且可以服後解毒、散毒」。《成報》同日的社論也以「有關雄黃的問題」為題，發表支持言論。經過中醫藥界幾番據理力爭，雄黃不致被列入西藥毒藥管制條例名單之內，整個事件終獲徹底解決。

V 大學設立中醫學系倡議

五十年代起香港各區已有不少中醫學院，這些中醫學院多是醫師或中醫師工會設立，辦學的目的除了增加收入來源，亦可於民間推廣中醫學。港英政府沒有將中醫納入正式的醫療系統，當然也沒有將中醫學納入教育系統，香港中醫的培訓工作，就只可以靠私營的民辦中醫學院，所授的課程大綱亦由學院創辦人、院長或教務長等人自行制訂。

這種辦學的模式，雖然在法例上並沒有太多限制，但也沒有任何補貼或資助，財政上全靠學院自理。長期以來，這些中醫學院均是夜間授課，因為醫師的主要收入來源在診所，日間需要如常行醫，而學員亦需於日間上班，他們多是已有一份固定職業，修讀中醫課程是為了興趣。在這種教學模式之下，夜間授課所用的時數亦大有限制，對於全面認識理論亦頗有阻礙。至於野外實習如認識草藥，甚至是接觸病人的臨牀實習，則需於日間或假日舉行，也並非每間學院都能提供這種學習機會，而且學習之後，即使通過考試學院頒授畢業證書，由於沒有認可的機制，學員修畢課程後不一定會從事中醫相關工作，而且學員的學習水準亦沒有明確指標。當時港九中醫研究院設立中醫學士課程，[21] 但修畢此課程的學員，其資格亦不能得到港英政府、內地教育部或衞生部認可，培訓的成效難以保證，亦不能吸引太多有志成為中醫師的人花錢花時間進修。

雖然，戰後的中醫學院雖然已經稍具規模，可以將診所闢作課室，熱心者如范兆津的菁華中醫學院，或譚寶鈞的香港中國國醫學院等，除致力令學院具

---

21 港九中醫研究院由香港中國國醫學院，和港九中醫師公會附設的研究院。謝永光，《香港中醫藥史話》，香港：三聯書店（香港）有限公司，1998 年，頁 115。

備良好的教學設備外，亦自行編制教學課程或學制等，但普遍來説，一般中醫學院的設備如標本及書籍等，都不充足。加上有資格教授的醫師為數不算多，他們除了要顧及自己的醫務之外，更要到不同的院校任教，例如潘詩憲、劉雲帆及陳濟民，同時兼任國醫研究所及中醫研究院（附屬香港九龍中醫師公會）的教員，另外更有不少除醫、教之外，亦分身參與贈醫施藥委員會（如伍卓琪、蘇兆清等），或上述關於醫眼風波的中醫藥聯合委員會，積極參與工會事務者亦不乏有人。更重要的，是中醫學校的教職員中，當中有賴中醫師公會安排，或自行配合學院的教學時間，且多屬義務性質，或者只收取微薄的車馬費，[22] 因此師資上的安排也難以有系統地處理及安排。

直至 1963 年，香港中文大學成立，新亞書院董事長趙冰博士在介紹中文大學時，發表對中文大學的觀感，並公開中文大學的學院及課程，包括：文學院：中國文學系、歷史學系、哲學社會學系、英語文學系及藝術學系；理學院：數學系、物理學系、化學系及生物學系；商學院：經濟學系、商學系及工商管理學系；「除此以外，趙氏曾向富爾頓委員會[23] 建議設立中醫學院及農學院，以配合中文大學的意義，因為中國以農為主，而中醫學乃為與中國文化不可分離的東西」。[24]

雖然五十年代的醫眼風波未能與趙冰博士的建議直接拉上關係，但由學界倡議於大學體制中設立中醫學系，是提升中醫地位的重要一步，不過，此事最終未能成事，「香港中醫專業地位從未獲得港英政府認可，一切也無從談起。最後，趙冰博士提出的建議，未見有關當局有所反應，自屬意料中事」。[25] 港英政府不承認中醫專業地位，已是既定政策，但在大學中增設中醫學系，雖然需

---

22 謝永光，《香港中醫藥史話》，香港：三聯書店（香港）有限公司，1998 年，頁 114。

23 此委員會是組織中文大學的機構。

24 《香港工商日報》，1963 年 11 月 11 日。

25 謝永光，《香港中醫藥史話》，香港：三聯書店（香港）有限公司，1998 年，頁 117。

時，但仍可爭取將中醫納入正式的教育體制內，實比民間自行籌辦規管較寬鬆的中醫學院為佳。可是，趙冰博士 1963 年提出建議，1964 年卻撒手人寰，倡議者的離世，對中文大學設立中醫學系的建議不無影響，結果未能成事。

1963 年，除了趙冰博士的建議外，《華僑日報》亦有題為「有人建議中醫社團合辦聯合國醫學院訓練中醫人才」[26] 的文章，指出在學術上國家一直以來沒有設立中醫學的專門深造機構，也沒有扶植中醫藥人才的意向，以致窒礙中醫藥學說的發展，該篇報道其中一項重要的訊息，是指出當時在香港執業的中醫師約有三千人，雖然未能考證此數的來源，或許是以向各個醫師工會註冊的名錄而定。1963 年香港人口約有 340 萬，約有三千中醫師，實也不在少數。文中列舉到當時有記錄的中醫學院，指出除了醫師工會的學院之外，其他私人辦理的中醫學院大多都已停辦，而停辦的原因，無非因為財政問題或難以聘請教授人才。而標題中的「有人建議」所指何人則未有透露，不過，其亦指出建議創立聯合國醫學院的原因，依然是有感中醫業界未能團結，以致難以有系統地培訓出相關人才，在中醫學院為數不少的情況下，容易出現供過於求的情況，有學院難免會為了招收學員以維持收入，就隨便的招收學員，同時隨便的予以畢業，這個情況導致學員的水準參差，程度懸殊，直白點說，「庸醫」問題根本不能解決，因此中醫的地位更是難以提高。

該報道亦指出，戰後十多年來，香港中醫業界已有一定程度的團結力量，因此可以組織工會，甚至在學術上，有海外醫學學者來港交流，香港中醫師亦獲邀到外地參與學術研討會，這足以證明香港的中醫有足夠的根底，創辦更優良的學院培訓專業人才。而聯合國醫學院的創立，除了統合資金、資源及師資之外，更得制定劃一的考試制度，以期對中醫師的畢業及執業資格定下統一標準。報道篇幅不少，力陳當時香港中醫業界的現況，且提出相當詳細的改良

---

26 《華僑日報》，1963 年 4 月 22 日。

建議，似對中醫業界有一定認識，或者對中醫業界在戰後十多年的動向甚為留意，只是何以需要匿名發表意見，甚為耐人尋味，且其指出香港的中醫一直以來最大的問題：未能團結。

戰後廣州中醫師賴少魂來港倡議設立統一中醫組織，但未能完全統合一個醫師工會，原先想統合的工會繼續保留下來，造成多個工會並存的局面，雖然在辦學、贈醫施藥及回應政策方面，工會能夠發揮預期及應有的功能，港九中醫師公會亦略為顯出其業界「龍頭」的角色，但始終不算一個團結的景象，這在辦學的層面更為明顯，多個中醫學院並存，教學資源被分散，亦有因要維持收入而濫收學員，或學院因財政問題而停辦，當問題越見明顯時，又「有人」呼籲業界團結，此可謂戰後至六十年代，中醫業界的一個惡性循環。

不過可惜的是，不論趙冰博士以及「有人」的倡議，在六十年代始終未能成事，以四十年代末成立統合工會作借鑒，創立聯合國醫學院的做法，跟當時賴少魂的主張會面對相同的後果，因此，聯合國醫學院沒有組成，本地大學也沒有增設中醫學系，只是這個中醫學院各自為政的情況，一直就持續了 30 多年，直至 1991 年，香港大學專業進修學院增闢中醫藥進修課程，中醫學才算正式納入大專的教育體制內。至於中醫正式設立大學學位課程，則是九十年代末開始，當中牽涉到 1989 年中醫藥工作小組、中醫師註冊、香港中醫藥發展籌備委員會等。

VI 中醫法定地位討論

　　由醫眼事件至倡議設立中醫學系，均牽涉到香港中醫的資格及法定地位的討論。六十年代，不斷有不同界別人士呼籲發揚中醫中藥，單單看 1963 年的報章，就已見到「古哲夫呼籲發揚中醫中藥」、[27]「中醫在港無地位，醫界認為不公平，必須發揚中醫中藥學術爭回榮譽」、[28]「中醫中藥業抗英團指出：港英歧視中醫藥，實包含惡毒用心」，[29] 更有「中醫中藥地位日高，各國醫家不斷鑽研」[30] 等等標題。報道中指出，香港 300 多萬的人口，如果只靠政府醫務衞生署核准的註冊西醫應診治療的話，遠遠不足以應付，而且香港市民仍然相信中醫，暗示香港當時的醫療情況，其實一直靠着沒有法定地位的中醫去補足，而且不少香港的中醫具有專門的學術修養。不過，要爭取中醫的地位，弘揚中醫中藥，前提是業界必須提高自身的學養及團結一致。

　　不過，如上所述，要業界真正達到團結一致本來就是最困難的事，因此「百花齊放」的情況一直維持着，直至七十年代，仍然見到有批評中醫言論，引致中醫業界發聲明更正等，[31] 可說上述之「惡性循環」在中醫業界持續了很長一段時間。

---

27 《華僑日報》，1963 年 3 月 17 日。
28 《華僑日報》，1963 年 4 月 16 口。
29 《大公報》，1967 年 8 月 6 日。
30 《華僑日報》，1963 年 7 月 5 日。
31 《工商日報》，1970 年 3 月 21 日。

VII　中醫的國際交流

　　五十年代起中醫業界常見的行動是行醫、組織公會、辦學、慈善及聯誼活動，當中最特別的，當屬香港中醫開始走向世界。這一時期跟香港中醫有頻繁接觸的國家是日本，但第一位外國醫生來港交流的，卻是西德的針灸專家許米特博士。[32] 許米特博士於 1953 年代遠赴日本，受業於漢醫師大塚敬節，1954 年回國途中路經香港，港九中醫師公會聞訊設宴款待，並籌辦大型的歡迎會，歡迎會中除醫學交流講座外，更設有「傷寒針灸文物展覽」，搜集相關展示品達三百多種，赴會的中醫界人士達三千人。歡迎會上，由潘詩憲致歡迎辭，許米特博士更強調香港的中西醫藥界要組織一國際性醫藥協會，報章更詳細列出歡迎會的來龍去脈及香港中醫界的與會名單，可謂盛況空前。[33] 同年，日本漢醫學者阪口弘在赴歐洲學習之時途經香港，亦受到香港中醫藥界的隆重歡迎，此後，亦有其他日本學者如間中喜雄及印度的巴霖（AD. Edal Behram）等人訪港，可謂在香港形成一道國外中醫學者訪港的風氣。這些學者訪港，定當對當時香港的中醫業界面貌略有掌握，至 1955 年，日本東洋醫學會[34] 在日本京都大學召開第六屆學術大會，香港的中醫界人士分別收到邀請函，以個人名義獲邀的有張公讓、陳存仁、謝永光、羅世民，九龍中醫師公會以團體名義獲邀，由譚述渠代表。會上由謝永光及譚述渠發表論文，謝永光的論文題為「祝賀日本東洋醫學會第六屆大會開幕」，內容關於中醫的古典與科學，而譚述渠論文題

32　Dr. Heribert Schmidt（1914-1995），德國醫生，中醫藥及針灸科的專家。

33　《華僑日報》，1954 年 2 月 9 日、2 月 26 日、3 月 2 日、3 月 3 日、3 月 4 日。《香港工商日報》，2 月 22 日、3 月 3 日。

34　日本東洋醫學會是日本醫學會的一個附屬機構，1950 年成立，集中醫、中藥及針灸研究之團體。

下就沒有了，他只好將生意結束。黃澤全心灰意冷，帶着大女兒彩鳳、二女惠鳳，一家四口遷到大埔定居。那時候為求生活，甚麼工作都做，他曾試過上街賣自製雲吞麵。過了一段時間，藥材行業朋友叫黃澤全試做「加工藥材」。因為沒有本錢，黃澤全只能自己上山採摘生草藥。每天只用一仙，買幾片花生糖，帶些水就上山採摘「黃狗毛」（狗脊），回家後刮去毛及洗淨刨片，加工後賣給中藥店，就這樣過了兩年多。

　　直至五十年代中期，黃澤全在大埔頭村找到約 100 呎的地方，自己用黃泥及禾草，搭建一個約 80 呎的房屋，食、住、工作都在這裏。大埔頭村是個客家村，村民都是務農為業。那年代的客家人都很好。誰有困難時，大家都會出手幫助。屋門前空地可用來曬乾穀物及其他農作物，這樣環境有助黃澤全將中藥材曬乾。黃澤全大部分的加工藥材都是新界當地出產的，例如枸杞頭、絲瓜殼等。加工好的中藥材飲片，主要賣給一些出口商，如美國金山莊、星馬南洋莊，小部分交給中藥店代賣。早期藥材加工只有簡單的工具，例如刨頭、切刀、用炭火焙乾藥材的焙櫃。為加強生產力，黃澤全開始用心研製不同的機器。功夫不負有心人，過了不久，香港第一台切藥機器「電動機械切片機」成功面世，可用來刨枸杞頭、骨碎補、檳榔等多種藥材。黃澤全其後再研製出「切通草機」，通草是很輕的中藥材，用人手一天只能切出幾斤，這台機可同時四個人一起切，一天可出產二至三百斤飲片。一種叫「海草」（海茜）的藥材，主要出口至新加坡、南洋等地。當時沒有貨櫃集裝，出口只用散裝貨船，原材料必須洗淨成「淡海草」，壓縮至100 多公斤一件貨，才能降低運輸成本。黃澤全設計出一個「人手壓機」，能把「海草」壓縮至原來的五分之一體積。

　　七十年代初期，政府開始發展新界，大埔頭村所有耕地，被政府收購發展。村民突然變成了百萬或千萬富翁，有人表示不滿意收曬藥材時產生的塵土弄髒他們的家門，黃澤全覺得要開始另覓出路。七十年代末，中國改革開放吸引外資，1978 年，黃澤全第一時間在家鄉九江設中藥加工廠，當時中國內地提供很優惠的條件，建設費和土地全由當地生產隊提供，並且三年免稅。廠房在 1979 年建成，命名「南海九江建中藥廠」。早期只是來料加工，在香港進貨，加工完成再運回香港。因為剛剛開放，請回來的工人都肯聽教，但素質就一般，很多藥材都做得不好或做壞。當時生產成本低，對藥材質量要求不高，做得不好的藥材運回香港也可以賣出，現今做壞了的就變成垃圾了。當時內地工資一個月 20 至 30 人民幣，匯率約 100 港元對 33 人民幣，即工資每個月不到 100港元，同期香港工資約 1500 至 2000 港元，中國內地請 20 個工人等於香港一人的薪酬。改革開放，內地發展一日千里，就交通而言，初期由大埔回九江要整整一天，九十

年代坐直通巴士大半天就到，現在只需要三個小時左右，工廠亦由來料加工變為「直貿」，因大部分中藥材種植及採收都是在中國內地。

在八十年代，高陞街做出口生意的辦莊，由年初七開始裝櫃，到年尾年廿九才停止，貨櫃、木頭車都放滿高陞街，在碼頭要排隊裝櫃。從九十年代開始，再沒有在高陞街買貨運回九江加工，而香港的出口生意開始慢慢減少，所有在香港出口韓國、日本的辦莊，都開始回中國內地直接購貨，到現在，一個星期都未必能裝滿一個出口貨櫃。

1993 年，由於珠三角經濟突然發展得很快，九江廠房被政府徵收。經佛山外經辦介紹到南海里水鎮找地方重建廠房，廠房的規模由以前的三畝多土地，擴展到十一畝地。新廠房在 1994 年建成，並改名為「佛山市南海北沙藥材加工廠」。

1997 年，黃澤全在搬廠後退休，北沙藥材加工廠的營運由兒子黃家升負責。黃家升繼承了父親做事認真、務實、正直的宗旨，做好質量的中藥飲片，供給香港市場。由於中國內地經濟起飛，人力聘請開始困難，工資平均以每年超過 10% 的速度增長，生產中藥飲片現代化。以前全部人力生產，現在大部分都改用電動機械，有些改為全自動化生產。2000 年，國家食品藥品監管局開始規範管理，藥廠在國家要求下，在 2005 年取得藥品生產許可證，2010 年升級為 GMP 中藥飲片廠。

太和洞藥廠

1909 年，靳太和中醫師在廣州打銅街太平南路創辦「太和洞」藥行，是以其名「太和」命名，而「洞」意作仙人煉藥之山洞，亦即「舖」，此為太和洞的由來。1939 年，太和洞藥行遷往廣州第十甫路 132 號經營。「不以製藥作為謀利之途，而視作一種慈善事業」是靳氏家族的祖訓，在戰前，靳太和中醫師於年關結算後，必會在年尾將藥品派贈街坊，因而深受四鄉市民所歡迎。至五十年代，靳太和之子靳國英將太和洞遷至香港，並以「太和洞藥廠」之名經營。靳氏世代為醫，祖傳秘方中之「久咳丸」及「腎虧丸」甚為出色。

太和洞藥廠在香港經營已超過半個世紀，現時仍然由靳氏家族打理。近年來，太和洞藥廠亦跟隨中藥現代化，提升產品質量控制，通過各項安全及質量測試，確保用家安全服用。太和洞藥廠沿用祖傳製藥方法，以純正中藥材獨門泡製，百年來從不大肆宣傳，純靠口碑，用家仍有增無減，功效可見一斑。

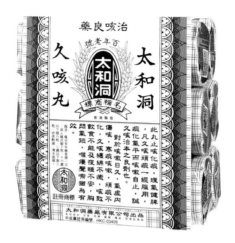

• 太和洞久咳丸

健林藥粉廠

　　健林藥粉廠創辦人李林約 20 歲時於廣州學師，曾於馬百良、位元堂等藥廠任製藥師傅。一九五〇年代初，李林帶同兒子李炳祺來港，在石硤尾寮屋窩仔村開設健林藥粉廠，替中醫師及藥材舖製藥。數年後，藥粉廠由石硤尾遷往深水埗基隆街 380 號後座地下繼續營業，李炳祺當年 22 歲，經常乘船到西環，在松秀東街及松秀西街購買生藥，然後乘船運回深水埗廠房進行製藥，1959 年，藥粉廠搬往黃竹街的自置物業繼續經營。1995 年，第三代傳人李志偉正式接手經營，李志偉小時候便一邊讀書，一邊到藥廠幫忙，看爸爸製藥，很早已懂得膏、丹、丸、散等製藥技術。李志偉初入行時，有一位中醫師交來一包藥材叫代磨藥粉，工作進行期間，他開始出現手腫臉腫，經李炳祺查看情況，發現原來是藥材含有斑蝥而引起中毒反應，後經服用甘草水而癒。所以李志偉指出，製藥都需要懂得藥性。製造膏、丹、[39] 丸、散中，最令李志偉難忘的是煮膏藥，因為膏藥味道很濃烈，尤其最後加丹煮製時段，所以昔日煮藥膏會帶齊工具去荒郊野外煮製。現在已沒有代客人煮膏藥，但他說還有跌打師傅會煮膏藥，試過有人向他借工具。因為要配合新政策領取製藥商牌照，2003 年，藥粉廠搬往長沙灣東京街懷德工業大廈，並領取正式的製藥商牌照，約 5 年後再遷往約 3000 呎的同珍工業大廈現址。李志偉是香港員警隊員佐級協會醫事顧問，先後取得香港大學專業進修學院骨傷科文憑、

39　中醫主要以藥材製丹，道丹則以礦物丹為主。

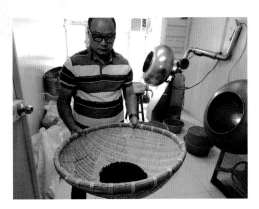

• 用傳統方法製造藥丸

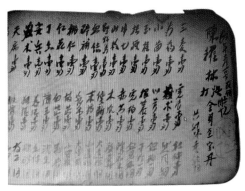

• 1967 年陳耀林醫師委託健林藥粉廠製藥的跌打藥方

針灸學文憑、暨南大學醫學院骨傷治脊文憑、湖北中醫學院醫學碩士。他依祖傳方式，將傳統製藥技術代代相傳，其女兒就讀浸會大學中醫學位課程，為醫藥世家四代傳承。

　　早年香港中藥製藥，多為廣東三水人，港島區的大通藥粉行，九龍區的健林藥粉廠是最早期的藥粉行之一。當時經常與石堅拍攝武打片，本身亦是跌打醫師的龍虎武師陳耀林，亦有委託健林藥廠製作跌打藥。

　　製藥時會依照藥方所需要的分量，篩選藥材、製飲片、磨粉、再製成丸：1、用鼻聞一聞，用嘴嘗一嘗，看看藥材有沒有變質；2、以煅、[40] 炒、蒸等不同方式炮製，製成飲片（熟藥）；3、用碾船、石磨或木杵石臼將藥材製成粉末（藥粉），以篩子篩藥粉清除雜質；4、藥粉用蜜糖或米糊搓成糰狀，先在丸窩用手慢慢推成粒子（藥丸），再經過隔篩，以達至藥丸大小均勻；5、經過曬乾及焙乾，以前沒有電烘櫃，先放在棚曬太陽，大約乾了五成，再用炭爐焙乾藥丸；6、最後磨光，加糖衣、金粉、蠟殼等作保護，製作完成後交給中醫師或藥材舖。

　　昔日人手製造蠟殼，以一種似木琴錘的圓球模棍，浸一浸熱蠟，再浸凍水，熱脹冷縮，脫殼，再用刀一分為兩半球體。藥丸包裝時，將兩半球體合併，於接口位置滴蠟封口，趁蠟未凝固前蓋上藥名印章。另一方法製蠟殼方法，先用油紙包裹藥丸，然後直接浸一浸熱蠟密封。

---

40 煅：火燒

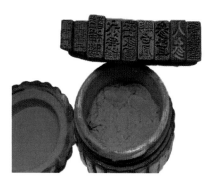

• 蠟殼凹字章

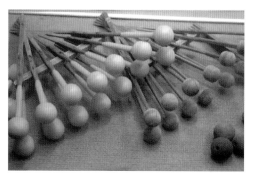

• 蠟殼圓球模棍

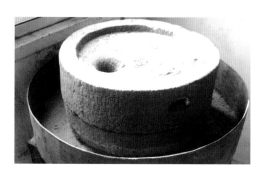

• 昔日使用的石磨，早期以人手推拉木棍轉動，後才加裝電動馬達

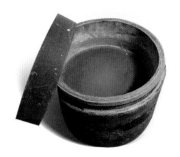

• 第一代藥粉篩子（盒）

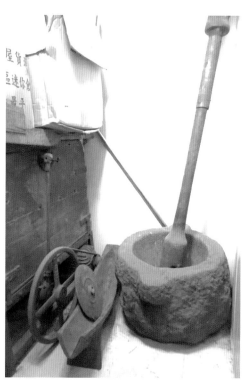

• 從左至右分別為拍櫃 [41]、碾船、木杵、石臼

---

41 當年未有篩藥粉的機器，李志偉父親的朋友開設機械廠，見篩藥粉那麼辛苦，自薦設計了這部拍櫃用作篩藥粉。

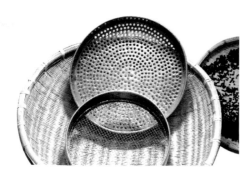

• 藥丸隔篩

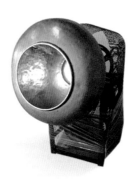

• 第二代的製丸機（丸窩），全人手打製的銅埕，擁有超過 50 年的歷史

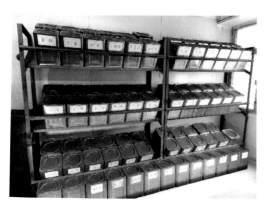

• 藥材罐（百子櫃）

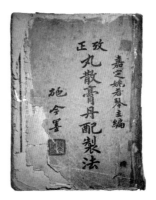

• 膏、丹、丸、散依古方或中醫師來方製造

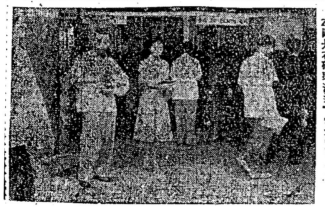

• 李林昔日亦有代做仁丹，此為 1958 年 8 月 3 日《工商晚報》關於仁丹的報道

XI 1951 年—1970 年中醫藥發展大事記

年代	1951 年—1970 年中醫藥發展大事記	出處 / 備忘
1951	1951—1955 年，香港中藥聯商會聯合港九八大團體，舉辦「夏季贈醫施藥」。	香港中藥聯商會金禧紀念中藥展覽特刊
	醫務總監發表：本港面臨重要之衛生問題，仍為肺癆病症。人口稠密，屋宇擠迫，空氣不潔，病菌傳播。	19510000 年鑑 _ 防癆進行
	1 月，根據統計，香港共發生肺結核、瘧疾、白喉、腸熱症等傳染病例 1460 宗，死亡達 290 人，而 2 月初傳染病患者就達 203 人，死亡 80 人，其中以肺結核患者死亡最多。傳染病流行，致使同期嬰兒死亡數也有所上升。	
	2 月，香港性病等傳染病流行，據香港病理檢驗所調查統計結果表明，近來香港性病流行，在 1 月份，就有性病病例 8389 宗，其中尤以元朗一帶地區的患者為最多。醫務機構認為產婦在分娩前後，應該接受更加嚴格體檢並加以預防，否則感染性病會直接或間接地影響胎兒的健康。	
	當局計劃擴大學生健康保障。	19510000 年鑑 _ 學生保健
1952	6 月，通善壇及中醫中藥三團體，聯辦夏季贈醫施藥，選定義務醫師 22 日實行。	19520609 華僑 _ 聯辦夏季贈醫施藥
	國醫聯合會再向當局解釋要求豁免中醫登記費。	19520824 華僑 _ 豁免中醫登記費
1953	德醫許米特博士，赴日本學習中醫後，途經香港返國，打開了香港中醫藥國際交流管道。	
	3 月 17 日，港九各中醫團體慶祝國醫節，中國醫藥學會發表感言。	19530318 華僑 _ 各中醫團體慶祝國醫節
	從紀念國醫節，談到中醫教育。	19530318 華僑 _ 國醫節談中醫教育
	東華三院計劃興建永久殘廢病院。另僑胞骸骨日增，故需要擴展義莊。	19530408 華僑 _ 建殘廢病院及擴展義莊

年代	1951 年—1970 年中醫藥發展大事記	出處 / 備忘
1953	9 月，日本客力吸下，松香成交暢，胡蔴子火蔴仁價軟退。	19530905 華僑 _ 松香成交暢
	廣州方德華來港辦漢興中醫學院。	
	張公讓辦中國新醫藥研究院，曾出版《中醫新醫藥雜誌》。	
	10 月，范兆津辦香港菁華中醫學院，設址軒尼詩道 539 號 2 樓，自資培訓中醫師。	菁華中醫學院概況
	石硤尾六村大火，香港中藥聯商會參與慈善救災服務。	香港中藥聯商會金禧紀念中藥展覽特刊
1954	南洋等地外圍市場鎖納量進一步狹縮。	19540710 大公 _ 南北行業務靜
	上海的陳存仁創辦中國針灸學院，培養大批人材。其門人後來組成香港中國針灸學會，並出版《鍼灸文摘》。	
	7 月，謝永光辦國際針灸研究所。	
	9 月 25 日，周澤昭在第一屆全國人民代表大會第一次會議上發言，認為對於中醫要取其精華去其糟粕，中醫中藥有價值，中西醫應團結。	19540928 大公 _ 中西醫應團結
	11 月，商務印書館再版中醫中藥名著。	19541125 大公 _ 中醫中藥名著重版
	11 月，中國內地衛生部成立「中醫司」。	
	11 月 23 日，穗加強中西醫團結，內地衛生部召集中西醫開會，號召中西醫學交流，在醫院設中醫科。	19541125 大公 _ 穗加強中西醫團結
	12 月，穗市重視中醫中藥，成立中國醫藥學習研究委員會，明年內準備制定粵產中藥規格，市醫院設中醫科，公立醫院聘請中醫會診。	19541229 大公 _ 穗市重視中醫中藥
1955	菁華中醫學院增設學夜間贈診所，長期贈醫贈藥，每日午後七時半至八時半，不收掛號費，目的在配合三年級臨牀實習課程，而對社會貧病的救濟，略效綿力，每一病者，先經學員診斷及處方，後由主診教授批改及詳細解釋，但交給病者的處方，由主診教授所擬定。	菁華中醫學院概況
	2 月，對生草藥物和民間複方，廣州中醫着手研究，中醫學會將編印生草藥物專書。	19550205 大公 _ 生草藥和民間複方
	4 月 2 日至 3 日，張公讓、陳存仁、謝永光、羅世民、譚述椉等代表香港中醫藥界赴日本東洋醫學會參加第六屆學術大會。	

（續前表）

年代	1951 年—1970 年中醫藥發展大事記	出處 / 備忘
1955	6 月 23 日，中醫中藥研究有成，天津用大蒜配劑治百日咳見效，廣州討論痢疾問題，舉出不少有效的中藥。	19550624 大公 _ 大蒜治百日咳見效
	7 月 13 日，福建發展中醫中藥，提煉中藥精，減少煎藥麻煩。	19550714 大公 _ 福建提煉中藥精
	12 月，中國內地衛生部成立中醫研究院。	
	12 月，黃省三醫師處方對治療慢性腎臟炎症療效佳。	19551216 大公 _ 治療慢性腎臟炎症
1956	7 月 17 日，忠一善堂特組夏季贈醫施藥委員會，贈醫贈藥。	19560717 華僑 _ 忠一善堂贈醫贈藥
	7 月 17 日，港九中醫師公會、港九中藥同業合辦贈醫施藥，澳門何熙明藥廠響應。	19560717 華僑 _ 港澳藥商中醫中藥贈施
	8-9 月，北京、上海、廣州、成都成立四所中醫學院。	
	9 月，九龍中醫師公會商討籌設中醫學院事宜。	19560903 大公 _ 中醫公會籌設學院
	9 月 15 日，中醫中藥夏季贈診，國術遊藝大會籌款，一連兩晚，假修頓球場演出。	19560914 華僑 _ 中醫中藥籌款
	漢興中醫學院第七屆畢業名單。	19560916 華僑 _ 漢興中醫學院七屆畢業名單
1957	春，中國內地首辦中國出口商品交易會，簡稱廣交會。	
	1957 年，流行性感冒肆虐，中西醫診所同時出現長龍。	
	流行性感冒（亞洲流感）在亞洲大規模爆發，為使貧苦病人得以及時醫理，蓬瀛仙館理監事會集議舉辦夏季贈醫贈藥活動，得到粉嶺區鄉事委員會加入合辦，由蓬瀛仙館負責三個月，而鄉委會則負責一個月，並請張少卿醫師主理，醫治病症凡四千餘宗。	蓬瀛仙館 80 週年館慶特刊
	4 月，油麻地街坊會廿四日開始贈中醫中藥。	19570422 華僑 _ 油麻地街坊會贈中醫中藥
	由於流行性感冒蔓延，新界各區並難倖免，荃灣商會辦中醫贈診所。	19570422 華僑 _ 荃灣商會辦中醫贈診所

年代	1951 年—1970 年中醫藥發展大事記	出處 / 備忘
1957	港九工團聯合總會，港九居民聯合會，港九住客聯會等數大團體，以香港政府立法局會議首讀通過《1957 年醫生登記法案》，如果實行，則各社團診所聘用之未登記醫師，即需解僱。而 1958 年 1 月 1 日起，改聘已登記之西醫生。因而一致認為，現港九各贈診所之設立，對於一般貧苦市民及勞動大眾，獲致健康衛生之保障，與減輕經濟上之負擔，裨益不淺。	19570423 華僑 _ 急呈總督請考慮醫生登記法案
	工團總會招待記者，呼籲政府對取替未註冊醫生行醫暫緩執行，對工人醫藥費，發表四點意見。	19570423 華僑 _ 對工人醫藥費發表四點意見
	港九中藥職工總會主席林業東指出，在今日中醫中藥日漸衰落的時候，呼籲同人挽救中醫藥危機。	19570923 華僑 _ 挽救中醫藥危機
1958	性病傳染減少，官方報告透露，六種傳染病去年並未發生，惟小兒麻痺症增加。	19580310 工商 _ 性病傳染減少小兒麻痺增加
	東華三院總理向神農像鞠躬就職。	19580402 大公 _ 神農像前東華三院總理就職
	4 月 16 日，政府修訂《醫生註冊（修訂）法例》，禁止非註冊醫生醫治眼疾，引起中醫業界反彈。並向醫務總監提出質詢，又向立法會呈列三項意見，勿禁止中醫醫眼。	
	5 月 11 日，蘇聯專家到穗，考察中醫中藥。	19580525 大公 _ 蘇聯專家到穗考察中醫中藥
	5 月 16 日，八大中醫藥團體力爭中醫合法醫眼。	19580517 工商 _ 力爭中醫合法醫眼
	6 月 11 日，醫務修訂例立法局二三讀，最終通過《修例》，「禁止刊登廣告宣傳醫眼」，但不限制正統中醫施行治療。	19580611 大公 _ 反對限制中醫醫眼
	6 月 20 日，八間中醫藥團體組織中醫藥團體聯誼會，又訂立每年 6 月 11 日為「港九中醫藥界聯合節」，同時編印《港九中醫藥界聲請維護中醫合法醫眼文獻輯錄》。	
	10 月，毛澤東主席批示：「祖國醫藥學是一個偉大的寶庫，應當努力發掘，加以提高。」	
	聯合國香港協會演講，講題為「予中醫合法地位」，因中醫對公眾衛生大有奉獻，已有明證。	19581128 華僑 _ 聯合國予中醫合法地位

（續前表）

年代	1951 年—1970 年中醫藥發展大事記	出處 / 備忘
1959	4 月，討論消滅害蟲。	19590403 工商 _ 怎樣消滅害蟲
	5 月 19 日，中醫中藥不容漠視，英作家推頌中醫，內經針灸均屬重大發明。	19590519 華僑 _ 英作家推頌中醫
	6 月 5 日，裕華國貨成立，為僑資（客家人）所開辦，當時是在德輔道中一個約 3000 呎的地舖。所謂「國貨」，主要售賣土產、藥材、少量中成藥及民生用品。成立初期，設有「百子櫃」售賣中藥材，但無駐診中醫。	19590605 華僑 _ 裕華國貨開業
	承淡安針灸同學會。	19590828 大公 _ 承淡安針灸同學會
六十年代	趙冰博士建議香港中文大學辦中醫學院，並設中醫註冊制度。	
	六十年代起，以義堂分設藥材組、成藥組、藥酒組三個專業組，並先後吸納正南行有限公司、宏興公司、華通藥業有限公司、眾昌有限公司、華泰公司、泉盛國產醫藥有限公司、佛慈藥廠、德盛行、華人企業有限公司、永聯昌有限公司、四和中藥行有限公司、華源行、英昌行、美香園、德泰源、永生號、裕興號、協昌號、利興行、仁興號、海記、廣福行、聯豐行、國盛行、同福行貿易有限公司、長春藥材有限公司、源興行、德信行有限公司、華興藥業有限公司、華盛國產藥酒有限公司、新豐年貿易有限公司、中慶國產藥品有限公司、大成酒業有限公司、海源參茸藥材行有限公司、恆昌行、中國銀耳公司及淮安田七公司等數十家中藥商號加入為會員。	香港南北藥材行以義堂商會 90 週年會慶紀念特刊
1960	3 月，政府從白喉症死者檢驗出砒素，因此立例禁制使用雄黃，並先後控告多間中藥局藏有第一類毒藥，引起中醫藥界反彈，十大團體聯名向政府交涉。	20121130 蘋果 _ 孤軍陳芬記老藥行 19600219 華僑 _ 誠濟堂被檢控
	涉嫌藏有砒素藥物，控方所控非人，誠濟堂司理不須答辯銷案。	19600304 華僑 _ 涉嫌藏有砒素藥物
	麥敬時處長鄭重表示，當局無意干涉正統中醫中藥，指出雄黃含有砒素，為了市民健康，應小心使用。	19600308 華僑 _ 無意干涉正統中醫中藥
	4 月，醫務總監約見中醫中藥代表。	19600425 華僑 _ 關於中藥雄黃事件
	4 月，當局意圖修改租務條例，通濟公會反對加租，中醫中藥界提出討論。	19600409 大公 _ 修租例之議大不智

年代	1951 年—1970 年中醫藥發展大事記	出處 / 備忘
1960	5 月，西醫張公讓先生在第 51 期《中國新醫藥》發表《五十年來中西醫在香港之消長》一文，自從抗生素面世，中醫即屈居下風，加上中藥一天天漲價，中醫業務一天天萎縮。	
	5 月 11 日，醫務衛生處宣佈已將黃雄列入第二類毒藥管制條例，中醫藥界再上書，爭取解決辦法。	香港中藥聯商會金禧紀念中藥展覽特刊
	5 月，維護同業利益，香港中醫藥聯商會聯合醫藥業八團體，與政府交涉「雄黃時間」，港府藥劑師化驗結果，雄黃不是毒藥，雖含砒素但見水不溶解，中醫藥界今後仍可繼續使用。	19600614 大公 _ 雄黃不是毒藥
	9 月 28 日，以義堂提出代收「九八扣」一成會費，作為以義堂福利基金。	香港中藥聯商會金禧紀念中藥展覽特刊
1961	菁華中醫學院增設研究院，課程一年，學員需要寫作論文及進行實習教學，經導師評定合格，頒發結業文憑。	菁華中醫學院概況
	9 月，馬來亞華醫藥總會到訪香港中藥聯商會。	香港中藥聯商會金禧紀念中藥展覽特刊
	10 月 12 日，港府醫務衛生總監正式宣佈持續 56 天的霍亂已經制止。香港戰後來首宗霍亂病症是 8 月 16 日發現，據官方的統計，在霍亂病持續的 56 天內，全港霍亂患者共 129 人，其中死亡 15 人；被隔離檢查者 731 人，其中絕大多數是全家被送去隔離的。全港居民中接受預防霍亂注射者共達 250 萬人。	
	12 月，香港中醫公會義演平劇籌款。	19611218 華僑 _ 義演平劇籌款
	陳鍾示中醫師出版《飲食健康》及《鼻病專冊》。	19611218 華僑 _ 鼻病專冊出版
1963	菁華中醫學院增設學術討論課程，聘請李育才先生、余慶超先生及柯若瀾先生為講師，主持討論事宜。	菁華中醫學院概況
	2 月 15 日，東華三院慈善餐舞會。	
	3 月 17 日，今日中醫藥出版社，數年來每逢「三一七國醫節」，均編印紀念特刊，分贈醫界人士。	19630318 華僑 _ 今日中醫藥出版社
	第廿九屆「三一七國醫節」，紀念國醫節，古哲夫呼籲，弘揚中醫中藥，港澳醫藥界應大聯合，使人人了解中醫藥，人人明白中醫藥。	19630317 華僑 _ 呼籲發揚中醫中藥
	4 月，中醫在港無地位，醫界認為不公平，必須弘揚中醫中藥學術，爭回榮耀。	19630416 華僑 _ 中醫在港無地位醫界認為不公

（續前表）

年代	1951 年—1970 年中醫藥發展大事記	出處 / 備忘
1963	過去五年，門診人數增加 79%，公立診所與社團診所超過 80 間，仍然供不應求，應增強醫療服務。	19630422 華僑 _ 門診人多
	人力財力集中才能發揚中醫學術，建議中醫院社團合辦聯合國醫學院，訓練中醫人才。	19630422 華僑 _ 聯合國醫學院
	7 月，中醫中藥地位日高，各國醫家不斷鑽研。	19630705 華僑 _ 中醫中藥地位日高
	7 月 5 日，東華三院慈善遊藝大會於政府大球場舉行，一元慈善獎券在當晚公開攪珠。	19630607 工商 _ 三院慈善獎券暢銷
	7 月 24 日，無牌女醫師胡玲，被控無牌行醫、藏有第一類毒品及盤尼西林。	19630801 華僑 _ 無牌行醫擅藏禁藥
	7 月 29 日，香港中醫師公會之中醫藥究院員生，聯赴新界實習煮藥。	19630731 工商 _ 中醫藥研究院員生
	7 月 31 日，立法會首讀通過《一九六三年診療所法案》，管制社團及無牌醫生經營的診療所。若通過二讀及三讀，完成立法程式後，將於 1964 年 1 月 1 日起實施。	19630801 華僑 _ 管制社團及無牌經營診療所
	《登記管制及督察醫療所條例》全文公佈。	19630801 華僑 _ 登記管制醫療所條例全文
	管制診療所一旦實行，廉價醫療福利將被摧毀無遺，希望政府擱置新例實施。	19630801 華僑 _ 廉價醫療將被摧毀無遺
	7 月 30 日至 8 月 4 日，在九龍香江中學，港九廿八個街坊衛生教育組主辦第二屆「街坊醫務衛生教育展覽會」。	19630801 華僑 _ 街坊醫衛展覽會
	9 月 16 日，意大利醫學教授史嘉伯抵港，研究中醫藥，訪晤中醫譚述渠。	19630919 工商 _ 意大利醫學教授研究中醫藥
	藥材市況逐漸趨醒，一方面由於廣州交易會批發價未有繼續變動，本港拆招家及出口庄連日逐漸落行，另一方面，因季節性旺月已臨，一般滋補性藥材銷貨漸步增加，其中一部分因供應短缺者，價格隨而上升。	19631027 華僑 _ 廣州交易會藥材批發價
	11 月 5 日，東華三院籌募建築廣華醫院第六期工程經費，舉行平劇義演籌款。	19631027 工商 _ 三院義演平劇籌款
	11 月 6 日，增加一宗霍亂，留醫者仍有 19 人。	19631107 華僑 _ 霍亂增加一宗
	11 月 8 日，中華佛教青年會醫療所開幕，嘉惠貧病長期贈醫施藥。	19631107 華僑 _ 中華佛教青年會醫療所

年代	1951 年—1970 年中醫藥發展大事記	出處 / 備忘
1963	12 月，港澳霍亂疫埠先後除名。	19631221 大公 _ 港澳疫埠先後除名
	虎疫（霍亂）襲港 161 天。	19631221 大公 _ 虎疫襲港 161 天
1964	白花油工展會攤位舉行義賣，響應東華三院籌建院舍計劃。	19640110 工商 _ 白花油義賣
	4 月，香港參茸藥材寶壽堂商會自置會址於皇后大道西 162 號 4 樓。	香港參茸藥材寶壽堂商會 105 週年紀念特刊
	6 月，菲律賓中醫藥團體，支持蔚文中醫學院。	19640616 工商 _ 蔚文中醫學院
	6 月 16 日，今日尚無霍亂症，本港可除疫埠名。	19640616 工商 _ 本港可除疫埠名
	7 月 29 日至 8 月 6 日，灣仔軒尼詩道官立學校舉辦第三屆「街坊醫務衛生教育展覽會」，詳細介紹中國醫藥在各國情況。	19640805 大公 _ 第三屆港九街坊醫務衛生展覽
	8 月，港九中醫公會舉行夏季贈醫藥開幕禮。	19640803 工商 _ 夏季贈醫藥開幕禮
	9 月 29 日，真元中醫藥研院開課。	19640924 工商 _ 真元中醫藥研院
	10 月 6 日，政府委派三名專家公佈報告書，接見 800 名未註冊醫生，半數在港行醫未足兩年。	19641006 工商 _ 八百名未註冊醫生
	10 月 28 日，農曆九月三十，「藥師如來」聖誕。	19641026 工商 _ 藥師如來聖誕
	越南東方醫藥業團參觀九龍中醫學院。	19641101 工商 _ 越南東方醫藥業團
1965	5 月，中國內地成立國家科委中醫中藥專業組。	
1966	香港連場暴雨，引發「六一二雨災」。	
	3 月 9 日，香港教師會舉辦中醫藥研究講座。	19660219 工商 _ 教師會舉辦中醫藥講座
	3 月 30 日，新界準備展開預防霍亂注射運動。	19660330 工商 _ 預防霍亂注射運動
	4 月 16 日，中藥經營困難較少，外銷可能繼續增長。	19660416 大公 _ 各行商業年來狀況

（續前表）

年代	1951 年—1970 年中醫藥發展大事記	出處 / 備忘
1966	4 月 20 日，香港中藥聯商會，表示本行業業務滿意，全年營業額估計七千萬，比 1964 年增加近二萬元。銷額增加因中藥市價普遍比 1964 年下降。香港南北藥行以義堂商會（會員二十二家）表示，內銷顯得有些萎縮，外銷則遠為暢活，佔銷貨總額 65%。	19660420 華僑 _ 一九六五年香港各行商業狀況調查
	4 月 20 日，立法會首讀通過《一九六六年藥物及毒物法案》。	
	5 月 16 日，香港中國醫藥應受管制嗎？一個與《藥物及毒藥法案》有關的問題。	19660516 工商 _ 香港中國醫藥應受管制嗎
	5 月 17 日，五大中醫藥團體聯呈當局，請尊重中國國粹，對中藥免加管制。	19660517 工商 _ 五大中醫藥團體聯呈當局
	政府管製藥物及毒藥新法案涉及中藥方面事件。	19660713 華僑 _ 港九街坊研究會支持中醫藥
	7 月 15 日，天德聖教忠一善堂開始贈醫贈藥。	19660713 華僑 _ 忠一善堂贈醫贈藥
	7 月 16 日，六大中藥團體發表聲明指出，藥物新法案如不修正，無異摧殘中醫藥文化，對市民健康及成藥外銷有嚴重影響。	19660716 工商 _ 六大中藥團體發表聲明
	政府禁止使用罌粟穀。	
1967	以義堂片面取消香港中藥聯商會「九八扣一成」的權益，並增加多項限制。	香港中藥聯商會金禧紀念中藥展覽特刊
	3 月 19 日，僑港中醫公會理事長林雨，駁斥惡意攻擊中醫，有人妄指麻疹死亡率高為庸醫所誤。	19670319 工商 _ 駁斥惡意攻擊中醫
	4 月，東華三院就職，促使廣華醫院成為教學醫院。	19670402 工商 _ 促使廣華成為教學醫院
	4 月 2 日，村民採草藥醫治腦膜炎症。	19670402 工商 _ 草藥醫治腦膜炎
	4 月，老鼠咬人半年來僅發現三宗，每月解剖老鼠五千查黑死病。1200 個老鼠箱每天收屍 700。	19670405 華僑 _ 老鼠咬人
	5 月 23 日，中國內地在北京召開「全國瘧疾防治研究協作會議」，成立「瘧疾防治藥物研究工作協作領導小組」。	
	5 月 31 日，政府不斷改進醫療服務，維護四百萬市民健康，本年未有霍亂、黑死病等疫症發現。	19670531 華僑 _ 政府不斷改進醫療服務

年代	1951 年—1970 年中醫藥發展大事記	出處 / 備忘
1967	8 月，中醫中藥抗英團體致函與中醫中藥同業。	19670806 大公 _ 港英歧視中醫藥
	10 月，泰京道德善堂觀光團參觀廣華醫院。	19671008 工商 _ 泰京道德善堂觀光團
1968	4 月 9 日，醫務當局闢謠，本港無黑死病，指出 39 年來並無發現。	19680409 工商 _ 闢謠本港無黑死病
	8 月 12 日，港九五個中醫團體，就生草藥治骨科問題，反駁兩西醫團體意見，指為具有偏見及攻擊中醫中藥之嫌。	19680812 工商 _ 生草藥治骨科問題
1969	2 月，九龍中醫學院招男女學員。	19690227 工商 _ 中醫學院
	2 月 27 日，一女中醫涉嫌替兩女子墮胎。	19690227 工商 _ 中醫涉嫌替兩女子墮胎
	7 月，九龍大角咀發現霍亂病症。翌日，香港宣佈為疫埠。	
1970	3 月 17 日，各中醫團體歡聚，熱烈慶祝國醫節。	19700318 華僑 _ 各中醫團體歡聚國醫節
	3 月 17 日，香港南北藥材行以義堂商會註冊成立有限公司。	承淡安針灸同學會
	3 月 21 日，中醫藥團體將發表聲明，批評中醫言論引起不滿。	19700321 工商 _ 批評中醫言論引起不滿
	6 月 14 日，中國國醫學院院長譚寶鈞應聯合國港協會主辦之海德公園講座邀請，講述中醫中藥在日本的發展。	19700615 華僑 _ 中醫中藥在日本
	7 月 10 日，香港中藥聯商會註冊成立有限公司，加強推動會務、會員福利、康樂活動，擴大推廣社會服務。	香港中藥聯商會金禧紀念中藥展覽特刊
	11 月，台灣中醫藥考察團，訪問中醫譚述渠。	19701104 工商 _ 台灣中醫藥考察團

第五章

人才匯聚　砥礪前行

（一九七一年至一九九〇年）

七十年代繼續有不少內地的中醫師移居香港，中醫藥發展日益壯大。各公會相繼進行各種贈醫施藥活動，並於各區開設診所，辦私學，並舉辦研討會、大型展覽及國際交流會等，中醫在民間的認受性和學術地位在不斷提升。整個業界的下一步發展，莫過於爭取官方的認可，此中包括兩個目標：一、爭取成為官方醫療體制的一部分；二、進入官方的教育體制內。香港的中醫一直自力更生，靠自己的力量服務社區，沒有得到政府的支援，例如推廣及資助，反過來說，倒是中醫起着一種補充官方醫療體制之不足的作用。從 1958 年的「醫眼風波」、1960 年的禁制雄黃事件、1966 年管製藥物及毒藥新法案涉及中藥方面事件、1966 年禁止罌粟殼事件，至 1989 年的龍膽草事件等，[1] 均顯示出中醫團體團結的重要性，業界也一直存在要求政府肯定中醫藥專業地位的強烈訴求。

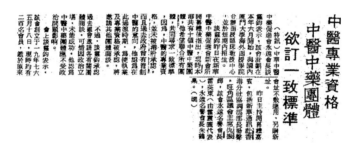

• 1987 年 4 月 28 日《華僑日報》報道，中醫藥團體關注政府承認中醫專業資格

基於以上多種原因，及在保障消費者的權益的大前提下，政府慢慢改變態度，開始正視中醫藥在社會上的地位。首先關注的是中醫藥管制問題，官方有聲音承認傳統中醫藥的專業地位，強調需要「確認中藥及執業中醫在健康醫護體系內的重要性」。[2] 香港基本法起草委員會文教專題小組於 1988 年對基本法

1　有關雄黃、罌粟及藥物的事件，於另文探討。
2　《中醫藥工作小組工作報告》，第四章〈執業中醫的註冊事宜〉。

草案徵求意見稿第 145 條進行修訂，刪去了「促進中西醫藥的發展」的字句，中醫藥界人士表示強烈不滿。經業界極力爭取，才得以重新納入。衛生福利司於 1989 年 8 月委任「中醫藥工作小組」，並於 1990 年 5 月成立此小組外的專業諮詢委員會。香港的中醫終於得到官方的認可，可得到政府承認其合法地位，且有機會躋身政府醫療體系之內。

另外令中醫藥界鼓舞的是，美國總統尼克松訪華令「中醫針灸」備受世界矚目，香港中醫界在此股中醫熱潮中，呈現出空前未有的興旺。本地的中醫人才輩出，加上大量內地的專才移港，學術氣氛更顯濃厚，國際交流日趨頻繁。可以肯定的是，這一代中醫人大大地提升了中醫中藥在香港的核心價值和醫療地位，將中醫藥文化推向了另一個高峯。

七十至八十年代香港中醫藥發展相當蓬勃，中醫診所、跌打醫館遍佈各區，中藥店、涼茶店比比皆是。隨着國家改革開放，大量中成藥傳入內地，需求甚殷，中醫藥廣告遍佈街頭及各種交通工具。當時中醫藥之興盛，從以下圖文可見一斑。

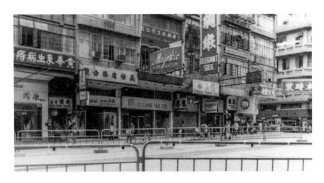

• 1970 年位於彌敦道與德誠街交界處的黃華東醫館

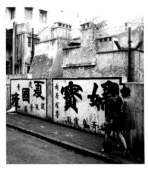

• 1971 年街頭中醫藥廣告

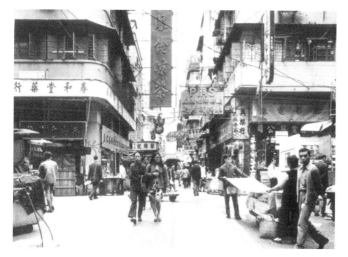

• 1974 年位於廟街的春和堂涼茶

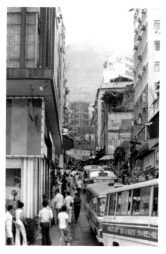

• 1978 年位於中環的回春堂
藥行

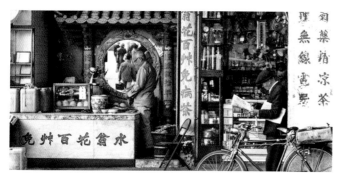

• 1982 年位於上海街的水翁花百草免病涼茶

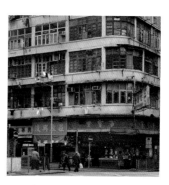

• 一九八〇年代涼茶舖百寶堂

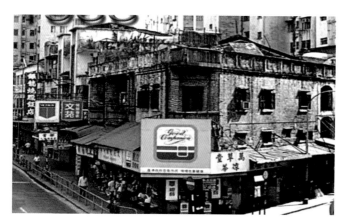

• 1983 年位於大埔墟的萬草堂涼茶

I　中醫針灸熱潮及海內外學術交流

　　七十年代初世界掀起的「針灸熱」，加上傳出針刺戒毒成功的消息，香港中醫針灸界生機勃勃。短期培訓針灸班有如雨後春筍，不少外國人專程來香港取經。1973 年 9 月 27 日至 29 日，「第三屆世界針灸學術大會」在韓國漢城（現名首爾）舉行，香港首次派出由謝永光教授率領的二十多人代表團參加，此後香港的中醫界不斷有代表參加國際性的交流活動。雖然針灸的療效已被世界衛

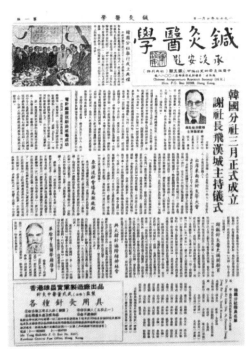

• 1977 年《針灸醫學》有關國際交流的報道

生組織（WHO）承認，針灸已傳播至 130 個國家，但香港的中醫針灸專家還未獲得應有的地位。

1979 年 9 月 2 日，第一屆「亞洲傳統醫學大會」在世界衛生組織的協助下，於澳洲首都堪培拉的國立大學舉行，全球多個國家和地區的代表應邀出席。香港地區的代表包括香港中文大學中醫研究組江潤祥教授等 10 餘人，莊兆祥醫生在大會上發表了論文《涼茶治效的科學觀》，以現代醫學觀點闡釋了廣東涼茶的療效。七十年代末期，內地開始推行開放政策，八十年代初，中國內地與香港中醫界的學術交流開始增多，1984 年 8 月，香港中醫界首次參加了「全國第二屆針灸針麻學術研討會」。1985 年，謝永光應邀參加「中國中醫研究院 30 週年院慶」，同時在學術年會上作專題報告，這是香港中醫首次在北京作學術交流。同年 7 月 16 日至 19 日，世界衛生組織在香港召開「針灸穴名標準化會議」，有 11 個國家和地區的代表出席，中國針灸學會派出龐大的代表團，由魯之俊會長率領來港主持會議。可惜作為東道主的香港，政府推派出席的代表只是西醫，而並非對針灸學獨有專長的中醫。

1986 年 11 月 20 日至 22 日，中國中醫研究院在北京召開「中醫證的研究國際學術研討會」，少數國際學者被邀請參加，香港地區有謝永光、劉祚田兩人被邀請出席。1987 年 12 月，世界針灸學會聯合會在北京召開「第一屆世界針灸學術大會」期間，謝永光應中華醫學會、蘇州醫學院邀請作專題報告。1990 年 11 月，全國第一間針灸陳列館在長沙市湖南中醫學院成立，謝永光被聘為針灸陳列館顧問兼湖南中醫學院客座教授。

1991 年 10 月 18 日，世界衛生組織與中國國家中醫藥管理局在北京聯合舉辦「國際傳統醫藥大會」，邀請了 42 個國家和地區的 30 多位衛生官員及 1000 多名傳統醫藥學專家和學者出席。香港中醫學會由會長梅嶺昌率領，與朱正、徐麥琪、林維銇、黃雅各、王玲芳、蘇晉南等中醫界人士應邀參加了這次大會。

10 月 22 日，大會閉幕時一致通過了具有歷史意義的《北京宣言》，呼籲各國政府和有關國際組織、非政府組織和各界人士，對傳統醫藥的發展給予必要的關心和支持。

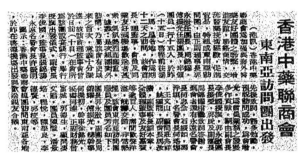

• 中藥聯商商會外訪交流的報章報道

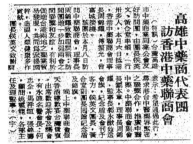

• 台灣高雄中藥商代表訪港之報道

II 中醫藥人才鼎盛

中國內地專才遷港與代表醫家

七、八十年代，中國內地開始對外開放，這時候有大量中國內地的醫務人員以家人團聚為理由來港定居發展。他們當中有中醫、西醫、護士、婦產士、藥劑師、化驗師等，這些醫務人員有部分接受過內地高等醫學教育，醫療技術比較全面，而且很多曾在中國內地醫院或衛生院工作過，有豐富的臨牀經驗。他們運用本身懂中西醫學知識的優勢，利用中西結合的手段，能夠更有效地用中藥治療各種疾病，甚至是一些經西醫久治不癒的慢性頑疾和奇難雜症。如用針灸治療香港最常見的風濕病和痛症，因其療效顯著而贏得眾多病患者的信賴。

趙少萍

趙少萍畢業於廣州中醫藥大學，曾在廣東省韶關地區人民醫院擔任主治醫師和主任醫師，1979 年移居香港。趙少萍以中西醫互補不足的理念，創立了一套較完整的中醫藥治療不孕症方案，大大改善卵子的質量和子宮內膜厚度，提高了 IVF 的成功率，得到西醫同業的認可。2008 年至 2018 年，經趙少萍治療的不孕症，成功懷孕產子的有過千例，被民眾譽為「種子觀音」，其突出的中醫

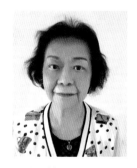

• 趙少萍

療效受到關注，社會認受性也得到提升。趙少萍不但精於醫術，也主動參與促進中醫藥發展的各種活動。1990 年，趙少萍成為香港中醫學會的創辦人之一，

她經常解囊相助，致力推展和支援學會的會務工作。趙少萍積極參與香港的中醫教育工作，曾協助香港大學專業進修學院舉辦中醫課程，先後獲聘擔任香港大學專業進修學院教授、香港浸會大學中醫學院教授、廣州中醫藥學院客座教授。2017 年，77 歲的趙少萍教授接受了中國大型系列紀錄片《千年國醫》的採訪。這部以中醫為主題的紀錄片，由中國中央新影集團周兵為總導演，中國中醫藥管理局和中國戰略與管理研究會為顧問單位，中央新聞紀錄電影製片廠負責拍攝。此紀錄片講述中醫的真實歷史，透過不同的主題和社會公認中醫名家的傳奇故事，展現出數千年的中華文明精髓，以及中醫藥的傳統智慧和傳承精神，具有深遠的教育意義。該片從籌備、開拍到上映都受到廣泛的關注，對宣揚中國傳統醫藥文化產生了積極的作用和重大的影響。趙少萍教授長期關心業界發展，一直熱心扶植後輩，備受同業敬重。

黃雅各

黃雅各畢業於上海中醫學院，以精於針灸及擅長治療腫瘤見稱，他長期努力推動香港中醫藥業發展，是香港中醫界的帶頭人。黃雅各於香港出生，小時候移居上海，直至 1981 年由內地返港行醫，初時在北角執業。1996 年，他參與開辦香港大學專業進修學院的中醫課程，1997 年9 月正式受聘為香港大學副教授。黃雅各在香港致力培養中醫人材，桃李滿門，在 1999 年被衛生署委任為香港中

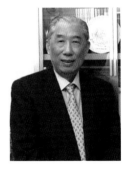

• 黃雅各

醫藥管理委員會註冊事務主席，2005 年出任香港中醫藥管理委員會中醫組主席，主持中醫註冊事務、中醫紀律操守、中醫執業考試、中醫學位課程評審、中醫道德事務等工作。黃雅各為香港的中醫師註冊過渡做了大量的前期工作，是建立和完善香港中醫體系的先行者。他於 2007 年 7 月 1 日獲香港特區政府頒發「榮譽勳章」。2009 年，黃雅各擔任香港健康與醫療發展諮詢委員會委員，

13 名國醫大師和專家教授來香港，在香港理工大學舉辦中醫中藥研習班，而且成功向香港特區政府爭取到 40 多萬贊助資金。

吳鍾能

吳鍾能，香港著名中醫骨傷科教授，1958 年畢業於廣州中醫藥大學 6 年制本科，師承嶺南骨傷名家李廣海，曾就職佛山中醫院骨科主任醫師。八十年代，吳鍾能移居香港，曾先後任職香港浸會大學中醫學院榮譽教授，香港中文大學中醫學院榮譽客座教授，新加坡南洋理工大學生命科技學院高級教學研究員，香港中醫藥管理委員會中醫組考試小組主席、中醫註冊審核總監、中醫執業考試總監。吳鍾能一直專注香港傳統的跌打科，及注重發展香港中醫骨傷科教育。在 2003 年香港「非典」疫症期間，本港 11 個中醫團體獲香港浸會大學中醫學院邀請，一起研討治療方法。其後疫情漸過，為了凝聚及壯大中醫界的組織力量，經 11 個中醫團體代表及吳鍾能等人倡議，同時得到前衛生署署長陳馮富珍的大力支持，香港註冊中醫學會順利成立，吳鍾能擔任首屆會長。

李國光

李國光畢業於廣州中醫藥大學，曾任香港中文大學中醫中藥研究所臨牀研究中心顧問。1974 年，他曾參與由廣州中醫藥大學與中國中醫研究院合辦，建國之後第一部中醫大辭典的編寫工作。1978 年，李國光舉家來香港定居，和妻子林細芝一起在旺角彌敦道開設中醫診所，並積極參與新華中醫中藥促進會的會務發展。1980 年，李國光和黃奮飛、黃國立、盧勝等熱心人士創辦香港中

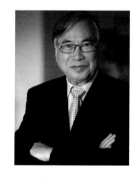

• 李國光

醫藥界醫藥研究會 (簡稱「醫研會」)，李國光擔任會長，聘請莊兆祥、鍾紹南為顧問，嶺南名醫郭梅峯的女兒郭燕文及女婿楊幹潛為名譽會長。學會開辦過

中草藥班及針灸、中醫基礎理論、內科學、婦兒科等課程，及各類型中草藥講座、草藥標本及草藥幻燈圖片展覽等大型活動。而且經常組織中草藥愛好者實地研習中草藥，踏遍大帽山、大東山、釣魚翁山、流水響、荔枝窩、大澳二澳、南丫島等地，並墾闢了 4 個中草藥藥園，種植不同類別的中草藥。李國光還創辦了《當地草藥錄》及《醫研通訊》等刊物，刊登行山研藥活動花絮、介紹醫師臨牀醫療經驗等，加深會員對中草藥的認識及分享學習心得。醫研會在九十年代獲 ATVHK 邀請及採訪，攝製隊跟隨醫研會隊伍上山，實地拍攝錄製研習中草藥實況，在電視「今日睇真 D」嶺南中草藥特輯播放。2000 年，醫研會獲香港電視台邀請，拍攝「嶺南中草藥」特輯，於「山水傳奇」節目播放。李國光致力推廣中草藥，做了不少的義務工作，並曾擔任香港中醫師註冊工作考核試 6 屆的考試導師，他在香港的報刊和雜誌發表過多篇中醫學術文章。

梅嶺昌

梅嶺昌五、六十年代畢業於廣州中醫藥大學 6 年制本科，以優秀成績留校任教，並拜嶺南溫病學家劉赤選為師。1981 年移居香港，梅嶺昌在香港擁有自己的診所，熱心參與中醫藥界活動。1990 年，梅嶺昌聯同黃雅各、趙少萍、陳璧雄等人創立香港中醫學會，並擔任第一屆會長。九十年代開始，梅嶺昌先後任香港浸會大學中醫學院夜校課程講師和香港大學中醫學院兼職中醫教

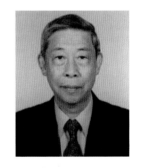

• 梅嶺昌

授，盡心盡力在香港培養中醫人材。他學識豐富，性格隨和，甚受學生愛戴，桃李滿門。梅嶺昌是廣東省第八屆人大代表和國務院港澳辦公室和新華社香港分社的港事顧問，亦是香港中醫藥發展籌備委員會委員和中醫專責小組委員，以及香港特區第一屆政府推選委員會委員、立法會選舉委員會（中醫界別分組）委員，並獲香港醫院管理局聘請為中醫藥顧問。

陳抗生

陳抗生早年於廣西醫學院西醫系畢業，曾從事中醫臨牀教學及擔任國家中醫教科書的編寫工作。他在八十年代移居香港並開設中醫診所，積極參與香港各大中醫社團的活動。陳抗生在九十年代盡力推動台灣地區中醫界和大陸的學術交流，引進了第一批台灣同胞回中國大陸研讀中醫學位課程。在香港推行中醫註冊制度時，他曾為中醫藥管理委員會註冊中醫的病假指引執筆，亦擔任

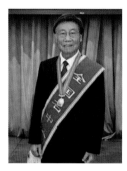

• 陳抗生

香港中醫執業資格試考官。陳抗生是香港註冊中醫學會第二屆會長，也是《香港中醫雜誌》主編和《世界中醫藥》常務編委。2022年，陳抗生獲國家中醫藥局頒發全國名中醫榮銜，為香港首名榮獲「全國名中醫」稱號的中醫，並將展開傳承工作室計劃，以分享其學術經驗及提高中醫藥學術水平。

俞煥彬

俞煥彬又名俞沁，祖籍上海，香港註冊中醫師。1987年起，俞煥彬經常跟隨王雪苔教授夫婦於世界各地宣揚中醫中藥，善用針灸治療各種疾病，1993年獲美國中國醫學科學院頒發美國洛杉磯國際金獎，1995年任職世界中西醫結合會（美國）名譽會長及常務理事，1996年於美國「第4屆世界針灸學術大會」發表演說及獲國際

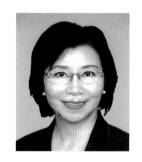

• 俞煥彬

金獎，1997年於美國發表《運用七星針和中藥治癒牛皮癬20病例》一文，1999年入選世界優秀專家人才名典，2000年獲世界華人交流協會頒發國際傑出專家會員證書並擔任常務理事。

俞煥彬於1992年加入香港新華中醫中藥促進會，積極參與會務及推動香港中醫藥的發展。1999年，擔任副理事長及財務主任、會立新華中醫學院院長職

務，2002 年起開始擔任會長一職。2013 年被委任為香港中醫中藥發展委員會成員及中藥業監管小組委員，同年榮獲香港特別行政區政府頒授榮譽勳章（MH）。

俞煥彬任職新華中醫中藥促進會會長期間，致力為同業舉辦不同範疇的中醫藥進修課程，包括不同形式的中醫藥進修班、中醫中藥輔導班、「香港中醫註冊考試」研習班等。2005 年，學會獲香港中醫藥管理委員會批准，成為認可的「行政機構」及「提供進修項目機構」。2007 年，學會響應「中醫中藥中國行香港行活動」，舉辦了「香港中草藥展覽」及「認識香港中草藥太平山頂行」兩項大型活動。2009 年，學會與香港中醫骨傷學會、港九中醫師公會及香港理工大學合辦了首屆「中醫痛症研討會」。2010 年，俞煥彬與學會多位善心人士捐贈款項，成立新華中醫中藥促進會助學基金，並在廣州中醫藥大學設立「新華中醫中藥促進會勵志助學金」，以鼓勵及扶持家境貧困的中醫藥學生，助其完成學業。2013 年，香港中醫藥發展委員會成立，俞煥彬獲邀加中醫業小組委員會，商討中醫業界發展事宜。同年，新華中醫中藥促進會被邀參加「世界中醫中藥學會聯會第 10 屆國際會議」，向世界各地人士介紹香港的中醫藥發展歷史和現況。2017 年，俞煥彬被委任為香港中醫藥發展委員會非官方委員，進一步推進香港的中醫藥發展。

俞煥彬一直致力提高本港中醫藥專業水準，同時十分重視年青中醫師的培訓及發展機會，緊密聯繫老、中、青中醫師，對中醫藥的承傳工作不遺餘力，是廣為香港中醫藥界認識的代表人物。

吳俊來

吳俊來畢業於廣州中醫藥大學，1988 年來香港定居。1990 年，香港東華三院公開招聘中醫師，吳俊來前往香港上環普仁街 12 號應試，在 160 名應考醫師中，他以第一名的優異成績被錄取，正式成為香港東華三院的中醫師。吳俊來是東華三院自 1938 年港英政府由西醫組

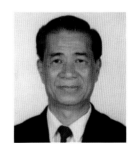

• 吳俊來

成的醫務委員會禁止聘請中醫師以來，再重新開始聘請的第一個內地高等學歷
的中醫師，當時的入職薪酬只有9000多元港幣，他每天診病人數最多時有120
多人，其後擔任中醫主任。吳俊來後期於上環開設中醫診所，深受病人歡迎。

關之義

　　關之義（1947-），廣東省南海縣人，父親是廣州醫學
院教授、著名老中醫關天相。關之義幼承庭訓，克紹家
學，深受父親影響，深究溫病學，對濕溫病學尤有心得。
他七十年代來港，深感必須接受全面和系統的醫學理論
教育，才可提高臨牀實效，故在港懸壺之餘，入讀香港中
國國醫學院，亦熱心參與中醫界事務，歷任香港中醫師公
會會長、香港中醫師公會會立香港中醫藥研究院院長，

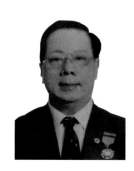

● 關之義

被港英政府以致香港特別行政區政府委任為香港中醫藥發展籌備委員會委員。
來港之初，關之義於中藥材店掛牌行醫多年，後自設診所，主診婦兒內科各
種病症，曾於香港第一屆國際中醫藥學術研討會發表《婦科治療之我見》學術
論文，並於澳門國際中醫藥學術研討會上發表中醫內科論文《胃病不能見痛止
痛》，亦曾在香港無線電視台介紹中醫藥知識。1998年11月，關之義被內地
福建中醫學院聘為客座教授，同年復被美國綜合醫學會和美國健康協會主辦的
《美國綜合醫學雜誌》聘為編輯委員。

楊卓明

　　楊卓明，出生於中國廣東省中山市，自幼深受父兄薰
陶，對中醫岐黃文化深感興趣，1967年中學畢業後，報
讀佛山衛生學校學習3年，1972跟隨骨傷科整脊名家張
羽教授學習骨傷整脊4年多，同時跟隨名老中醫劉靄初

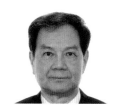

● 楊卓明

教授學習「經方」診治醫學，1978 年來香港後，在香港銅鑼灣怡和街 56 號 3 樓開設中醫整脊跌打診所，1983 年購入對面香港大廈四樓 E 室，遷址繼續開診。1992 年，楊卓明到中國內地拜訪並跟隨魏徵、龍層花老師學習「脊椎病因治療」治脊手法，1994 年開始在廣州暨南大學攻讀骨傷科大專，直至 2003 年中醫系本科畢業。2009 年購入香港軒尼詩道 458-468 號金聯商業中心 1703 室和 604 室現址作為新診所。

　　2011 年，楊卓明醫師被推選為香港中醫骨傷學會理事長，多次轉屆連任至今。上世紀九十年代初開始，楊卓明在香港工會聯合會業餘進修中心教授骨傷專科課程，歷任香港中醫骨傷學會學術研究專刊《香港骨傷》主編及中醫骨傷學院教授，香港中醫骨傷學會會長等職，多年來從事教學和學術研究。他曾於 2010 年在香港中醫骨傷學會年會發表了《小兒腦癱及自閉症病例治療探討》一具代表性的學術研究報告，並在專刊發表了《胸骶椎病變引發心跳過速和早搏的治療》，2012 年在國際痛症研討會上發表《已達 III、IV 期股骨頭壞死的中醫治療探討》、《膝關節痛與腰盆關係探討》，近期對於青少年脊柱側彎症的治療取得明顯而良好的效果。2013 年，楊卓明獲聘為廣西中醫藥大學客座教授，2014 年獲聘為世界手法醫學會與傳統療法常務副主席，世中聯骨與關節專業委員會副會長，世中聯中醫病案專業委員會常務理事，中國全國骨傷專業人才委員會理事。「首屆評選世界手法醫學會與傳統療法」優秀單位、大師、名醫與名師國際評審委員會執行主席。2017 年，楊卓明教授得到香港食物衞生局陳肇始局長委任為香港中醫藥管理委員會中醫組委員，香港中醫藥管理委員會道德事務小組主席。香港中醫專科發展委員會工作組委員，香港中醫專科發展委員會骨傷小組召集人，2019 年獲聘為廣州中醫藥大學客座教授，香港中文大學中醫學院顧問，香港大學專業進修課程導師。

　　楊卓明教授多屆被選任為「香港特別行政區選舉委員會」委員，「香港區全國人大代表選舉委員會」委員，廣西壯族自治區海外聯誼會常務理事。

仁愛、仁濟、九龍婦女聯會、和很多中學的家長教師會、很多社區的街坊會等，李灼珊醫師會贊助和贈送自己品牌的中藥洗髮水和沐浴露，非常受歡迎。

對中醫中藥的研究和掌握令李灼珊覺得中藥很神奇，深深地知道如果懂得善用，中藥可以帶來意想不到的療效。李灼珊在香港很多報章和週刊長期寫一些關於中醫藥常識的專欄文章。她開始在《3 週刊》每週寫專欄，文章簡潔清晰，而且多是她的臨牀經驗和用藥心得，既真實又有說服力，後來《香港都市日報》、《新報》、《經濟日報》、《香港仔報》、《澳門力報》、《大報》、《資本一週》都找她寫專欄。雖然診所工作繁忙，她仍堅持不停地寫了十多年，最近還在綱報《思考香港》上寫專欄。李灼珊現擔任中醫學術促進會會長，國際中醫暨綜合自然療法學會會長，九龍婦女聯會名譽顧問。

除此之外還有不少其他由內地來港的中醫專才，如曾受聘於香港浸會大學中醫學院、於廣州中醫藥大學畢業的胡卡中醫師，曾受聘於香港大學專業進修學院、於廣州中醫藥大學畢業的吳德倫中醫師，畢業於廣州暨南大學中醫骨傷科，2000 年在新界大埔省躬草堂醫療中心任主診醫師的李少碧。他們活躍於中醫藥界，以專業知識和對中醫藥的熱誠，為推動香港的中醫藥事業發展而不斷努力。

中醫藥世家傳承代表

香港早期中醫的傳承是以傳統的祖傳和師承方式為主，能將獨特的治療方法和秘驗方傳承下來，這些祖先遺留的具歷史價值的中醫藥財富，以父子、師徒相傳的方式得以世代延續。在七、八十年代，以世家傳承方式的中醫內科、跌打等中醫館興起，對香港社會的醫療服務有着重大的貢獻。故此，香港中醫出現不少二代、三代，甚至四代、五代傳承等歷史佳話。

黃天賜

黃天賜，香港註冊中醫師，任香港中醫骨傷學會永遠
榮譽會長、香港楊氏太極拳總會榮譽會長、黃道益活絡
油有限公司和健絡通藥業有限公司董事長。黃天賜年幼
時體弱多病，自幼跟隨父親黃道益和母親羅金梅女士習
醫，因而體會到中藥的優勢。他以「治大病由小病治」的
理念，凝聚一羣對人類健康有理想，負責任的團隊，將數
十年來所累積的臨牀經驗，向世界一羣長期受「都市病」

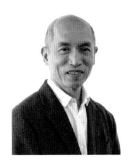

● 黃天賜

困擾的患者，提供一個「更主動、更專業、更簡易」的綠色醫療平台，實踐「無
痛生活」、「Live no pain」的理想人生。

黃天賜家族大力發展「黃道益」品牌過程，始於九十年代末。他們的產品
像香港其他傳統藥油一樣，生產流程堅守自家的傳統秘方，以產銷合一，現金
交收等傳統運作模式。但隨着本港大力發展自由行計劃，各地遊客紛至，市場
零售十分火熱。那時候的產品，都是以老品牌為信譽保證，一般不用做甚麼防
偽或特別的產品包裝設計宣傳等。但是，其時的市場已漸漸起了變化。「黃道
益」的產品銷售大本營在深水埗，由於自由行旅客大量湧入，銷量十分可觀，
於是其他藥店開始售賣很多名稱和包裝近似的影射產品，其實並不是正貨。當
年政府相關的產品條例未有全面監管，出現這些情況，正貨的生產商只能默默
地接受，也無可奈何。為了保障「黃道益」品牌的權益，黃天賜開始整頓產品
的形象，除了注重品質控制、生產管理和科研投入，更斥資聘請著名攝影師水
禾田為產品拍廣告。經過雙管齊下，加上黃道益產品的療效信譽，很快在市場
突圍，銷量節節上升。而且自由行的刺激下，產品在中國內地市場漸受歡迎，
成為本港最受歡迎藥油產品之一。

為了迎合市場和中醫藥註冊條例實施，黃道益近年已全面改革，包括成立

科研中心，進行產品提升和研究。務求將產品做到精益求精。同時研發其他新的產品，例如健絡通。其次，在市場策劃和專利註冊上，也系統地進行革新。目前對內地市場的專注和投入最大，加上近十年來產品在中國內地市場的銷售，黃道益已成為了一個知名的香港品牌。

2016 年 8 月 24 日，香港城市大學將康樂樓 401 號演講廳冠名為「健絡通演講廳」，另將學術樓 17 號演講廳冠名為「黃道益堂演講廳」，以答謝黃天賜及其家族對城大的支持及熱心捐贈。命名典禮於 8 月 22 日舉行，由黃天賜、城大副校長郭位教授、李國安教授主禮。黃天賜在典禮上致辭，表示能夠幫助學生實現夢想，感覺美妙，並希望能夠鼓勵學生多關懷身邊的人，主動為有需要的人提供幫助。黃天賜表示與城大保持長期的友好關係，對城大師生的素質印象深刻。黃天賜強調：「君子之爭射有禮，少年立志學為先。」黃天賜在專心打理藥廠外，亦承傳了父親的理念，同時創立了健絡通藥業有限公司，新產品有「壹點寧 ® 清涼」和「藏紅寧外用鎮痛劑」，黃天賜經常為殘疾兒童提供義診服務，將新產品贈送給家長，讓他們可以自助護理殘疾兒童，希望通過長期輔助治療，達到改善殘疾兒童的肢體功能和改善他們生活素質。2019 年，黃天賜延續父親當年在深水埗以醫行道的精神，在深水埗元州街 75 號開辦醫道惠民醫館，並與香港中文大學中醫學院及香港中醫骨傷學會合作成立中醫臨牀培訓基地，並創立「天使行動」義診服務，為 25 歲以下患有腦病的肢體弱能患者提供免費中醫義診服務，發揚中醫康復治療的優勢。黃天賜的兒子們為繼承祖業，現也齊心幫父親打理藥廠，家族三代的傳承是香港中醫藥品牌延續的一個典型縮影。

黃傑

黃傑 MH（1956-），廣東三水人，三代祖傳中醫，是
具嶺南派特色的中醫骨傷專科醫師，師承黎秉衡、潘之
清、魏徵和龍層花、韋貴康和陳忠和教授，於廣西中醫
學院取得醫學碩士學位，任第十二屆安徽省政協委員，
獲聘為廣西中醫學院骨傷科教授，廣州中醫藥大學客座
教授。曾任香港中醫藥管理委員會中醫組主席及註冊事
務小組主席、香港中醫藥發展委員會委員。歷任山東省

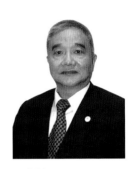

• 黃傑

威海市頸椎病研究所研究員、全國頸椎疾病學會委員、顧問，全國軟組織疼痛
學會副會長，香港中醫骨傷學會理事長，香港註冊中醫學會創會委員及常務委
員，香港註冊中醫學會副會長，新華中醫中藥促進會理事長、永遠名譽會長，
香港本草醫藥學會會長，九龍中醫師公會執行會長，九龍總商會會務顧問，國
家中醫藥管理局對台港澳中醫藥交流合作中心台港澳中醫藥創作發展專家委員
會委員，2017 年獲中華人民共和國香港特別行政區頒授榮譽勳章。撰寫《實
用脊柱病學》，任《實用脊柱神經病學》編委及《本草圖說》主編。

黃傑的祖父黃允見是清末佛山紅船小武「大牛炳」，師承紅船永春拳和跌打
醫術。祖父輩精於治療骨傷痛症，而且在治療頸背腰扭傷中發現很多痛症都是
與人體骨盆錯位有關。故此，祖父輩在承傳中自創了一套整復骶骨手法，即是
用少林理筋手法旋移骨盆治療脊椎病。

黃傑的祖父和父親黃健培於 1920 年來港，在上海街開設醫館。一直用少
林理筋旋移骨盆手法，幫助了很多頸痛、背痛、腰痛的病患者。其治療的理論
是：骨盆是連結軀體和下肢的生理運動座基，而骶髂之間負載着人的身體全
部，故骶髂間錯位失穩就會影響身體的多種功能性疾病。此理念在當年的骨傷
科已經是一個很了不起的貢獻，當今中醫骨科著名教授尚天裕教授對少林理筋
旋移骨盆手法治療很認同，並親自訪港與其家父合照留念。此自創手法一直都

是以家族承傳方式保留，再由黃傑醫師將此醫術傳授給他的兒子黃啟泰及其在南京中醫藥大學畢業的同學，現更致力發展和培育第五代傳人。

黃傑精於醫務並熱心公益，為香港中醫藥順利發展貢獻良多。香港時有中醫師在行醫期間牽涉法律問題，黃傑醫師經常不厭其煩，用自己私人時間，義務協助業界的中醫師解決出現的法律糾紛問題，深得大家尊敬，是中醫界的一個典範人物。

夏國璋

夏國璋 (1928-2004)，1928 年出生，四歲隨父親夏漢雄習柔功門武術及跌打傷科，學藝十六載，盡得真傳。夏國璋畢業於廣州知用中學和醫師研究院，1960 年考獲中國骨科中醫師資格。1962 年，夏漢雄仙逝，夏國璋繼承遺志，懸壺濟世，主理跌打科，以及設館授徒。夏國璋武術超羣，骨科醫術尤其精湛，不論達官貴人，或是平民百姓，均以「痌瘝在抱」之心精心醫治。曾有患「玻

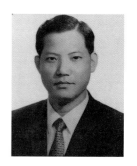

● 夏國璋

璃骨」小孩，家人為其四處求醫未癒，直至遇到夏國璋方手到病除。夏國璋熱心社會公益事業，港九各地社團、機構遇有慈善籌款或慶典之舉，必親自參加，出錢出力，每逢夏季通善壇贈藥施醫，皆同夫人子女全家上陣，義務為街坊醫病。夏國璋長期推廣康體娛樂活動，熱心服務社羣，並通過武術及舞獅訓練，啟發青少年的心智發展及建立健康的生活方式，貢獻良多，1978 年獲授英女皇榮譽獎章，2002 年再獲香港特區政府頒授榮譽勳章。

於港英時代開始，夏漢雄已找中醫名家在通善壇進行贈醫施藥。夏國璋繼任理事長多年，延續夏季贈醫贈藥，派禮物利是予長者。六十年代，夏漢雄夫人劉秀東亦曾於中區街坊會醫治跌打多年。1975 年，由夏德建接手，進行每年一個月的夏季贈醫贈藥，每次一兩百長者排隊，每人可獲價值二、三十元一

個的禮物包，另加三十元現金利是。七十年代，原夏漢雄健身院註冊為夏漢雄
體育會，所有練武兵器要申請槍械牌，全部拍照予警署存檔，三節棍、九節棍、
十一節鞭等不能隨身攜帶。因武館地方有限，多於天台教功夫，因為在天台地
方大，舞刀弄劍也不怕毀壞東西，或去街坊福會、同鄉會借地方。練功夫之人
對打、試功夫、練沙包易有瘀傷，或遇到有人來踢館，打贏了也會給予對方兩
顆跌打丸，所以武館會自製跌打丸，例如田七散、七氣散等。功夫不輕易外傳，
早年夏漢雄於早上三點漆黑中在兵頭花園練功夫，外人看不見招式。夏國璋兒
子夏德建從小由祖父輩傳授功夫，亦於中國國醫學院進修中醫理論，臨牀練習
相結合。

　　當時跌傷的人一般不去醫院，而是到跌打醫館醫治。病人來醫館，看行動
已知傷哪裏，問如何弄傷，先摸骨檢查，一摸非直線，如有凹陷，即知為斷骨，
骨裂反而未必摸到，要照 X 光檢查。六十年代，夏德建四、五歲時，醫館已有
X 光機，五元[3] 照一張，即時沖片，馬上可知道結果。若是斷骨、扭傷，中醫用
夾板固定，不打石膏，三人幫手先拉正骨，用夾板夾着，再照第二張 X 光以確
定是否已扶正。如斷一條骨，敷藥後，用上下夾板，再用稍細板左、右夾住。
病者頭兩星期要小心不能讓傷骨移位，待骨膠完成接合，之後再照 X 光檢查
一次。醫館用的跌打酒為祖傳，師傅親自動手做，先點中藥數量，師兄則幫手
拆開用白紙包及鹹水草綁着的藥包，幾十種藥材塞滿瓦埕（酒埕），再倒入經
蒸製的雙蒸米酒。醫館自製共七個品種的膏丹丸散，除了跌打酒外，還有跌打
丸、止血散、藥油、膏藥等。膏藥名叫「虎骨追風膏」，最初在市區大廈天台
熬製，天台熬製膏藥用兩個風爐，燒柴炭，先煲白礦油，煮一天，成液體狀，
油滾後加入紅丹，這是最危險的步驟，要有七、八名徒弟在場。因下紅丹時大
鍋會滾起大量泡，一桶即變三、四桶。大鍋一滾起泡，徒弟即用帶有兩個勾的

3　當年醫館夥記人工是每月三、四十元，警員約一百元。

診醫師，並於 1979 年 8 月至 1990 年 5 月與朱南蓀醫師在北角新都城百貨公司屬下中醫部駐診，及後以「中醫黃省三授男黃卓雄」名號於中環開設診所至今，現受聘為香港中醫藥膳專業學會名譽會長。

黃卓雄在臨牀治病之餘，利用大量時間刻苦鑽研醫術，在治療腎病等內科雜病有更進一步的發揮，曾治癒了不少西醫難以診治的嚴重病症。黃省三醫師父子兩代從事腎炎治療工作近 80 載，近 20 年來，黃卓雄在香港採用長期大劑量活血化瘀及補氣益血中藥為主，並自創「腎炎方」治療慢性腎炎，常收到良佳療效，特別是激素依賴或易復發難治性病症，患者多能停用西藥後而達到治癒目的。

黃卓雄認為，根據現代醫學研究腎炎均有不同程度的高血凝狀態，特別是出現大量蛋白尿及水腫的腎病綜合症，患者血內的膽固醇升高，更容易導致腎小球毛細血管栓塞形成，進而使病情加重。情況符合中醫血瘀理論，採用活血化瘀中藥治療慢性腎炎，是基於中西醫結合的理論。選用活血清熱解毒中藥，能減輕變態反應性炎症的強度，對腎小球內的原發性損害可起到重要的影響，至於長期大劑量服用活血化瘀中藥對身體的影響，經 10 多年的臨牀觀察，接受治療之患者肝、腎及血常規檢查皆正常，且同一患者多次檢查凝血時間、部分凝血素時間及血小板等均未見異常，至於智力及身體發育，全部兒童均正常，所有接受治療患者並未有出現皮下出血或月經過多之情況。黃卓雄認為，只要使用得當，長期大劑量活血化瘀中藥治療慢性腎炎是一種安全且有效之療法。相關病案曾在 2004 年 9 月中華中醫藥學會、中國中醫研究院主辦的《中醫雜誌》增刊內發表。

黃卓雄的著作有《黃省三方驗心得》、《高血壓中醫療法》、《清潤湯水》、《自助食療》、《補益佳品》、《鼻喉肺保健食療》、《參藥用與食療》、《人參養生大全》等。黃卓雄在推廣中醫藥方面不遺餘力，他先後在加拿大溫哥華《松鶴天地》、香港《晶報》、《華僑日報》及《信報》等報章，《飲食天地》及《生活與健康》雜

誌等中醫藥專欄撰寫文章多年，文筆通俗易懂，深入淺出，中醫藥知識內容豐
富，甚受讀者歡迎。這位為人低調的謙謙君子，正如其父一樣，是一位不可多
得的當代儒醫。黃卓雄醫師唯一的嫡傳弟子彭志標，亦緊跟恩師的步伐，致力
發揚師門醫術，著書講學，在為中醫藥的發展而努力。

胡永祥

胡永祥籍貫廣東揭陽惠來縣，醫學博士，註冊中醫
師。南方醫科大學客座教授，南方醫科大學香港校友會
會長。胡永祥自小與中醫甚有淵源，祖母為民間中醫，
善用草藥治療眼疾。六十年代，12 歲的胡永祥開始跟從
舅公的徒弟羅炳奎醫師學習跌打醫術。20 多歲時，胡永
祥已開始替人醫治跌打，他對中醫興趣濃烈，報讀港九
中醫師公會會立港九中醫研究院學士班，跟從張天驥、
余匯等老師學習。九十年代初，胡永祥於高陞街正和隆、
恆源燕窩參茸藥行等中藥店駐診行醫。

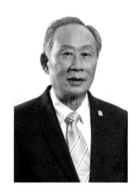

• 胡永祥教授 MH

好學的胡永祥，其後申請前往廣州陸軍總醫院學習整脊，跟隨龍層花教
授、王正和教授等學習治療手法，隨後再轉往航空醫院跟從龍鷹教授學習。胡
永祥學習的腳步一直沒有停止，他繼而前往廣東省中醫院追隨劉炳權教授學習
針灸，及在正骨醫院得到林德華教授、喻永生教授的悉心指導，學習到不少寶
貴的臨牀經驗。胡永祥 2006 年前往南方醫科大學攻讀碩士課程，2008 年獲碩
士學位，獲 2009 年至 2010 年優秀研究生榮譽稱號，2011 年獲得博士學位，
並獲 2011 年南方醫科大學「優秀畢業研究生」稱號。2019 年，胡永祥獲聘為
南方醫科大學客座教授。

胡永祥與一班志同道合的校友，如亦師亦友的馮郁君中醫師等人，多年來
持續參與各種社會服務，包括贈醫施藥，為警察作義診活動，並多次獲香港警

務處致送感謝狀。2021 年，胡永祥獲香港特區政府頒授譽勳章，同時獲得民政事務局頒發嘉許狀，以表揚其推廣中醫藥、服務社區。

胡永祥曾先後擔任中國人民政治協商會議廣東省惠來縣委員會政協顧問，耆樂警訊中央諮詢委員會委員，中西區撲滅罪行委員會委員，西區耆樂警訊名譽會長會副主席，元朗耆樂警訊名譽會長會副主席，香港潮州商會會董，香港廣州社團總會副會長、常務會董，榮華慈善基金顧問，港九中醫師公會會長，香港中成藥製造商聯合協會名譽會長，國際中醫中藥總會名譽會長，西環街坊福利會名譽會長等社會公職，大灣區專業人員協會顧問。

羅清源

羅清源祖籍福建南安詩山，四代世醫，醫學博士，註冊中醫師。太祖父羅位國、祖父羅育羽、父親羅玉竹皆從事中醫中藥行業。羅清源 16 歲時已經在父親開設的恆源燕窩參茸藥行學師，開始接觸中醫藥并跟從駐診中醫父親習醫，不斷學習實踐應用，亦得到九龍中醫師公會鄭真醫師的指導，之後更進一步報讀中醫課程，張天驥

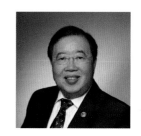

• 羅清源

是他的啟蒙老師之一。2003 年，他於港九中醫識公會會立港九中醫研究院學士班畢業。

勤奮好學的羅清源未停下學習的腳步，2005 年獲得南方醫科大學高級針灸文憑，於 2008 年在南方醫科大學碩士研究生畢業，獲 2009 年至 2010 年優秀研究生及優秀研究生骨幹榮譽稱號，2011 年在南方醫科大學博士生畢業並獲得博士研究生學位，同時獲 2011 年南方醫科大學優秀畢業生研究生稱號。

羅清源對腫瘤、皮膚病、中風及腎病等有豐富的治療經驗，有不少鼻咽癌、肺癌、牛皮癬、中風後遺症、腎病的病人慕名而來求診，經羅清源針藥並用，往往取得良效。南方醫科大學的陳寶田教授、羅仁教授、原林教授都是羅清源

的恩師，羅清源在他們身上學到了不少臨牀治療經驗。看見中風病人從不能站立，經 2 至 3 個月治療後能由診所行出，晚期腫瘤病人的生命得到延長，生活質素得到明顯提升，羅清源為此而倍感自豪。

2007 年，羅清源獲聘廣東省中西醫結合學會綜合醫院中醫專業委員會榮譽委員，亦獲世界傑出華人獎評選委員會頒發「世界傑出華人獎」。羅清源於 2012 年獲香港政府頒授榮譽勳章，並在 2022 年當選為香港政府選舉委員會宗教界選委。

羅清源擁有豐富的醫學智識及經驗，他不單服務病人，還抽空服務社區，為地區的老人院作義診及贈醫送藥。同時還積極參加業界的事務，出謀獻策，為推動中醫藥走向國際化而努力。

羅清源現任恆源燕窩參茸藥行董事長、南方醫科大學香港校友會創會會長、香港南方中西醫結合學會理事長、港九中醫師公會永遠名譽會長、九龍中醫師公會永遠名譽會長、香港道教聯合會副主席、香港福建社團聯合榮譽會董、香港福建商會常務會董、香港南安詩山同鄉會創會會長、廣澤尊王慈善基金會創會主席等公職。

林國強

林國強，香港中醫師公會監事長，祖父林緒敬醫師早年在東莞跟洪法師學習跌打外敷、續筋駁骨之術，學成後在元朗開設林緒敬跌打醫館。根據林國強的憶述，祖父林緒敬在醫館為病人看病，常按患者的病況上山採摘合適的草藥對症治療。當年香港新界中草藥茂盛，林國強自小就隨着祖父身邊，幫手將採來的生草藥放入藥

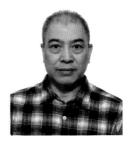

• 林國強

盅打碎，用竹葉等材料給病人包紮外敷。如果是骨折，就先用杉木皮作夾板，取其疏氣不太熱又夠韌力，然後再外敷中草藥。林緒敬跌打醫館在元朗很有名

氣，由爺爺帶着兒子和孫子一家人齊心合力經營，盡顯了香港跌打醫館三代承傳的經典模式。林國強醫館內仍保存着一百多年前他祖父林緒敬專用的藥盅，可見後一代對祖輩醫術傳承的那份執着。

郭如標

郭如標，郭家第一代中醫郭春生之子，郭春生清末民初在廣州行醫，1930年來香港開設「杏林醫局」，至第二代郭如標繼承了父親的醫術，在九龍油麻地新填地街另開醫局，命名為「新杏林醫局」，並且經歷過日本侵華的艱難歲月，在日戰時期，郭如標曾以「一包米」作為診金，替受傷的士兵治療。新杏林醫局的後面就是避風塘，病人以漁民為主。在香港淪陷的日子，漁民生活非常困苦，郭如標經常免費為他們治病。漁民們深深感恩郭如標的行善濟世，為表示謝意，不少人將自己的兒女過繼給他。於是，郭如標的「契仔」、「契女」遍佈油麻地，成為一時佳話。新杏林藥局數十年來，見證着香港中醫藥業的崎嶇發展和經歷了不少社會的風風雨雨。醫館第三代為郭志強，第四代是郭子明，郭氏醫術四代相傳，是香港典型傳承祖業行醫的另一代表。

陳鎮英

陳鎮英祖藉廣東東莞市望牛墩鎮，為陳氏醫家第五代傳人。第一代陳理盛開設醫館「理盛中藥店」，主理中醫內科及跌打骨傷科，第二代陳錫汝、第三代陳慶華都在藥店行醫。1946年，陳慶華移居香港，初時在大埔墟富善街平安堂掛單任中醫師，其後於1962年在大埔廣福道125號地下自行開設陳慶華跌打醫館，提供中醫內科及跌打骨傷科治療，1972年遷入大埔墟廣福道134號地下執業至1980年退休。第四代陳導癒承傳父親醫術，同時跟隨父親一起行醫至今，服務當地居民超過半個世紀。第五代陳鎮英自幼已跟隨祖父陳慶華習醫，得祖父將祖傳治療骨傷秘方及豐富臨牀經驗傾囊相授。1980年，醫館交

由陳導癒和陳鎮英主理，陳鎮英好學不倦，前往廣東省中醫院進修骨傷科，其後更取得暨南大學中醫全科醫學士、香港浸會大學中醫學碩士及南京中醫藥大學醫學博士學位，成為中醫五代傳承的典範。

許寒梅

許寒梅出生於清朝海陸豐甲場知事官宦人家，曾就讀上海中醫學校，即現今的上海中醫藥大學。五十年代，許寒梅留下妻兒在中國內地，獨自一人來香港打理家族生意，在紅磡開設參茸藥店和中醫診所。許寒梅擅長中醫內科和婦兒科，對治療腎病和膽石、膽囊炎等有獨到的經驗，是當年一個比較有名氣的中醫師。八十年代內地向外開放，畢業於汕頭醫專大學的兒子許夢駿來港，

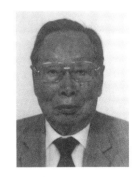

• 許寒梅

幫助父親打理參茸藥店及坐診行醫，許夢駿為了傳承醫術，鼓勵兒子許祥發習醫。2004 年，許祥發前往廣州中醫藥大學攻讀中醫，2009 年本科畢業後回香港成功考取香港註冊中醫師資格，並在父親的幫助下在九龍紅磡自開診所，這是香港中醫世代傳承的又一個見證。

林家榮

林家榮，原香港中醫藥管理委員會中醫紀律小組主席，於 1949 年在香港出生，祖父早年在廣州行醫。林家榮父親相當重視醫藥書籍，故在戰時避難都帶着醫書在身邊，從不離手。1947 年，父親來港定居並開設中醫館，十幾歲的林家榮在醫館幫手並跟父親學醫。1971 年，林家榮已可獨當一面坐診行醫，便應徵工聯會任職中醫師。林家榮父親擅長溫病、傷寒、霍亂和腸胃科，林家榮則

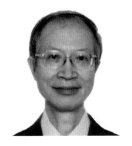

• 林家榮

專攻中風、痛症、骨傷等。在七十年代，香港發生了「威靈仙事件」，有市民前往中藥店購買威靈仙，因混雜了有毒的鬼臼，服食後中毒，事件令政府介入規管中醫。林家榮當年是工聯會中醫師，跟隨譚寶鈞等人代表業界與政府對話，認為此為個別事件，無需因此而影響中醫藥的應用。林家榮熱心公益，積極參與中醫業界的團體活動，曾多次連同業界向政府提議要求立法局增設中醫界議席。

彭志標

彭志標，祖籍廣東汕尾市陸河縣，三代世醫，省港澳名醫黃省三第三代傳人，香港大學中醫校友會理事長，廣州中醫藥大學博士研究生。彭志標祖父彭若望擅長草藥治病，父親彭建新早年來港，1976 年開設四海藥業公司，經營中西成藥，懸壺濟世。彭志標幼承庭訓，耳濡目染，對中醫藥產生濃厚興趣，立志以家傳醫術行醫濟

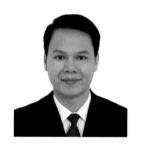

● 彭志標

世、治病救人。1990 年，彭志標進駐中環分店，為當區居民服務。為提升醫術水平，彭志標不斷進修中醫課程，先後取得香港大學專業進修學院中醫進修證書、針灸學進修文憑、中醫全科文憑，並入讀香港大學，考獲首屆香港大學中醫學院中醫學士學位，及後在廣州中醫藥大學攻讀博士研究生學位。彭志標獲黃省三兒子黃卓雄收為入室弟子，傳授家傳獨特的治病和用藥方法。黃卓雄溫文爾雅，德術兼備，讓彭志標感悟到要學習的不止是精深的醫術，還有更加珍貴的以誠待人和以德服人的儒家風範。

彭志標擅長針灸及運用嶺南中草藥，頗具嶺南中醫治療特色，於內科雜病、婦兒、腫瘤、皮膚科等臨牀經驗豐富。彭志標於醫務之餘，積極參與業界活動和中醫藥推廣工作，經常獲邀在大學院校、中小學校及社會機構進行中醫講學。1998 年，彭志標加入香港大學中醫校友會（原香港大學專業進修學院中

醫同學會），從 2004 年至今連續 10 多年分別擔任會長、理事長職位，並經常
就中醫藥政策及香港首間中醫院籌建發表意見和提出建議，希望香港政府從善
如流，制定完善的中醫藥政策，將中醫正式納入香港醫療衞生架構。彭志標致
力於舉辦不同的專題講座，幫助年輕中醫畢業生應對各種困難，並通過義診等
方式，向市民推廣中醫藥文化，同時組織業界代表前往內地中醫學院及中醫藥
大學進行學術交流。2007 年起，彭志標獲聘任為香港佛教華夏中醫學院教授，
這間具 40 年歷史的中醫學院，一直為香港培育出不少中醫人才。彭志標同時
也獲聘香港大學專業進修學院講師、香港僱員再培訓局、華夏國際中醫學會課
程導師，教學的科目先後包括中藥學、方劑學、中醫基礎理論、中醫診斷學、
針灸學、內經、傷寒論、金匱要略、溫病學、醫古文、中醫兒科學、中醫養生
學等內容。彭志標着重學生品德的培養，他經常引用孫思邈的經典名句「凡大
醫治病，必當安神定志，無欲無求，先發大慈惻隱之心，誓願普救含靈之苦。」
勉勵學生，認為這是醫者必須秉承和堅守的信念。彭志標從事教學工作十餘
載，雨潤桃李，傾力將中醫藥文化薪火相傳。彭志標亦擔任多本中醫刊物之主
編、副主編和編輯，是本書執行主編，並擔任香港新華中醫中藥促進會名譽會
長、學術顧問，國際中醫中藥總會、中醫學術促進會、方圓太極內家拳學會名
譽顧問，香港華夏醫藥學會名譽會長，香港汕尾中醫協會副理事長，國際中醫
針灸解剖學會學術顧問，養生健康中華促進會中醫顧問，香港中西區中醫健康
顧問團顧問等公職。

II 中醫團體學術活動及國際交流

　　七、八十年代是香港中醫團體的最活躍時期，據不完全統計，全港共有 52 個以上大小不等的中醫藥團體，香港很多中醫師都會同時加入多個中醫團體。

　　八十年代初，國家逐漸開放，隨着大批中國內地中醫藥院校畢業的中醫師來港定居，本港早期成立的中國醫藥學會得到了人材的充實，一些中國內地中醫學院的資深教師、中醫研究所的研究員等加入學會，他們虛心與本港中醫同業先進學習，交流學術，共同探研業務，組織學術研討會，深受海內外中醫學者的肯定。旅港高等學校聯合會的廣州中醫學院、上海中醫學院、福建中醫學院三個中醫院校同學會，在香港新華社的支持下，於 1990 年 12 月 16 日組成了香港中醫學會，學會旗幟鮮明，努力組織一切有利於中醫的愛國愛港行動，致力帶領與推動本港中醫走向專業化。由於香港工會聯合會屬下的一批中醫聯合診所有許多祖傳、師傳的中醫精英，部分旅港高校聯合會的中醫同學會成員在吳鍾能帶領下，聯同北京中醫學院畢業的陳維華等一批在工聯會診所的本科畢業生，與林家榮等，在香港工會聯合會的支持下，成立了香港中華中醫學會。三個中醫學會作為中醫藥學術平台，與其他中醫藥團體一起，共同推動香港中醫藥的學術發展。

　　由於中國內地早年尚未開放，港九中醫師公會、香港中醫師公會、九龍中醫師公會、香港中華中醫師公會、僑港中醫師公會、僑港國醫聯合會、中國醫藥學會七個中醫社團，全部是在台灣地區註冊。為了加強中醫藥界的愛國聯誼，在南北行以義堂藥材商會、霍英東先生等的支持與贊助下，以陳志英、梁

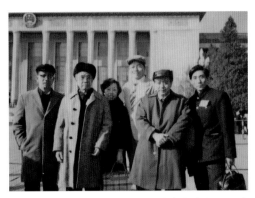

• 陳志英伉儷、談靈鈞、岑澤波參加中華全國中醫學會第二次會員代表大會

永亨、嚴君行、李寧漢、陳乙燊、梁華、譚靈鈞為首的一羣熱愛新中國的中醫藥同業羣策羣力，於 1976 年 5 月 18 日成立了新華中醫中藥促進會，擔負起團結、聯絡香港愛國中醫師的職責，成為第一個在香港懸掛五星紅旗慶祝中華人民共和國國慶的中醫團體。自此，學會每年負責聯絡愛國中醫參加國慶慶典活動，並注重加強愛國主義教育，成為香港歷史上第一個團結中醫中藥界，於八十年代組團赴北京訪問的領袖社團。

　　中華全國中醫學會第二次會員代表大會於 1985 年 1 月 30 日在北京召開，323 名代表出席。陳志英，談靈鈞作為特邀代表出席，並向大會致送錦旗「團結力量，發揚醫藥」。

　　隨着社會的發展，香港中醫業界為了爭取中醫專業權益，不斷向政府反映意見，並作合法的抗爭。1989 年，港英政府布政司署中醫藥工作小組與行政、立法兩局衛生事務小組召集八個有代表性的中醫社團首長商議，由當年的立法會議員梁智鴻提出，希望組織一個全港性的中醫師公會聯合會，以便集中統一聯絡。因商談條件不合，香港中醫師公會、中國醫藥學會退出組合，於 1990 年 10 月 28 日由九龍中醫師公會、港九中醫師公會、僑港中醫師公會、中華中醫師公會、新華中醫中藥促進會聯合組成全港中醫師公會聯合會，一致推選新

華中醫中藥促進會談靈鈞理事長擔任首屆主席。數年後，在談靈鈞醫師的影響及引導下，中國醫藥學會、香港針灸醫學會、中醫學術促進會相繼參加了該聯合會，這是香港歷史上第二次中醫大組合，成立了全港中醫師公會聯合會。聯合會之主席，以每屆由各會理事長輪流擔任為原則，不斷推動會務，力求團結與影響各友會，共同邁進。

香港中醫師公會、港九中醫師公會、九龍中醫師公會、僑港中醫師公會創會均達半個世紀，以上四個元老級社團，雲集許多嶺南著名老中醫，他們閱歷資深，學驗俱豐，深受同業敬重，在培養教育香港中醫藥人才，贈醫贈藥等方面，作出了傑出的貢獻。

八、九十年代，香港政府或香港中醫藥籌委會召開中醫諮詢會議，均以上述中醫團體為主要代表，直到 1997 年香港特區政府成立，中醫功能界別的選舉，也以香港中醫師公會、港九中醫師公會、僑港中醫師公會、中國醫藥學會、新華中醫中藥促進、國際中醫中藥總會、香港中醫學會、香港中華中醫學會、香港中醫骨傷學會、香港針灸醫師學會等 10 個團體，為香港政府憲制事務局所認可的有功能界別選舉權的團體，凡此 10 個團體會員的香港永久居民，均可參加中醫功能界別選舉。

七十年代，香港中醫與國外學者作中醫藥學術交流已不是新鮮事，例如有外國學者到港訪問，亦開始更多參加國際學術研討會，承七十年代的「針灸熱」，1973 年，香港首次組團參加於韓國漢城（今首爾）舉行的第三屆世界針灸學術大會，[4] 代表香港的醫師有 20 餘人，謝永光任團長，畢澤驥任副團長，吳泰源及陳德光任秘書，隨團團員有黃木翔博士、陳居霖、楊子波、劉德榮、葉俊璋博士、黃振坤、黃幗賢、關伯誠、何若琦、梁少華、鍾彥文，陳端己及

---

4 世界針灸學術大會每四年舉辦一次，第一屆於 1965 年在日本東京舉行，第二屆於 1969 年在法國巴黎舉行。見《華僑日報》，1973 年 9 月 24 日。

施超羣等。此大會每隔四年舉辦一次，香港醫師團體後又於 1977 年組團參加於菲律賓馬尼拉舉行的，由菲律賓針灸協會主辦的第四屆世界針灸學術大會，團長由謝永光及盧明擔任，團員包括曾憲舒、陳國富、李文華、李甯漢、林守耕、吳錫奎、陳端己、司徒植、劉惠連、彭慰倫、鍾哲慈、張秀雲、翁容、周煥珍、宋天維、夏德建及姚偉慈等。[5] 除了針灸的學術交流外，1979 年亦有第一屆「亞洲傳統醫學大會」，此大會由世界衞生組織贊助，於澳洲堪培拉舉辦，應邀參加的國家及地區超過三十個，香港亦在列，參加者有香港中文大學中藥研究組江潤祥教授及十多位香港大學教授，莊兆祥教授更於大會上發表《涼茶治效的科學觀》，以現代醫學觀點闡釋涼茶治效。直至八、九十年代，此種國際學術交流仍然是香港中醫業界及學術界的重要活動，當中主要交流會情況如表 5.1。

表 5.1　八、九十年代（1997 年前）中醫的國際學術交流

年份	會議	主辦	舉辦地區
1983	第一屆亞細安中醫藥學術大會	東盟五國（新加坡、馬來西亞、泰國、印尼及菲律賓）中醫藥團體	新加坡
	中醫藥學術交流會	香港新華中醫中藥促進會	香港（因應中華全國中醫學會廣州分會代表團到訪）
1984	國際中藥研究會議	香港中文大學中藥研究中心	香港
	全國第二屆針灸麻學術研討會		
1985	中國中醫研究院 30 週年院慶	中國中醫研究院	北京
	針灸穴名標準化會議	世界衞生組織	香港
1986	中醫證的研究國際學術討論會	中國中醫研究院	北京

5　《華僑日報》，1977 年 10 月 25 日。

表 5.1 （續）

年份	會議	主辦	舉辦地區
1987	第一屆世界針灸學術大會	世界針灸學會聯合會	北京
1990	湖南中醫學院 30 週年院慶大會	湖南中醫學院	湖南
1991	國際中醫學術研討會	香港中醫學會	香港
	國際傳統醫藥大會	世界衛生組織、中國國家中醫藥管理局聯合主辦	北京
1996	第五屆亞細安中醫藥學術大會	東盟五國（新加坡、馬來西亞、泰國、印尼及菲律賓）中醫藥團體	馬來西亞吉隆坡
1996	中港首屆中醫骨科學術研討會	香港中醫骨傷學會	香港

　　由此可見，香港舉辦國際性的中醫藥大會，已經證明香港的中醫界擁有了一定的國際地位。

IV　針灸戒毒

　　七十年代初，毒品在各地泛濫，成為社會毒瘤，患者求治無門，醫生十分頭痛。新藥美沙酮治療海洛因成癮剛剛開始臨牀試驗，療效尚不得而知，常用的非藥物療法有心理治療、小組治療、社區治療等，效果有限。正在戒毒專家們苦心尋找戒毒的仙丹妙藥時，一則針灸戒毒報告引起了醫學界的關注。溫祥來醫生是香港第一位神經外科專科醫生，也是廣華醫院的神經外科主任，他偶然間發現了針灸戒毒的方法。當年，中國內地的針刺麻醉方法傳到了香港，在外科手術中已經常使用。溫祥來在一次用耳針為病人做針刺麻醉手術時，正巧病人是一位鴉片成癮患者，有明顯的戒斷症狀。當扎上針後，奇怪的現象發生了，鴉片成癮患者的戒斷症狀馬上緩解了，病人説對毒品的渴望也減輕了。於是，溫祥來就想到了用針灸治療毒品成癮病人的試驗。採用針灸戒毒的方法是先用酒精棉將耳窩的表面擦淨，將消過毒的針灸針刺入雙側耳窩中央部位的耳甲腔（肺穴），深度不超過 1.2 厘米，然後將兩針柄連到電針儀上，逐漸增加刺激頻率，最大到每秒 125 次。同時逐漸加大刺激的電流，直到病人有感覺但不痛苦。通常連續刺激十幾分鐘後，病人的流涕、流淚、疼痛、顫抖、腹痛等戒斷症狀會逐漸消失。溫祥來還發現，針灸後病人會感到很滿足，有一種類似服用毒品後的欣快感。治療時間的長短因病人而異，還要看成癮毒品的種類。一般每次針刺時間約半小時左右，開始 2-3 天，每天治療 2-3 次，接下來的 4-5 天，每天治療一次，之後可以出院。如仍有毒品需求症狀，則在門診繼續接受針灸治療。

　　1973 年初，溫祥來等發表針灸對戒毒療效的報告，認為效果頗佳，但仍需進一步研究，[6] 並於東京《亞洲醫學雜誌》和《美國針灸雜誌》發表了論文。不久，東華三院院長譚貝齡透露，東華三院以針灸方法替癮者戒毒，當時接受針灸的吸毒者有 40 人，年齡由 17 歲至 79 歲不等，當中 30 人吸食鴉片，10 人吸食海洛英，譚貝齡表示，經針灸治療的 40 名毒品成癮患者，均大幅減少吸毒意圖，毒癮發作時的症狀也逐漸減輕，胃口及體重增加，痛楚消失，沒有再吸毒的慾望，健康日漸恢復，有 39 人出院時不再使用毒品，另一個病人轉院手術，並指出相比起其他方法如心理治療戒毒，及以美沙酮當代替品等，針灸戒毒的成效較為理想，因為此種方法連長達 58 年的毒癮亦可戒除，[7] 患有哮喘、支氣管炎和肺病的患者還有症狀的改善和減輕。東華三院發表此項報告後，同月（1973 年 4 月），即公佈擴大針灸治療所，並表示香港已有不少醫療機構開始實施針灸戒毒的療法。此種戒毒法公開之後，謝永光認為「針灸為中醫界帶來一片空前未有的興旺」。[8] 除了六十年代起不能公開宣稱自己可以醫眼，中醫師不論擅於何種專科，以往都會以刊登報章廣告作招徠。而到七十年代，則多見針灸培訓班或針灸治療的廣告，如「中國熱學針灸，成績優良者可聘國外講習」、「針灸速成班，男女名醫教學，招男女新生」等，[9] 針灸學一下子成為「新寵」，香港掀起了一股針灸熱潮。

　　美國社會對「偶然的發現」很感興趣，《真實》雜誌的記者麥基當時越洋採訪了溫祥來及多位美國戒毒方面的醫學專家，於 1973 年 11 月發表了《針灸能治癒毒品成癮嗎？》的長篇採訪報道。在香港，最先協助推行針灸戒毒實際行動的並非政府，而是本港的一名西醫陳立僑醫生。陳立僑在六十年代來港，當

6　《工商晚報》，1973 年 3 月 26 日。

7　《大公報》，1973 年 4 月 6 日。

8　謝永光，《香港中醫藥史話》，香港：三聯書店（香港）有限公司，1998 年，頁 175。

9　《工商日報》，1974 年 1 月 10 日。

年香港民眾的貧困和鴉片毒品泛濫激起了他的無限感概和同情。陳立僑立志走入貧窮人羣開設平民化診所，然後發現了美沙酮可作戒毒之用，他便創立了現在已經非常普及的社區保健，並發展美沙酮作為一種無須住院的戒毒治療方法，並倡議實行為藥物倚賴者提供戒毒治療和康復服務。陳立僑向來活躍於社區事務，同時也是禁毒常務委員會首屆戒毒治療小組委員會的委員，他在香港推廣和實行了美沙酮與針灸戒毒的中西醫結合治療。香港針灸戒毒沿用至今，依舊很受歡迎，雖然美沙酮是戒毒最常用的藥物之一，但臨牀效果還不夠理想，針灸雖然沒能成為戒毒的仙丹妙藥，但最終在綜合戒毒治療中找到了適當的位置，可以治療戒斷症狀，減輕病人的痛苦，針灸戒毒療法的發明具有重要的歷史意義。

V　香港傳統中藥的發展

中藥貿易樞紐

　　香港中藥業分為中藥材及中成藥兩個方面，中成藥在六十年代成為社會家庭「看門口」之必備藥物。成藥營銷一般在港都是獨家經銷的，這常常是令用家有信心的保證；中藥材在香港是面向國際市場的集散地。根據港府的年報，1876 年有 215 間金山莊及南北行，1881 年增至 395 間，這些華人商行對當時香港經濟和貿易作出了巨大貢獻。二十世紀初，南北行街更有「香港華爾街」之稱，南北行公所亦成為當時最大的華人團體。南北行的意思指經營南北兩線貨品，南線以經營東南亞各地土產和食品為主，北線則以經營內地出口貨為主，貫通南北貿易，及後發展遍及全世界。在 1983 年，據當時的文章轉載，香港經營藥材業的店號大約有 3500 餘家，其中批發入口商有 19 家，幼藥商有 34 家，拆售店號 80 家，熟藥門市有 3000 餘家，藥片商 100 餘家，辦莊出入口商行有不少。香港每年所存藥材總值相信不會少於三億元，雖然近年凍房紛有興建，但仍供不應求，而且倉租昂貴，藥材得不到適當的存放，受蟲害黴壞不少，每年因此有 2% 左右的損失。當年做藥材的謀利非常可觀，中藥材的貯存和推銷是本港藥商必須要提升的工作。

　　1949 年新中國成立後，中國內地的經貿由國家統一管理，所有藥材出口統一由指定部門輸出。香港就由「德信行」統理所有中藥材入口，每年春秋兩季廣州交易會，全國各地藥材集中在此交易，香港的分銷商就只可以從德信行提貨，整個市場供貨到銷售都十分平穩，大家在市場上份額均佔，可謂共用市場。直至八十年代，中國內地改革開放，市場開放了，各地藥農可以自由販賣，

不用由國家統一收購，海外買家也可以直接到中國內地的藥材原產地或供應商處洽談取貨。市場運作靈活了，但也衍生出很多問題和挑戰，因為現時的市場競爭非常大，而且要有龐大的資本實力才能做大生意，中藥材生意經營，除了資本外，還需要配套設備才能維持大量藥材進出口，例如藥材要有不同的冷凍倉庫或乾倉來貯存，香港寸土尺金，要找到理想的倉庫是有一定困難的，所以近 30 年來，業界的經營面對很大挑戰。

香港自十九世紀中葉起，逐步發展成為中藥貿易的重要國際樞紐，更成為中國內地主要的中藥進出口岸。雖然在一個多世紀以來，中藥業未獲政府支持，但本港的中藥商，一直敬業樂業，默默擔當作為國內外中醫藥業的橋樑的責任，為市民保健提供優質的藥材和成藥，並通過中醫藥團體及教育機構，發揚國粹，為進一步加強業內聯繫，維持同業自律。香港中文大學於 1963 年成立，早期成立「中藥研究組」，研究中藥益母草的功能。世界衛生組織且撥款資助研究中藥括蔓根避孕的作用，其後正式命為中藥研究中心，為研究中醫藥提供更多的機會和人力物力。1984 年，由「中藥研究中心」畢培曦教授和其他教授一起，綜合利用藥材形態、解剖、化學和分子特徵，更準確有效地鑒證中藥。充分應用分子生物方法來辨別藥材品種的技術，更獲美國和中國的專利，這對加強香港作為中藥國際中心的地位起着重大作用。

大型中醫藥展覽

（1）中國成藥藥酒展覽

隨着中醫藥在社會以至國際逐漸得到認可，中藥業亦開始舉辦推廣活動。早在 1971 年，就有一個頗具規模的中成藥及藥酒展覽，此展覽於 1971 年 6 月 26 日假尖沙咀星光行中國出口商品陳列館作公開展覽，藥品展覽跟 1962 年舉辦的「醫務衛生展覽」大為不同，以中成藥及藥酒為主，展品超過五百種，有

表 5.3　1973 年中醫中藥展覽內容 [15]

中醫	歷代名醫像、中醫中藥歷史、內科、外科、針灸、生草藥盆栽、學術講座、針灸示範及放映
中藥	名貴參茸補品專屬介紹、常用南北藥材、中藥治療感冒藥物專欄、神經系統疾患常用中藥、循環系統疾患常用的中藥、呼吸系統疾患常用中藥、消化系統疾患常用中藥、排泄系統疾患常用中藥、中藥補養劑及常用京果藥材

此次展覽更得當時麗的電視「衛生與健康」節目訪問，並在節目中介紹珍貴中藥材。及後至 1974 年，中藥聯商會更在麗的電視「半邊天下」節目中，主持中藥常識介紹，[16] 使中藥的應用除了大眾化的涼茶外，正式有一種「入屋」的情況。

中國成藥藥酒展覽與中醫中藥展覽為早期中藥業界在香港舉辦的大型展覽，主辦單位分別有德信行、南北藥材行以義堂商會、港九中醫師公會，以及中藥聯商會。中國成藥藥酒展覽較着重商品介紹及銷售，中醫中藥展覽則多有學術、歷史及醫理的介紹，二者對香港中醫中藥業均有一定的推廣作用。[17]

從七十年代的中藥展覽中，可看出市民對於中藥的需求已不限於治療，而是與中醫「治未病」的觀念不謀而合的一種「補身」需要，如展覽中以試飲作推廣的人參補酒、天津虎骨酒等，以及中醫藥補身介紹的專題，反映中藥養生及補身的概念亦逐漸得到推廣，這種概念在民間普及後，隨着香港經濟發展，市民消費能力日漸提高，就帶動了藥材業的貿易，其中燕窩、人參、雪蛤膏、冬蟲草、鹿茸等的銷量較廣，「八珍」（川芎、當歸、甘草、伏苓、白芍、黨參、熟地及白朮）就更受歡迎。

---

15 《大公報》，1973 年 8 月 31 日。

16 〈本會史略〉，《香港中藥聯商會金禧紀念中藥展覽特刊》，1978 年，頁 16。

17 至 1979 年，又有新華中醫中藥會（以陳志英為理事長）在大會堂舉辦「中國草藥、藥劑展覽」，介紹在香港培植的五百多種草藥。見《大公報》，1979 年 5 月 19 日。

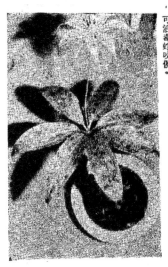

• 香港草藥展覽會報章報道

　　1976 年 7 月 16 日，香港大會堂舉辦大型「香港草藥展覽會」，由香港中國醫學研究所香港草藥展覽籌備委員會舉辦，一共有 400 多種常見草藥移作盆栽展出。1979 年 8 月 1 日，香港大會堂舉辦「中國草藥藥劑展覽」，主辦單位是香港新華中醫中藥促進會，展出盆栽共 500 多種，有抗癌類、寄生類、果實種子類生草藥，展覽結束後，香港新華中醫中藥促進會將 500 多盆栽全部送給海洋公園新闢的藥圃。

中藥材家族傳承和中藥商

（1）中藥世家黃甘培

　　1949 年解放前，上環的藥材商號基本上都有自己專門經營的範圍，原則上只做一種藥材貿易。因為當時的國民政府沒有專門的藥材部門去主管經營，所以，當年

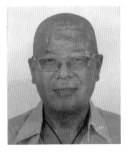

• 黃甘培

各家藥材公司都會有自己特定供貨客路，視乎藥材的來源，例如四川幫、青海幫、河南幫等，海外的則有非洲幫、印度幫或南洋幫等，透過不同的各地藥材商人，以地域劃分供貨來源。那個年代的經營環境相對平穩，全盛時期這類專做南藥的商號不多於 10 間，大家只要安守本分專心去經營，基本上是不用兼顧太多市場雜務。

黃甘培先生成長在中藥世家，祖籍廣東三水，他是家族在香港經營藥材生意的第五代，祖輩大概從晚清道光年間已在港謀生，主要從事乳香、砂仁、豆蔻、沒藥等南藥進口貿易。黃甘培八十年代從加拿大回港接手家族生意，目前兼任的社會公職有香港參茸藥材寶壽堂商會理事長和香港南北藥材行以義堂商會副會長，對家族的事業抱持開放的態度，家族中也有其他成員從事相關的行業。對於未來經營要視乎環境轉變，對於政府近年對中藥行業的政策措施，黃先生認為大方向是走對了，因為過去港英政府不過問中醫藥行業，如今政府出來管理，對業界規範化和專業化起到很大作用。中藥行業作為香港開埠以來的傳統老行業，在歷史、文化方面都有重要意義，但目前還有很大的提升空間，政府應該要多聆聽業界的聲音，大家共同努力，把中藥行業做大做強。

（2）黃光輝與泉昌有限公司

黃光輝先生 1950 年出生，1972 年加入泉昌有限公司工作，現任泉昌有限公司董事長總經理，北京同仁堂泉昌企業諮詢有限公司副董事長，北京同仁堂製藥有限公司副董事長，北京同仁堂加拿大有限公司副董事長，廈門瑞豐製麵有限公司董事長，從事中藥業及進出口業務數十年，從商經驗豐富，熟悉香港及內地營商環境。

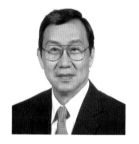

• 黃光輝

泉昌公司成立於 1931 年，並在 1937 年重組。公司發展至今，已經有九十多年的歷史，歷經家族四代人承繼經營。自五十年代起，主要經營中成藥、食

品、茶葉等商品進出口及批發業務，是新中國成立後第一批國貨經銷商，作為
老字號，北京同仁堂傳統產品於香港市場代理的起源可追溯到 1949 年，當時
為加強香港與內地解放區的貿易往來，泉昌與香港的進步人士組建了一家香港
至天津航線的船公司，運輸解放區急需物資回內地；同時將內地土特產運回香
港，泉昌也就是那時開始將同仁堂的中成藥引進本港，並轉口至東南亞及歐美
國家等地，從而建立起了超過七十年的業務關係，成功培育了一大批在香港家
喻戶曉的同仁堂產品。

　　近年來，泉昌有限公司積極與北京同仁堂合資拓展國內外中藥銷售市場，
包括在內地以及加拿大等地組建多家合資公司，涉及中成藥生產、藥品零售等
業務。於 2000 年組建了北京同仁堂泉昌企業諮詢有限公司，黃光輝是首任董
事總經理，經營管理位於北京的同仁堂大型零售藥店，目前經營管理在全國各
地的同仁堂零售藥店 130 餘間。2004 年，再與北京同仁堂合資，組建位於中
關村科技園區大興生物醫藥基地的北京同仁堂製藥有限公司，黃光輝是首任
董事總經理。工廠在 2006 年 5 月正式開業投產，一直獲評為北京市高新技術
企業。

　　多年來，黃光輝除了做好自身業務之外，更承擔了大量的社會工作，他歷
任政協北京市委員會第八、九、十屆委員，政協重慶市委員會第三、四屆委員；
香港中醫藥管理委員會委員、中藥業監管小組委員、中藥業管理小組主席、中
藥管理小組主席；又曾任香港中醫中藥發展委員會及轄下中醫業委員會小組委
員、中藥業委員會小組委員；香港政府創新科技署中藥研究及發展委員會委
員，政府中藥檢測中心諮詢委員會委員及轄下中成藥專責小組召集人。

　　黃光輝由於對社會的傑出貢獻，2008 年獲特區政府頒發了榮譽勳章，在
2011、2016 及 2021 年獲選為香港選舉委員會批發及零售界選舉委員，並任香港
南北藥行以義堂商會永遠榮譽會長、香港中成藥商會創會會長、香港中藥業協
會執行會長、歷任首席會長、理事長，香港最早成立的華人商會南北行公所主席。

(3) 偉信貿易公司

　　許多中醫師一生都從事中醫行業，很多中藥人也一生都從事中藥行業，丁志輝就是這樣的中藥人。或許是源於海外華人對中藥的濃厚興趣，1973 年，丁志輝來到香港後，就廣泛地學習中藥學方面的知識，為自己入行做好了充分的準備。開始時他做中成藥批發工作，八十年代初創辦了偉信貿易公司，代理經銷內地中成藥進出口及批發業務。隨着業務的不斷擴大，他在中國內地組

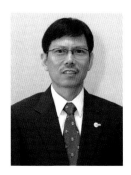

• 丁志輝

建了中外合資的中藥企業及繼續在香港代理內地中成藥進出口及批發業務，並建立生產線生產自家品牌，同時也經營分銷本港同業 2 家持牌藥廠生產的中成藥 100 多個產品。

　　在自身事業不斷發展的同時，丁志輝更注重香港中藥事業的發展，他花在公務上的時間，超過了自己的業務。2008 年至 2017 年，丁志輝一直分別擔任香港中醫藥管理委員會委員、中藥組委員及中藥管理小組主席；2013 年至 2021 年，丁志輝擔任中醫中藥發展委員會中藥業小組委員會委員；同時，從 2017 年 7 月 19 日起，丁志輝擔任政府中藥檢測中心諮詢委員會委員；從 2020 年 1 月起，丁志輝又擔任香港藥劑業及毒藥管理局藥劑及毒藥（列載毒藥銷售商）委員會成員；憑藉優良表現，2005 年，丁志輝獲得了香港商業專業評審中心頒授資深院士 Senior Fellow 的稱號；2015 年，丁志輝更獲得香港特別行政區政府頒授榮譽勳章 MH。

　　此外，為了更好地推動香港中成藥的發展，丁志輝和一些志同道合者共同組建了香港中成藥商會，擔任創會主席和榮譽會長，又擔任了香港中藥業協會的創會會長及藥行商會的監事長，為行業的發展作出了自己一點一滴的貢獻。

（4）嘉鏈（香港）貿易公司

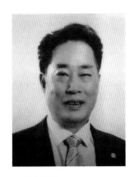

● 陳賢豪

由陳賢豪董事長創立於 1987 年的嘉鏈（香港）貿易公司，在高陞街主要經營高麗參茸、燕窩蟲草、藥材海味等。1980 年，祖籍廣東汕頭的陳賢豪來港，時年 23 歲，因完全不懂廣東話，唯有到貨倉做雜工。1983 年，在一個偶然的機會下，陳賢豪轉到南北行一家貿易公司打工，開始接觸做人參、藥材的生意。陳賢豪不怕辛苦兼肯動腦筋，很快就學懂了做藥材貿易的生意。1987 年，他籌得 3 萬元，開始自立門戶，由樓上舖做起，到深圳與認識的幾個東北買家，開始做長白山人參生意，經常香港深圳兩地跑，在羅湖買了貨返港即賣掉，轉頭馬上又跑去深圳買貨，雖然又忙又累，但終於辛苦得到回報，為他賺得人生的第一桶金。2006 年，陳賢豪搬到高陞街地舖，做批發兼零售，多年的客戶積累，令其貿易公司打響名堂，有穩定的上市公司大客戶，生意更延及物業投資等生意。陳賢豪曾於 2011 年競選區議員，他形容那一次經歷「雖敗猶榮」，收穫很多：「我一個商人也不太懂政治，短短時間內竟然取得了 900 多票，這對我而言是很好的成績。有些不問政治的朋友，也因為支持我，去登記做了選民，令我十分感動，得到那麼多朋友的支持，讓我終生難忘！」事業有所成就，陳賢豪亦樂於回饋社會，他長期參與社會地區的服務工作，2021 年，榮獲行政長官頒發社區服務獎狀。陳賢豪同時身兼多項社會公職，為廣東省汕頭市第十二、十三、十四屆政協委員，汕頭市澄海區第十屆政協常委。現任香港中藥聯商會理事長及香港潮商互助社永遠名譽社長，香港潮屬社團總會會董、名譽副主席，香港汕頭社團總會副主席兼義工團團長，香港商業專業評審中心院士、副會長，香港中西區各界協會副會長，香港潮汕客屬聯誼總會副會長，中西區發展動力執委、顧問，香港區潮人聯會中西區幹事會幹事長，香港潮州商會會董等。

VI 科學濃縮中藥的發展

　　科學濃縮中藥（或稱濃縮中藥）是符合現代科學要求的中藥製劑，從發展至今已近 70 年，是以現代科技和製藥方法，按要求選用典籍記載的地道藥材，製作出最佳療效產品，經現代精密儀器檢驗，確保品質保證的中藥劑型。由於生活及消費模式的轉變，科學濃縮中藥成為因應時代需要之產物。科學濃縮中藥打入香港市場已有 20 多年歷史，運用中藥濃縮劑已成為一種趨勢，羅舜海醫師是香港引進科學濃縮中藥的先行者。

　　羅舜海早年畢業於廣州中醫學院，八十年代來港定居後，繼續他的中醫事業。早在中國內地中醫院工作時，他發現中醫師診症後處方，病人配藥後要自行煎煮，過程費時，而且會散發很大氣味，凡此種種，羅舜海都記掛在心中。來港行醫初期，他發現香港人工作繁忙，生活節奏緊張，看中醫後還要回家自行煎藥，過程頗費周章，再者也未必每個病人都懂得煎藥步驟。由是，他想

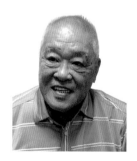

• 羅舜海

若然可以將中草藥的有效成分提取出來，合成粉劑，病人看完病後即可沖服，這樣省時又有安全，攜帶亦方便。約 50 年前，已經有先行者在廣東製作濃縮中藥水劑，供中醫師使用，臨牀實驗之後效果也還理想。20 多年前，日本、中國台灣的中醫藥界對中藥劑型改革做了大量的工作，並已將濃縮中藥普及化。於是，羅舜海便行動起來，於 1990 年聯同蔡益標成立了千達藥品有限公司，在香港率先推出百草牌濃縮中藥沖劑，為服用中藥者帶來方便，尤其是為長期保健和慢性疾病治療開拓了更好更大的市場，亦為香港中醫中藥現代化開創了新的思維和機遇。2004 年羅舜海離開千達藥品有限公司，另行創立香港

海天濃縮中藥有限公司。羅舜海深深體會到每一個新的發展改變都要經過慢長艱辛的歷程。現在，中藥濃縮顆粒沖劑已漸為香港年輕的中醫師所接受和喜愛，逐漸取代了煲煎的中藥材。在中醫行業中，應用中藥濃縮顆粒沖劑的文化在香港經已成為中醫藥改革的一股不可逆轉的力量，發展中藥濃縮顆粒沖劑的公司也越來越多了。

　　1990 年羅舜海開始向本港中醫推廣濃縮中藥時，由於社會大眾對濃縮中藥的認識不深，加上傳統中醫師對這個新嘗試也不太了解，所以，當時很少人願意試用，但羅舜海並沒有放棄，堅持自己的信念，繼續盡心盡力，到港九新界的診所、藥房推廣。經過 20 多年的努力，香港中醫使用濃縮中藥的大門可謂已打開了，市場上也不乏後起之秀，香港政府轄下的中醫診所、志願團體的中醫門診或流動中醫車隊都在使用濃縮中藥。羅舜海認為他的堅持是對的，他強調要堅守兩個基本原則：其一，濃縮中藥療效要確切；其二，要符合現代人的生活需求和效益。藥廠、醫師和病人要三方得益，否則，濃縮中藥這條路不能走下去。現在濃縮中藥已在本港有一定程度的普及，得到醫患者的歡迎。濃縮中藥在臨牀應用的可行性得到肯定，中藥劑型改革有了明確方向，這對中醫藥業的發展是一個可喜的現象。香港要成為世界中醫藥中心，中藥改革已是深層次的核心問題，中藥科學化、現代化的道路是漫長的，可能是一代或幾代人的事業。若能把傳統融入現代，將「遵古煎法」結合不斷進步的科學技術，相信將來的濃縮製劑，一定更能發揮出傳統中藥的最佳效用，達到臨牀使用的最高要求。

VII 現代中藥研究

　　七十年代起，中醫開始有更緊密的國際交流，香港的中醫亦越來越着重學術水平的發展。如前文指出，1963 年香港中文大學成立後，趙冰博士曾倡議設立中醫學院，惜最終未能成事。至 1975 年，在該校的理工研究所之下，設有中藥研究組，至 1979 年提升為中藥研究中心，參加工作人員包括理學院、醫學院以及其他專門人材，設主任 1 人、副主任 1 人及研究員 25 人，由研究員組成協作委員會，推動科際合作研究計劃。香港的中藥研究，主要在該中心進行。

　　此研究中心旨在以科學方法研究中藥，包括其療效、成分、真偽、質量及安全性，以科學數據解釋藥材的藥性或毒性，建立中藥資料庫，此研究中心的另一個功能，就是「為藥廠、衛生署、醫院、海關、警察部門和死因裁判法庭等分析及解答中藥的諮詢」。[18] 中藥研究中心的研究分為基礎研究及專題研究兩大部分。基礎研究中，包括上述的中藥資料庫的建立，此資料庫得到 IBM 公司的支持，將研究所得的藥理學、化學及臨牀報告儲存於電腦資料庫，整合不同的中藥資料，並翻譯成英文，研究中心曾將此資料庫推介至外國，於 1982 年 1 月在夏威夷召開的電腦與醫藥資料國際學會議上發表論文，並示範以電腦檢索中藥資料，這做法更可與西藥的資料庫做比較，成為後來發展中西醫結合的重要一步。[19]

　　除了中藥資料庫外，研究中心的基礎研究還有中藥及其成分的鑒定，鑒定

---

18 謝永光：《香港中醫藥史話》，香港：三聯書店（香港）有限公司，1998 年，頁 265。有關中藥研究所的工作，後文有關龍膽草事件中可見。

19《香港工商日報》，1982 年 1 月 4 日。

中藥的目的在於將中藥標準化，更進一步，將中藥的成分作化學鑒定，是一項以科學融入中藥藥理的舉措，為中藥的品質控制提供客觀基礎。

至於專題研究方面，除了上述有關避孕藥的研究外，亦有早於 1977 年對於天花粉的專門研究。天花粉又名為瓜蔞根，為一種常用於清熱化痰及生津止渴的要藥，但在近年的研究中，天花粉有中期引產（墮胎）及抗癌的新作用，在研究中，研究人員在天花粉中提煉出一種蛋白質，可作進一步研究，並發展為新的中期引產及抗癌藥。[20] 後來，在深入研究天花粉的結果中，更發現當中所含的蛋白質可抑制多種癌細胞生長，甚至可抑制愛滋病毒的繁殖，及選擇性地殺傷受愛滋病毒感染的淋巴細胞及巨噬細胞，[21] 而在這個基礎上，中藥研究中心更與加州大學戴維斯分校合作，共同研究出另外十一種可抑制愛滋病毒繁殖的中藥。[22]

另外，中藥研究中心對於人參這種普遍的補藥既有「鎮靜作用」，亦有「興奮提神」兩種互相矛盾的藥效作出深入研究，從科學方提取人參的成分時，則找到當有含有十三種主要成分 —— 人參皂甙，其中人參皂甙 R 及人參皂甙 RG 兩種，就是令人參有兩種相反藥效的主要成分，在透過科學方法的研究中，發現人參的結構及藥理作用頗為複雜，但至少解釋了古籍中記載人參兩種相抵的藥效的原因。[23]

除了天花粉和人參外，中藥研究中心有其他的專題研究，包括對肝病、毒性中藥、藥用植物的組織培養及心血管藥物等。所以自七十年代起，中藥的發展開始加入科學元素，這對中藥的使用、貿易、品貿控制均起正面作用。

1984 年，中藥研究實驗大樓正式啟用，內設有化學實驗室、生物化學實驗

20《大公報》，1980 年 1 月 25 日。

21　謝永光，《香港中醫藥史話》，香港：三聯書店（香港）有限公司，1998 年，頁 268-269。

22《華僑日報》，1990 年 1 月 7 日。

23《華僑日報》，1980 年 1 月 25 日。

室、藥理學實驗室、組織培養室及實驗動物觀察室等，都是由專責人員管理。中藥研究中心基本經費來自中文大學，但研究材料和設備方面經費，大部來自國際機構和社會人士的捐助。國際機構的捐助，有以該中心的研究工作為對象，亦有特別支援某一項計劃的，例如聯合國世界衛生組織即曾資助「女性避孕藥研究」、「男性避孕藥研究」。此外國際科學基金會、福特基金會及 IBM 公司等國際機構，亦有捐款支援該中心的特定研究項目。除國際機構外，香港各界人士歷年來的捐助，數額亦很大，1978 年至 1982 年收到的「研究基金」捐款，總數達 530 萬元，截至 1983 年，針對研究的捐款亦達 480 萬元，這是初期捐款概況，其後續有增長。避孕藥研究由 1976 年開始，香港中文大學中藥研究中心即進行避孕藥研究，作為國際協作項目之一，並獲得世界衛生組織的支持，研究由中國傳統草藥中提煉不含類固醇的抗着牀藥物，以及男性用的避孕藥。香港中文大學中藥研究中心在進行葫蘆科研究過程中，又發現 4 種新引產蛋白質，此類蛋白質經深入研究，更進一步發現有抑制多種癌細胞生長的效用，而且又證明能有效及選擇性地殺傷愛滋病毒感染的淋巴細胞和巨噬細胞。目前天花粉蛋白已獲美國 FDA 批准，進行臨牀試驗工作。毒性中藥研究香港自開埠至今，中藥一直廣為市民採用，但港英政府百餘年來對中醫藥一直推行歧視政策，未有任何監管，亦從未加以扶植，以致中草藥及中成藥的品質管理不夠理想，及至 1989 年以後，因屢有誤服中藥中毒及死亡事件發生，港英政府才作全面檢討，其後行政局於 1994 年 11 月接納《中醫藥工作小組報告書》的建議，認為港府應及早建立制度，推廣及監管中醫藥業。因應此發展，中藥研究中心遂提出設立「中藥及健康食品成分化學品質控制實驗室」，尋求解決中藥品質管制方面長久以來存在的難題。此計劃不但可以協助中藥業發展，保障市民健康，也可幫助政府建立監管制度。中藥研究中心對毒性中藥進行深入研究，其包括品種鑑定、炮製技術的品質控制、毒性成分測定和毒理研究。並與南京藥科大學合作編寫《香港常用有毒中藥圖鑑》，最近又獲裘槎基金會贊

助，開展研究成立「中國食品及中藥毒性和副作用電腦資料庫」，這些工作對保障市民服用中藥的安全將有幫助。

除了基礎研究、專題研究之外，還有中醫文獻研究、醫療社會學方面的研究等等計劃正在進行中。應該特別記述的是 1985-1992 年所進行的《心血管藥物與鎮靜劑》研究計劃。這項計劃的經費由香港賽馬會捐助，內容包括鎮靜劑研究、心血管藥物研究兩大部分，於 1985 年提出，1992 年 3 月完成。中藥研究中心的最新計劃是，連結中國內地中醫藥電腦資料庫，以及統一中醫藥電腦庫的主題詞及關鍵字。該中心的正副主任畢培曦、簡永基於 1995 年 4 月出席北京一個中藥會議時，已爭取得大陸及台灣代表對統一中醫藥主題詞建議的支持。此項計劃意義重大，除裨益中國的中醫藥發展外，更會影響日、韓、歐、美等地的中醫藥研究。該中心又鼓勵整體合作，有目標地開發新藥、包括中成藥及健康食品，參與這方面研究的同人更多。另外中心在 1995 年年中開辦了「針灸」和「毒性中藥」等短期課程，專為校內及其他大專院校的學生而設。

VIII 藥物及毒藥管制法案

1958 年「中醫醫眼事件」及 1960 年「雄黃事件」後，港英政府於 1966 年頒佈《藥物及毒藥管制法案》，規定但凡經營配藥或出品成藥的商號，必須聘請註冊藥劑師。然而，當時香港註冊藥劑師只有約一百三十名，但全港的中藥店則有三千多家，[24] 藥劑師的分配根本無法達成，而且中藥店亦沒有能力聘請合專業資格的藥劑師，加上所謂「註冊藥劑師」，多是研習西藥的專業人士，對中藥的認識未及全面。雖然法例中表明「此法例絕不能引伸為對傳統中國藥物之製造、配劑、調合之限制，只要並不含有本法例所稱之毒藥在內」。[25] 這項說明對中藥業造成的困難是，當時香港已經有某些中藥經過提煉後可作西藥之用，獲列入西藥藥典的中藥名目已有十多種，在執行時對於中藥業是否可以使用這些藥材，法例並沒有明確的指示。

由於法案對中醫中藥或會引起不良影響，中醫業界五個團體，包括港九中醫師公會、香港中醫師公會、九龍中醫師公會、僑港中醫師公會及香港中國醫藥學會聯合呈書華民政務司及醫務衛生總監，請求詳加解釋法案，並呼籲免對中藥加以管制。[26] 後來得中醫藥團體的爭取，港英政府才澄清此法案對中國傳統醫藥絕無影響。

---

24 〈社論：香港中醫藥應受管制嗎？—— 一個與「藥物及毒藥法案」有關的問題〉，《香港工商日報》，1966 年 5 月 16 日。

25 同上。

26 《香港工商日報》，1966 年 5 月 17 日。

IX　中藥中毒事件

七十至八十年代，中醫中藥可說是得到穩定發展，多年來倒是相安無事。然而，在中醫藥成為官方認可的醫療體制之前，中藥的中毒事件卻頻頻發生，引起政府的關注。

斑蝥

1988 年 12 月，《大公報》報道一名 23 歲少女因「企圖服用中藥打胎」致死，檢驗結果為服食斑蝥而中毒身亡，裁判官裁定死於意外。斑蝥是一種昆蟲，性熱味辛，歸肝、胃及腎經，有大毒，有破血逐瘀，攻毒散結之效，可用於腫瘤治療。當時裁判官指出，內服斑蝥可以致命，外敷則可治療皮膚病，香港的中藥材店均有出售，[27] 死者購買斑蝥的原意為墮胎，但斑蝥的毒性卻致器官衰竭致死，據說她是服用了由二百隻斑蝥所煎成的藥湯，以致內臟破裂出血而死。[28] 謝永光指出，斑蝥配玄明粉，研末米糊為丸，主治婦人「癥瘕在腹如懷孕及一切氣血刺痛。但同時附有註明，凡體虛及孕婦忌服」。[29] 相信死者當希望以其藥性達到墮胎目的，卻釀成一屍兩命的慘劇。這件事可謂直接與中藥的使用而出人命的新聞，只是這畢竟對孕婦而言，事件對一般人影響不大，後來卻發生了其他事件，致使社會更為關注中藥使用的安全問題。

27《大公報》，1988 年 12 月 16 日。

28《大公報》，1989 年 3 月 24 日。

29 謝永光，《香港中醫藥史話》，香港：三聯書店（香港）有限公司，1998 年，頁 247。

有大毒，有祛風除濕，散寒止痛之效，主治風寒濕痺、諸寒疼痛及跌打損傷。草烏則分生草烏及製草烏兩種，性大熱、味辛、苦，歸心、肝、腎、脾經，有大毒，有補火助陽、祛風、除濕、散寒及止痛之效，主治陽痿、肢冷脈微、宮冷、陰寒水腫、外治癰疽疥癬等。

　　由於事件致命，政府內部再次因為誤服中藥事件而展開討論。時任衛生署署長李紹鴻醫生指，川烏及草烏均是歷史悠久的藥材，中醫一直使用，醫務衛生署難以因為市民不當使用以致中毒而禁止出售此種藥材。另外，時任副衛生福利司余黎青萍指出，於 1989 年成立的中醫藥工作小組中，成員對傳統中醫藥確保病人安全及保障消費者利益、提倡正確使用傳統中醫藥，及承認中醫在香港的角色，均已達成共識，再者，針對中藥的使用和藥性的認識，政府應優先推行正確使用中醫藥的健康教育、制訂一份「烈性中草藥」目錄及着手進行中醫的註冊及管制，最重要的，是安排中醫師參與有關程序。[36]

---

36 《華僑日報》，1991 年 10 月 25 日。

X 1971 年—1990 年 中醫藥發展大事記

年代	1971 年—1990 年中醫藥發展大事記	出處 / 備忘
1971	6 月 26 日，「香港南北藥材行以義堂商會」於尖沙咀中國出口商品陳列館，舉辦首屆大型「中國成藥、藥酒展覽」。	19710626 大公 _ 中國成藥藥酒展覽
	12 月，越南使館委託香港中藥聯商會簽發貿易簽證。	香港中藥聯商會金禧紀念中藥展覽特刊
1972	三院總理巡視廣華，表示今後為配合社會需要，將積極擴充三院各項服務，提高服務水準，使三院作有計劃之進展。	19720403 工商 _ 三院總理巡視廣華
	秘傳氣功健康大道。	19720403 工商 _ 秘傳氣功健康大道
	傳授內壯強身術。	19720403 工商 _ 傳授內壯強身術
	4 月，香港佛教聯合會，籌募佛教醫院慈善基金，啟建壬子年清明思親法會。	19720403 工商 _ 籌募佛教醫院慈善基金
	傳授內功療病。	19720418 工商 _ 傳授內功療病
	4 月，國醫藥研究學院，歡宴台中醫會代表團。	19720418 工商 _ 歡宴台中醫會代表
	5 月 26 日，憲報公佈修改藥劑業及毒藥條例。	19720715 大公 _ 出售三類受當局管製藥品
	6 月 15 日至 18 日，香港中藥聯商會、港九中醫師公會合辦第一屆「香港中醫藥展覽會」，在大會堂展出四天。中醫部分包括內科、外科、針灸；中藥部分包括南北藥材、生熟藥、生草藥盆栽、參茸名貴藥材。	19720614 華僑 _ 中醫中藥展覽會
	6 月 18 日，香港發生雨災。	

（續前表）

年代	1971 年—1990 年中醫藥發展大事記	出處 / 備忘
1972	中醫中藥展覽會千餘元賑濟雨災，響應《華僑日報》急賑運動。	19720701 華僑 _ 千餘元賑濟雨災
	6–7 月，以義堂舉辦第二屆「中國成藥、藥酒展覽」，中外人士讚中醫中藥迅速發展。	19720715 大公 _ 中外人士讚中醫中藥迅速發展
	8 月 14 日，美國密西根州青年會東方文化考察組邀請香港中藥聯商會在窩打老道青年會舉中藥英語講座。	19720822 大公 _ 中醫中藥介紹英語講座
	9 月 30 日，中醫界舉行國慶歡宴，數百人聚首一堂，與會者談在中國內地旅行見聞，喜見祖國中醫中藥獲重視。	19721001 大公 _ 中醫界舉行國慶歡宴
1973	中國針灸研究院畢業禮。	19730604 工商 _ 中國針灸研究院畢業禮
	漢興中醫學院函授針灸。	19730830 工商 _ 漢興中醫學院
	通善壇贈醫藥駐壇應診尚有七天。	19730906 華僑 _ 通善壇贈醫藥
	7 月，以義堂舉辦第三屆「中國成藥、藥酒展覽」。	19730714 大公 _ 中國成藥藥酒展覽
	7 月，香港中藥聯商會邀請名醫費子彬主持大會堂中藥講座。	香港中藥聯商會金禧紀念中藥展覽特刊
	9 月 5 日至 11 日，香港中藥聯商會、港九中醫師公會合辦第二屆「香港中醫藥展覽會」。	1973.0831 大公 _ 第二屆中醫中藥展覽
	中醫中藥展覽響應救童助學及濟貧運動善款近萬。	19730930 華僑 _ 救童助學及濟貧運動
	10 月，香港首次派代表團赴韓國漢城出席國際性針灸學術大會。	
	11 月，美國社會對香港醫生的「偶然的發現」很感興趣，《真實》雜誌的記者麥基當時越洋採訪了香港醫生及多位美國戒毒方面的醫學專家，於當月發表了《針灸能治癒毒品成癮嗎？》的長篇採訪報道。	20150706 壹讀 _ 香港醫生針灸戒毒的傳奇故事
1974	香港中醫醫院附屬學院，中國熱學針灸速成班。	19740110 工商 _ 針灸速成班
	3 月，革新會促政府承認中醫地位。	19740312 華僑 _ 承認中醫地位

年代	1971 年—1990 年中醫藥發展大事記	出處 / 備忘
1974	漢生針灸學院，針灸速成班。	19740326 工商 _ 針灸速成班
	7 月，香港中藥聯商會成立中醫藥研究小組。	香港中藥聯商會金禧紀念中藥展覽特刊
	7 月 17 日，醫務衛生處長蔡永業在立法局引述醫生註冊條例規定時提出，依照本港法律，醫生註冊主任是無權管理使用中國傳統醫藥行醫的人士，或使用的方法。	19740718 大公 _ 中成藥含有毒品須標明含量
	8 月，港九中醫師公會邀請趙少鶯中醫師在大會堂講學。	19740830 工商 _ 趙少鶯大會堂講學
	9 月，國際中醫中藥總會成立。	
	12 月，香港中藥聯商會主持麗的電視「半邊天下」中藥常識介紹。	香港中藥聯商會金禧紀念中藥展覽特刊
1975	中國內地出版第一部大型中草藥工具書《全國中草藥匯編》。	
	1 月，國際中醫中藥總會，舉辦跌打骨醫學術研修。	19750110 華僑 _ 舉辦跌打骨醫學術研修
	中藥聯商會頒發獎學金 $2000 予香港大學醫生陳淑鴻，助其研究杜仲對治高血壓的療效。	香港中藥聯商會金禧紀念中藥展覽特刊
	2 月，國際中醫中藥總會，響應黃品卓議員建議，促當局採針灸戒毒法。	19750219 華僑 _ 採針灸戒毒法
1976	香港國際中醫中藥總會，決設立贈診所造福市民。	19760223 華僑 _ 設立贈診所
	3 月 17 日，中醫中藥總會慶祝中醫節。	19760318 華僑 _ 慶祝中醫節
	5 月，香港中藥聯商會邀請許鴻源博士主持大會堂中藥講座。	香港中藥聯商會金禧紀念中藥展覽特刊
	7 月，藥學博士那琦教授到訪香港中藥聯商會，他試圖確立「本草學」的獨立地位，並且懷抱着傳承本草，應用科學的理念，提倡「國藥現代化」。	香港中藥聯商會金禧紀念中藥展覽特刊
	8 月，以義堂協助籌組愛國中醫團體新華中醫中藥促進會，直至註冊成立後以開設針灸班、草藥班、傷科跌打班等自行維持經費。	香港南北藥材行以義堂商會 90 週年會慶紀念特刊
1977	2 月，香港中藥聯商會通過購置德輔道西新會所。	香港中藥聯商會金禧紀念中藥展覽特刊

（續前表）

年代	1971 年—1990 年中醫藥發展大事記	出處 / 備忘
1977	3 月，日本九州福岡市藥業商 17 人到訪香港中藥聯商會。	香港中藥聯商會金禧紀念中藥展覽特刊
	6 月，日本生藥協會 30 人到訪香港中藥聯商會，參觀大埔草藥園。	香港中藥聯商會金禧紀念中藥展覽特刊
	6 月，中華基督教青年會開辦針灸班，次月開課。	19770624 華僑 _ 針灸班七月開課
	7 月，國際中醫中藥總會，首屆學員舉行畢業禮。	19770714 華僑 _ 首屆學員舉行畢業
	7 月 16 日至 18 日，香港中國醫學研究所舉辦香港華藥展覽。	
	12 月 15 日，香港國際中醫中藥總會募捐，夜間贈醫贈藥協助貧病，並於次日晚開始義診。	19771215 華僑 _ 夜間贈醫贈藥
1978	中國內地《中醫詞術語選擇》及《長沙馬王堆一號漢基出土藥物鑒定》等獲全國科學大會獎。	
	3 月 27 日，日本國際鍼灸理療學校來港參觀研修，國際中醫中藥總會鍼灸班開課。	19780325 華僑 _ 鍼灸班開課
	6 月 13 日至 18 日，香港中藥聯商會自辦第三次中藥展覽，於大會堂低堂設展覽廳，發揚國藥。	香港中藥聯商會金禧紀念中藥展覽特刊
	7 月 1 日，新華中醫中藥促進會七月開新班招生。	19780604 大公 _ 七月開新班招生
	7 月 7 日，中國藥材成藥藥酒展覽。	19780708 大公 _ 中國藥材成藥藥酒展覽
	國產成藥不斷發展，現行銷港五百多種。	19780708 大公 _ 國產成藥不斷發展
	7 月 28 日，國際中醫中藥總會三週年紀念暨學院畢業。	19780729 工晚 _ 三週年暨學院畢業
	8 月 1 日，港九中醫師公會夏季贈醫藥開幕典禮。	19780802 工商 _ 夏季贈醫藥
	9 月，日本鬼木學園第三次參加國際中醫中藥總會研修會。	19780906 華僑 _ 國際中醫中藥總會研修會
	12 月 28 日，中國內地宣佈從次年 1 月 1 日起，中醫處方用藥計量改制，提醒港澳和海外中醫中藥界注意。	19781228 大公 _ 用藥計量改制

年代	1971 年—1990 年中醫藥發展大事記	出處／備忘
1979	政府設立《藥劑及毒藥規例》，但管制不包括中草藥。	
	2 月，國際中醫中藥研究院，招高級班設專題講座。	19790216 華僑＿國際中醫中藥研究
	3 月 2 日，國際中醫中藥總會，莊兆祥專題中草藥與內科講座。	19790228 華僑＿中草藥與內科
	5 月，中國內地成立中華全國中醫學會。	
	5 月，新華中醫中藥促進會，訪穗代表團收穫良好，中國內地答允借出部分在本港罕見中草藥盆栽，不久將運港公開展覽。	19790519 大公＿中國草藥藥劑展覽
	6 月，香港中國針灸協會組織香港中醫藥代表團訪問內地，獲各地醫學院及團體接見，收穫良好。	19790614 華僑＿訪穗代表團
	8 月 1 日至 3 日，香港新華中醫中藥促進會舉辦「中國草藥、藥劑展覽」。	19790804 大公＿珍貴中藥盆栽展
	應香港新華中醫中藥促進會之邀，穗醫學代表團抵港訪問。	19790821 大公＿穗醫學代表團
	9 月 3 日–7 日，第一屆傳統亞洲醫學會議，在澳洲堪培拉國立大學召開。	19790915 華僑＿首屆傳統亞洲醫學會議
	9 月 24 日，國際中醫中藥總會，鍼灸班學員畢業聯歡。	19790925 華僑＿鍼灸班學員畢業聯歡
	10 月 30 日至 11 月 1 日，香港大學理學會中草藥研習組舉辦「中醫中藥初探」講座。	19791030 華僑＿港大理學會辦中醫藥初探
	11 月 23 日，百物騰貴，西藥來價暴漲下，醫藥費相應提高，中醫中藥亦不便宜。	19791123 華僑＿醫藥費相應提高
1980	楊顯榮博士提出引證，中醫中藥「陰陽學說」理論並非玄虛，實有科學根據。中大中藥研究中心對人參及天花粉進行現代分解研究，證明中醫藥理論有臨牀經驗和實質療效。	19800125 華僑＿中醫中藥陰陽學說有科學根據
	2 月，日本新聞界抵港訪問中醫藥鍼灸研究中心。	19800203 工商＿日本新聞界抵港訪問
	5 月，全美華埠小姐訪問中醫藥鍼灸研究中心。	19800517 工商＿中醫藥鍼灸中心
	8 月，深圳經濟特區成立。	

(續前表)

年代	1971 年—1990 年中醫藥發展大事記	出處 / 備忘
1980	9 月，日本中醫代表團訪港，香港新華中醫中藥促進會設宴招待。	19800915 大公 _ 日本中醫代表團抵港訪問
	10 月，在香港絕跡 25 年的瘋狗症捲土重來，10 月 4 日新界上水一男童被瘋狗咬死，10 月 28 日一瘋狗咬傷一女童後暴斃，共發生五宗瘋狗咬人案。	
	10 月，大馬華人醫藥總會訪港九中醫師公會。	19801013 工商 _ 大馬華人醫藥總會
	外國醫學界來港參觀中醫藥針灸研究中心。	19801213 工商 _ 中醫藥針灸研究中心
	八十年代，多位著名老中醫相繼去世，形成青黃不接局面，適逢改革開放，中國內地中醫藥界人士移居香港日增。	19860730 華僑 _ 港中醫藥界耆宿江濟時逝世
1981	3 月，日本針灸理療師生，來港研修針灸理論。	19810328 華僑 _ 日本針灸理療師生來港研修
	6 月，中華醫學會廣東分會組織醫學代表團訪問香港。	
	7 月，中華民國中醫師公會全國聯合會港九訪問團訪問中醫藥鍼灸研究中心。	19810723 工商 _ 台訪中醫藥針灸中心
	9 月，香港新華中醫中藥促進會新會所啟用，打算開辦中醫學院及診所。	19810918 大公 _ 新華中醫藥促進會
	11 月，中國內地成立中國中西醫結合研究會。	
	11 月，中醫中藥會代表參加穗醫學年會。	19811104 大公 _ 參加穗醫學年會
	12 月 12 日，北京中醫學會及中國人工智慧醫學應用學會在深圳肇辦「中醫用電醫診療科學研討會」，香港中醫獲邀出席交流。	
1982	2 月，台灣地區有重修中醫典典與中藥典之議，分別函聘知名中醫藥界人士為編輯委員，本港中國醫藥出版社社長譚述渠榮膺中醫師典編輯委。	19820211 工商 _ 中國醫藥出版社
	4 月 4 日，專家認為中醫中藥在長壽方面富有經驗。	19820404 大公 _ 中醫藥長壽方面富有經驗
	5 月 17 日起一連六天，中醫師公會在無線電視播講中醫中藥功能。	19820515 華僑 _ 無線播中醫藥功能

年代	1971 年—1990 年中醫藥發展大事記	出處 / 備忘
1982	10 月 27 日至 31 日，新華中醫中藥促進會主辦中醫藥展十月，全國中醫學會穗分會協助。	19820716 大公 _ 中醫藥展十月舉行
1983	1 月 9 日，針灸作分娩麻醉藥。	19830109 工商 _ 針灸作分娩麻醉藥
	1 月 15 日，應香港新華中醫中藥促進會之邀，中醫學會穗代表團抵港展開訪問，在南北行以義堂商會舉行學術報告。	19830115 大公 _ 穗代表團抵港
	3 月 13 日至 19 日，香港中醫中藥人士，自費回穗參觀學習。	19830320 大公 _ 自費回穗參觀學習
	7 月，中醫誇稱包醫皰疹，引起醫藥管理問題，如能立法管制可使水準提高。	19830725 工商 _ 中醫誇稱包醫皰疹
	7 月 25 日，香港醫療服務簡介發佈。	19830725 工商 _ 香港醫療服務簡介
1984	《中英聯合聲明》簽訂，《代議政制綠皮書》推出。	
	廣州醫學院代表團訪問新華中醫中藥促進會。	19840709 大公 _ 廣州醫學院代表團
	9 月，本港國際中醫中藥總會，為日本會友舉行研修會。	19840915 華僑 _ 日本會友舉行研修
1985	中醫中藥總會藥業商會慶祝元旦聯合歡宴。	19850104 華僑 _ 中醫中藥總會藥業商會
	2 月，醫務衛生署公佈，香港發現首宗「後天免疫力缺乏症」（愛滋病）病例。病者是一名 46 歲，曾任海員達 16 年的中國男子。他於 1984 年 6 月自美國返港，但在同年 9 月因肚痛及胃出血入院。期間，他抵抗力逐漸衰退，且漸失去免疫能力。該名男子終於該月 10 日於瑪嘉烈醫院不治。	
	海關正等候律政司的指示，以便確定是否切實執行法例，禁止居民藏有可供種植的中藥「火麻仁」。	19850610 大公 _ 海關考慮是否禁止藏有
	中國醫藥學會伍卓琪指出，火麻仁無毒性，來自內地各省中醫用作滑腸劑，未經科學化驗前不能妄加管制。	19850623 華僑 _ 火麻仁無毒性
	7 月 16 日至 19 日，世界衛生組織在香港召開「針灸穴名標準化研究會」，港英醫務局派西醫代表香港出席。	

（續前表）

年代	1971 年—1990 年中醫藥發展大事記	出處 / 備忘
1985	9 月，蓬瀛仙館委託上水廣安堂藥行開辦中醫義診。	蓬瀛仙館 80 週年館慶特刊
	曾發現火麻仁種籽殖長成大麻，政府內部檢討如何適當管制火麻仁。	19850922 華僑 _ 如何適當管制火麻
	10 月，星中醫中藥代表團來華考察業務，與有關人士座談交流經驗。	19851018 大公 _ 星中醫藥代表來華考察
1986	3 月，香港中醫師公會慶祝國醫節敬老。	19860320 華僑 _ 國醫節敬老
	6 月，國際中醫中藥總會，組團赴吉隆坡亞細安參加中醫學術研討會。	19860702 華僑 _ 赴馬參加學術會議
	7 月，國際中醫中藥總會在香港青年協會隆亨邨青年中心舉辦中醫藥講座。	19860730 華僑 _ 辦中醫藥講座開課
	12 月，中國內地成立國家中醫管理局。	
1987	1 月，九龍城樂善堂醫所重建開幕	19870115 華僑 _ 樂善堂醫所重建開幕
	2 月，國際中醫中藥聯會，特開設中醫藥研究院贈診所。	19870215 華僑 _ 中醫藥研究院贈診所
	3 月，國際中醫中藥聯合會，宴請中國台灣高雄傷骨科學會黃勝治訪港。	19870312 華僑 _ 高雄傷骨科黃勝治訪港
	3 月 12 日，香港精武體育會發揚國粹，增開跌打傷科班。	19870312 華僑 _ 增開跌打傷科班
	3 月 17 日，中國醫藥學會慶祝國醫節。	19870319 華僑 _ 祝國醫節
	4 月，中醫中藥團體欲對中醫專業資格訂一致標準。	19870428 華僑 _ 中醫專業資格訂一致標準
	5 月 3 日，培訓醫學人才，發展中醫中藥，建立世界地位。	19870503 華僑 _ 發展中醫藥建立世界地位
	9 月，中醫中藥十大團體，聯席會議贊成直選，次年應有四分一直選議席。	19870914 華僑 _ 中醫藥贊成八八直選
	9 月 30 日，新華中醫中藥促進會發表對《政制發展檢討綠皮書》的立場建議書。	19871001 大公 _ 發表綠皮書意見
	11 月，中國內地成立世界針灸學會聯合會，簡稱世界針聯，總部設於北京。	

年代	1971 年—1990 年中醫藥發展大事記	出處 / 備忘
1988	5 月 16 日，醫方於新界發現數十株懷疑「大麻樹」植物，經調查後證實是一種稱為「火麻仁」成藥之樹苗。	19880517 華僑 _ 屯門發現逾百棵大麻樹
	10 月 25 日，經專家鑒定，將向國際推廣，中國運用中醫中藥，製成治愛滋病新藥，稱能使感染者改善症狀，增強體質。	19881025 大公 _ 中醫藥製成治愛滋病新藥
	由於發生多宗中藥中毒事件，港英政府研究香港中醫藥管理問題，成立中醫藥工作小組。	
八十年代末期	基本法草議期間，有關醫療服務第六章第 145 條「促進中西醫藥發展」的字眼被刪除，後在中醫藥界人士力爭下，此項以法律形式承認香港中醫藥合法性條文獲得保留。	19890101 大公 _ 反對刪除促進中西醫藥發展字句
	中醫中藥代表團赴穗，爭取基本法列明中醫藥地位。	19890114 華僑 _ 爭取基本法列明中醫藥地位 19890405 華僑 _ 爭取九七後中醫地位
1989	4 月，鑒於報章報道有兩名市民服食含有毒物質的中藥後陷入昏迷，劉健儀議員質詢政府是否擬管制傳統中醫醫藥界使用和出售作治療用的中藥。	19890417 華僑 _ 議員詢問有否管制
	5 月，兩局衛生事務小組將於數月內，定期召開特別會議，研究監管中醫和中藥的可行性，並會邀請對中藥有認識的專業人士出席會議。	19890503 華僑 _ 研究監管中醫中藥
	7 月 14 日，使用中醫中藥治黃疸肝炎效果很好。	19890714 華僑 _ 中醫藥治黃疸肝炎
	8 月，政府成立了「中醫藥工作小組」，負責檢討香港中醫的執業情況，以及中醫藥在本港的使用情況，並就推廣中醫藥的正確使用和確保中醫藥的專業水準提供意見。	衛生署中醫藥事務部 http://www.cmd.gov.hk/html/b5/aboutus/development.html
	9 月，中醫藥工作小組委託香港中文大學調查中醫中藥應用。	19890929 華僑 _ 委託中大調查中醫中藥應用
	第一家全日制的私立香港中醫專業學院（佛教法住學院附屬機構）正式誕生。另一所由香港中醫學會附設的中醫學院同時成立，學院還設有專修課程。	20180422 每日頭條 _ 五十年來中西醫在香港的消長
九十年代初期	1 月，香港參茸藥材寶壽堂商會設立停備基金，用以維修會址，增添會員福利，鞏固根基。	香港參茸藥材寶壽堂商會 105 週年紀念特刊

（續前表）

年代	1971 年—1990 年中醫藥發展大事記	出處 / 備忘
1990	2 月，國際中醫中藥總會、港九中崋業商會，兩會希望同業先進，儘量協助中文大學調查，儘量發表個人意見，以利中醫藥工作小組工作進行。	19900217 華僑 _ 成立中醫藥工作小組
	2 月 15 日，港督衞奕信爵士在巡視觀塘區之餘，特別走進一間涼茶舖品嚐涼茶。	19900216 華僑 _ 淺嘗廿四味
	2 月，楊達人授氣功靜坐，防衰保赤健腦強身。	19900217 華僑 _ 楊達人授氣功靜坐
	7 月，本港與中國內地合辦中醫中藥論文獎。	19900814 大公 _ 本港與中國內地合辦中醫中藥論文
	7 月 28 日，中國內地着手採取措施，弘揚傳統中醫中藥。	19900728 華僑 _ 弘揚傳統中醫中藥
	8 月，佛教華夏中醫學院授 1990 年度新生入學申請。	19900814 華僑 _ 佛教華夏中醫學院
	香港中華文化促進中心與中國內地多家醫學會聯合舉辦「李時珍中醫中藥」學術論文獎。	19900814 華僑 _ 李時珍中醫中藥學術論文獎
	10 月，中國內地召開「全國老中醫藥專家學術經驗繼承大會」，全國首五百名老中醫藥專家代表正式收徒。	
	10 月 1 日，中醫中藥界首長楊昌有七秩榮壽。	19901002 華僑 _ 楊昌有七秩榮壽
	10 月，通善壇福利中心開辦秋季氣功康體活動。	19901002 華僑 _ 氣功康體
	10 月 28 日，副衞生福利司余黎青萍表示，由於中醫中藥審訂工作複雜，小組參照各地資料研究，因此審查中醫中藥事務的小組工作進度較慢，又表示會加強檢查有問題中藥及檢控非法售賣、製造的商人。	19901029 大公 _ 中醫中藥審訂工作複雜
	11 月，日本中部藥業學院拜訪香港國際中醫中藥總會。	19901111 華僑 _ 日本藥業學院拜訪
	11 月，商務印書館出版《中國本草圖錄》，並舉辦「中國全國中草藥展覽」及專題講座。	19901124 大公 _ 中國本草圖錄發行
	12 月，中醫藥工作小組向政府提交報告，研究監管中醫中藥。	19901217 華僑 _ 研究監管中醫中藥

《香港中醫藥發展史》編輯出版組織架構

（排名不分先後）

《香港中醫藥發展史》籌備委員會委員：

羅清平 MH　陳宇齡　趙少萍　黃傑 MH　楊卓明　何絲琳　徐錦全　郭文強

彭志標　李灼珊　熊嘉瑋　李鳳翔　黃炳明　陳蘭英　何發怡 MH　盧鼎儒

黎小慧　顏培增　黃賢樟　莊振年　鄺紹其　連喜慶 MH　黃甘培　張煒生

陳抗生　何國偉　丁志輝 MH　許少珍　黃光輝 MH

名譽主編：余國春 GBS，JP

主編：黃傑 MH

執行主編：彭志標

副執行主編：李灼珊

副主編：勞力行　卞兆祥　梁挺雄 BBS JP　林志秀　馮奕斌　許生

張煒生　謝文賢　顏培增　汪慧敏　楊卓明　梁華勝 BBS JP　盧鼎儒

陳忠良　陳蘭英　連喜慶 MH　何國偉　黎小慧　莊振年　何發怡 MH

彭祥喜　蔣超偉　林國強　黃智邦　羅道邦　徐錦全　遲興毅　吳梓新

盧壽如　黃雅各 MH　趙少萍　黃楚恆　楊少蓮　熊嘉瑋　胡卡　劉國平

蔡尚斌　植國滿　鄺紹其　譚天樂　黃炳明　王捷生　林德峯　吳利良

黃子明　陳賢豪　羅麗華　袁啟順　江志雄　凌桂珍　羅舜海　陳紹鴻

胡永祥 MH　羅清源 MH

編委：黃傑 MH　彭志標　李灼珊　譚嘉明　何國偉　盧鼎儒　吳梓新
藍永豪　李嘉欣　陳國和　陳天成　周芷羨　梁晶　盧靄茜　張振海
施德安

總顧問：童瑤　陳抗生

榮譽顧問：馮奕斌　勞力行　呂愛平　林志秀　梁挺雄 BBS JP　張煒生
黃天賜　趙少萍　梁華勝 BBS JP　盧潤樟

名譽顧問：黃雅各 MH　謝文賢　李震熊　張琛　謝德富　陳曦齡　李鳳翔
顏培增　楊卓明　陳仿陽　袁家樂　陳恆鑌 BBS JP　夏劍屏

倡議人：童瑤　何絲琳

策劃：何絲琳　徐錦全　郭文強　黃炳明

秘書長：郭文強

義務法律顧問：李志明律師　任其昌律師

義務核數師：黃德釗會計師　霍啟光會計師

中醫藥學會　商會工作召集統籌委員：楊卓明　盧鼎儒　何國偉

籌款委員會：
主席：顏培增
中藥組主席：羅清平 MH

中藥組副主席：徐錦全

委員：麥惠禎

中醫組主席：陳蘭英

中醫組副主席：楊卓明　何國偉

委員：楊少蓮

贊助芳名和金額	
200000 元	黃天賜　盧潤樟
100000 元	張煒生　徐錦全　趙少萍　蓬瀛仙館　謝德富 / 陳曦齡
50000 元	黃傑 MH　顏培增　楊卓明　梁華勝 BBS JP　謝文賢　李震熊　張琛 夏劍屏　陳仿陽　羅清平 MH　曾超慶
30000 元	李灼珊　盧壽如　莊振年　港九中醫師公會有限公司
23000 元	劉國平
20000 元	黎小慧　童瑤　植國滿　楊少蓮　呂金愛　林慧瓊　彭祥喜　俞煥彬 MH 許少珍　陳忠良　九龍中醫師公會
10000 元	梁挺雄 BBS JP　黃子明　黃澤記　陳賢豪　羅麗華　袁啟順　林國強 江志雄　凌桂珍　羅舜海　吳珊珊　江俊鴻　胡永祥 MH　羅清源 MH
5400 元	陳紹鴻
5000 元	馮美嫦　顏景雲　吳梓新　盧卓輝　陳汝德　徐錦祺　陳國和　張淏凱 王捷生　林德峯　何鳳嫻　范帶好　鄭麗芳　周嘉儀
3000 元	國際中醫綜合自然療法學會　鍾發　何發怡 MH　南方醫科大學香港校友會
2000 元	單天勝
1500 元	許宜固　熊嘉瑋
1000 元	何國偉　歐陽東媛
500 元	林繼良

後記

　　中醫藥文化是華夏文明的重要組成部分，數千年來守護着炎黃子孫的生命健康。在香港獨特的地理位置與特殊的歷史背景下，在二十一世紀醫學蓬勃發展的今天，香港中醫師面對艱難的生存環境，仍謹記前人的教誨，默默緊守崗位，堅持純中醫治病的傳統特色，以顯著的治療效果，獲得市民的肯定和信任。中醫藥憑藉自身的底氣，面對風吹雨打，依然屹立不倒，枝繁葉茂。

　　百多年來，香港歷經多次的溫疫流行，中醫藥均在重要關頭發揮其出色的臨牀療效，挽救萬千病患於水火，深得市民的支持。中醫藥更融入了民眾的生活日常，如涼茶、保健湯水等，已成為了我們生活中不可或缺的飲食文化內涵。在中西醫文化交滙的香港，中醫每天都在兢兢業業，為市民的健康把關，且愈來愈受年青一代，以及不同國籍人士的歡迎。

　　《香港中醫藥發展史》通過歷史資料搜集、人物尋訪、實地考察等，圖文並茂及詳盡地為大家展示香港由 1840 年開埠至近年，中醫藥於各階段的真實狀況，包括醫療政策、中醫人才培訓、中醫學術流派與名家、中藥製造商號、中成藥品牌故事等。讓大家可以清楚了解百多年來，中醫藥對香港社會的影響和貢獻，以及中醫藥文化的傳承和發展歷程。

　　因近年香港中醫藥發展經歷重要轉變，包括新冠疫情肆虐對社會造成深遠影響，中醫藥界積極參與，發揮重要作用，香港中醫院的構建，立法會選舉中醫界別的設立等重要內容，編委會認為應該收錄於本書內，故決定將《香港中醫藥發展史》分為上、下兩冊，下冊將於稍後出版，記載的內容將延伸至 2023 年。歡迎業界和社會人士提供歷史資料及寶貴意見，繼續支持我們的工作！

本書編委會